济生拔萃

〔元〕杜思敬　辑

王保和　穆丽君　高利东　邢永发　张秋月　点校

全国百佳图书出版单位

中国中医药出版社

·北 京·

图书在版编目（CIP）数据

济生拔萃 / (元) 杜思敬辑；王保和等点校 . --
北京：中国中医药出版社，2024.7
　ISBN 978-7-5132-8638-1

　Ⅰ . ①济… Ⅱ . ①杜… ②王… Ⅲ . ①中医流派—
研究 Ⅳ . ① R-092

中国国家版本馆 CIP 数据核字 (2024) 第 014290 号

中国中医药出版社出版

北京经济技术开发区科创十三街 31 号院二区 8 号楼
邮政编码　100176
传真　010-64405721
河北联合印务有限公司印刷
各地新华书店经销

开本 787×1092　1/16　印张 27.5　字数 535 千字
2024 年 7 月第 1 版　2024 年 7 月第 1 次印刷
书号　ISBN 978 - 7 - 5132 - 8638 - 1

定价　119.00 元
网址　www.cptcm.com

服 务 热 线　010-64405510
购 书 热 线　010-89535836
维 权 打 假　010-64405753

微信服务号　zgzyycbs
微商城网址　https://kdt.im/LIdUGr
官 方 微 博　http://e.weibo.com/cptcm
天猫旗舰店网址　https://zgzyycbs.tmall.com

如有印装质量问题请与本社出版部联系（010-64405510）

序

　　中医药学凝聚着深邃的哲学智慧和中华民族几千年的健康养生理念及其实践经验，是中国古代科学的瑰宝，也是我国重要的卫生、经济、科技、文化和生态资源。过去的三年，新冠疫情肆虐，在党中央的决策下，中医药早期介入、全程参与，在疫情防治各个阶段都发挥了重要作用，成为抗疫中国方案的亮点，也是中医药学守正创新的一次生动实践。我曾发文论述，在疫情突发情况下，中医药的可及性具有重要战略价值，是我国医药卫生的独特优势！大家聚焦了疫情，看到了中医药的作用，实际上中医药在疾病预防和慢性病治疗方面优势突出，在人口老龄化和慢性病发病率逐年提升的背景下，它也将发挥不可替代的作用。因此，传承创新发展中医药不仅是新时代中国特色社会主义事业的重要内容，还是中华民族伟大复兴的大事。

　　中医药历经数千年，虽然古老，但其天人合一、整体观念、辨证论治、复方治疗及养生保健等理念却很先进，至今仍历久弥新，学术长青，在维护人民健康中发挥着重要作用。传承是中医药学发生发展过程中历经千年而泉源不竭的内生动力，也是中医学术根深叶茂、本固枝荣的必由之路。正是一代代中医人不断地继承和发扬前辈中医名家的学术思想和诊疗经验，才使中医理论体系逐步发展和完善。因此，中医药学传承发展的核心是中医流派学术思想和用药心法的挖掘和继承，而金元时期的易水学派是中医药重要的流派之一，创脏腑病机辨证学说，育学术争鸣先河，对中医学术的发展具有重大的贡献和影响。易水学派以金代河北易州名医张元素居住地而得名，是金元时期与河间学派并立的两大代表性中医流派。张氏在《黄帝内经》《中藏经》等中医经典的启示下，从脏腑标本虚实寒热的角度来分析疾病发生与演变，创立了脏腑病机辨证学说，开创了中医研究脏腑病机时代。自金元至明清，易水学派师承授受，亲炙私淑，代有薪传，其学术思想至今仍影响着中西汇通、中西结合、中医现代化、中医精准化的发展。因此，积极开展易水学派学术思想和用药心法的挖掘和整理工作具有非常重要的价值和意义。

　　王保和，河北易县人，业医四十余载，遥承易水先贤张元素之医风，素以弘扬易水学派学术思想和用药心法为己任，献身于易水学派的传承和传播工作。近年来，他不辞辛劳地奔走于燕赵大地，在张元素故里先后组织举办多场易水学派学术交流研讨会，并在易县积极筹建张元素博物馆，其对易水学派的传播和发扬做出了贡献。近日，王保和又带领其学术团队将元代杜思敬所辑的《济生拔萃》

进行了全面的点校和整理。《济生拔萃》不仅收录了张元素所撰《洁古家珍》，还有其子张璧所著《云岐子保命集论类要》和《云岐子七表八里九道脉诀论并治法》等书，对易水学派学术思想和理论体系的研究和传承具有非常高的学术价值。然而，由于《济生拔萃》长期以来仅以抄本或刻本流通于世，致使该书受众较少且传播范围有限，中医界对其学术价值并未有充分认识。王保和及其团队将《济生拔萃》首次点校出版，使得易水学派张元素、张璧等医家的学术著作得以更好地流通，有力地推动了易水学派的研究进程，具有重要的学术意义。

当今世界正面临百年未有之大变局，伴随着中华民族的伟大复兴，中医药事业也迎来新的发展机遇和挑战。我们应当传承精华，守正创新，不仅要挖掘和整理易水学派的学术思想和用药心法，更要做好中医药事业的传承和现代化工作，用中医药知识和技术保障我国人民的健康，为"健康中国"贡献力量。

千年之前，燕赵之地，易水河畔，河间元素各展所长，学术争鸣蔚为大观。千年之后，华夏神州，气象万千，中医传承与时俱进，汇通中西再创辉煌。有感于此，故赋诗一首，与诸位同道及有志之士共勉。

《燕赵医学》

岐黄医学薪火传，河间易水并比肩。

金元学术启争鸣，中医流派拓纷繁。

燕赵医家重临证，理论新说竞开先。

汇通结合现代化，传承创新九百年。

中国工程院院士　国医大师

中国中医科学院　名誉院长

天津中医药大学　名誉校长

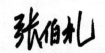

2023 年 9 月于天津静海团泊湖畔

校注说明

　　《济生拔萃》，十九卷，元代杜思敬辑录。杜思敬（公元 1235—1320 年），字亨甫（一说敬甫），晚年号宝善老人，汾州西河（今山西沁县）人。因恩师许文正公（许衡）提到"洁古之书，医中之王道""服膺斯言，未旷寻绎"，至大元年（公元 1308 年）致仕以后，摘录张元素及其弟子门人的医学书籍，"择其尤切用者，节而录之，门分类析，有论有方，详不至冗，简不至略"，历时 7 年，于延祐二年（公元 1315 年）辑成《济生拔萃》十九卷并刊行。杜思敬于延祐七年（公元 1320 年）去世，谥号文定。

　　《济生拔萃》现存刻本两种，抄本两种，拼配影印本三种。刻本两种为元延祐二年乙卯（公元 1315 年）刻本（简称"元刻本"）及元至正元年（公元 1341 年）真定白榆建安刻本（简称"白榆本"）。元刻本藏湖南省图书馆（15 册，14 种，15 卷本）、中国国家图书馆（1～6 卷及 11～19 卷）及北京大学图书馆。真定白榆本藏台北故宫博物院（微缩影片，存卷 1～6）。抄本两种为中国科学院信息情报中心所藏自适斋抄本（微缩影片，简称"自适斋抄本"）及睿则恩域外汉籍数据库收录日本江户年间抄本（简称"江户抄本"）。拼配影印本两种为民国二十七年（公元 1938 年）长沙商务印书馆影印本（简称"涵芬楼本"）及 2006 年国家图书馆出版社中华再造善本丛书及元明善本丛书十种本。本次点校底本为民国二十七年长沙商务印书馆影印本。以白榆本及中华再造善本丛书本为校本，参校自适斋抄本及江户抄本。同时，考虑到《济生拔萃》为节录型医书，选取了《灵枢》《铜人腧穴针灸图经》《东垣十书》《海外中医珍善本古籍丛刊》等书作为理校参考。在此基础上，使用《张元素医学全书》《李东垣医学全书》《罗天益医学全书》《王好古医学全书》《海外回归中医善本古籍丛书》（第一册）等中医古籍整理本作为参考。

　　本次整理据《通用规范汉字表》通作规范简化字，按《中医古籍整理规范》做相关句读注释整理。谨依底本，四校合参。以对校为主，在此基础上广泛运用参校，理校提出旁证。主要原则如下。

　　1. 原繁体竖排改为简体横排，并加标点。

　　2. 原书中涉及方位词的（右、左、上、下），依文本状态做适当改动。

　　3. 底本中模糊不清、难以辨认的文字，以虚阙号"□"按所脱字数补入。异体字、古字改为通用规范字。

　　4. 中药名称，因写刻作别字而非异体字者，据《中药大辞典》，参酌《汉语大辞典》正名。别字如"薄苛（荷）""紫苑（菀）""卢（芦）会（荟）""硼（鹏）砂""括（栝）蒌"等，俱改作正名。少数异名如"金脚信（独脚金）""栝（瓜）蒌"者，存旧不改。

5. 校语中论某字致误原因，如形近而讹等，非繁体不能观其变，故在校语中此类情况使用繁体，旁置括号内注简体。

6. 凡本书节引他书而不失原意者，尽量保持本书原貌，不据他书改动本书。若改窜较多有损文义者，出校说明。若为刊刻有误者，据改，且出校说明。对个别冷僻费解之字词进行阐释；对典故注明出处，说明寓义。

7. 底本与校本，每卷卷首大都有总标题，今删。总目文字往往省略，使题面显豁，便于翻检，故不据正文标题改总目。总目次第与正文不同者，据正文改总目。

导　读

　　《济生拔萃》是一部节选本丛书，为最早汇辑易水学派医家学术著作和体现易水学派学术思想的丛书，在传播、保存及校订易水学派医籍方面有着非常重要的文献价值。《济生拔萃》的刊刻和流通，一则保存了易水学派诸多医学典籍，并将其自北方传播至南方，促进了易水学派的学术传承与流变；二则先针灸、次脉法、后方药的编纂体例，融合了中医各科，突出了中国医学临床治病多法综合运用的思想，体现了杜思敬个人对当时中国医学临床治疗的综合认识，亦可以视为易水学派著作的一次重要的整理与汇编。

一、作者简介

　　杜思敬（公元1235—1320年），字亨甫，一说敬甫，晚年号宝善老人，《元史》有传。杜思敬师从理学家许衡，年少入忽必烈藩府，终其一生，均在官场沉浮。杜氏先后历任平阳路同知、治书侍御史、顺德路总管、安西路总管、陕西行中书省佥事、汴梁路总管、中书侍御史、中书参知政事、四川行省左丞（未赴任）、中书左丞。至大元年（公元1308年）致仕以后，家居沁上，历时7年，于延祐二年（公元1315年）辑成《济生拔萃》。延祐七年（公元1320年）去世，谥号文定。

　　杜思敬出生于官宦家庭，父亲为元代沁州长官杜丰，父兄皆军人。元宪宗六年（公元1256年），其父杜丰疾卒于家中，是年杜思敬22岁。兄杜思明染疾告归，至元十八年（公元1281年）旧疾复发而卒，是年杜思敬47岁。其外，杜思敬年少入忽必烈藩府，师从理学家许衡。当世之时，"不为良相，便为良医"及"为人子女者，不知医为不孝；为人父母者，不知医为不慈"等儒家观点在社会上广为流行。忽必烈崇尚医药，许衡亦尊崇易水学派张元素。这些条件和因素可能是杜思敬留心医药的原因。

　　杜氏在《济生拔萃》自序中言，恩师许文正公称洁古之书为"医中之王道"，因此他牢记在心，一生留心搜寻洁古之书。辞官在家以后，摘录张元素及其弟子门人（张璧、李东垣、王好古、罗天益）的医学书籍。杜思敬与罗天益曾同朝为官，与张元素年代相去不远，故而相关文献收集难度不高。《济生拔萃》的内容体例多效仿古制，首列针法，后续选录张元素及其门人医学著作中精华的内容，正如杜氏自序中言"是书也，虽于大方之家无所发挥，苟同余之志者，亦未必无所补也"。延祐二年（公元1315年），是年杜思敬81岁，终辑成《济生拔萃》一书，其后该书很快被刻版刊行于世。

二、《济生拔萃》书目版本信息及内容概要

《济生拔萃》又名《济生拔萃方》《济生拔粹》《济生拔粹方》，主要节录了窦默及易水学派著作，被认为是最早的医学丛书。杜氏自序中称《济生拔萃》成书于元延祐二年（公元1315年），共有19卷，详细卷名如下。

卷第一《针经节要》。《针经节要》为《济生拔萃》第一卷，内容主要分为"傍通十二经络流注孔穴之图""十二经是动所生之病""十二经穴治证"三部分。黄龙祥认为本书系节录自北宋医官王惟一所著《铜人腧穴针灸图经》（又名《天圣针经》《铜人针经》），成书于宋天圣四年（公元1026年）。杜思敬从五卷本《铜人腧穴针灸图经》中节录其中卷一、卷二所载十二经病候以及卷五总论、五输穴内容，合编成一集，题曰《针经节要》。

卷第二《云岐子论经络迎随补泻法》。《云岐子论经络迎随补泻法》又名《洁古云岐针法》，为杜思敬《济生拔萃》第二卷，乃张元素之子张璧所作。张璧号云岐子，其学术思想主要承自张元素与王好古，并略有发挥。原书已佚，别无其他刊本。本书开篇明言："能知迎随，可令调之。调气之方，必别阴阳。阴阳者，知荣卫之流行逆顺，经脉往来终始。凡用针，顺经而刺之，为之补；迎经而夺之，为之泻。故迎而夺之，安得无虚。随而取之，安得无实。此谓迎随补泻之法也。"可知其以《灵枢·终始》"泻者迎之，补者随之，知迎知随，气可令和，和气之方，必通阴阳"为基础，主要论述经络针刺配穴疗病及灸法补泻相关内容，尤其突出特定穴、原穴、五输穴和经脉交会穴对于经脉、脏腑病的独特治疗作用。

卷第三《针经摘英集》。《针经摘英集》隶属杜思敬《济生拔萃》第三卷，由杜思敬辑录而成，全书共有五部分："九针式""折量取腧穴法""补泻法""用针呼吸法"和"治病直刺诀"。其中，"治病直刺诀"是《针经摘英集》的主体部分，共包括针方69首，注重辨证，讲究配穴与得气。虽字数不多，但理、法、方、穴整齐，临床价值较高。

卷第四《云岐子七表八里九道脉诀论并治法》。《云岐子七表八里九道脉诀论并治法》又名《云岐子注脉诀并方》（涵芬楼本目录）、《云岐子脉法》（丽宋楼藏书志），乃节选自张元素与其子张璧所撰《洁古老人注王叔和脉诀》。《洁古老人注王叔和脉诀》的内容虽经辗转引录而流传后世，其原帙却少为人知。因其原帙仅有元代刊本存世，藏于日本官内厅书陵部。目前，该书已从日本复制回归，并录入《海外回归中医善本古籍丛书》第一册。通过文本对比可知，《云岐子七表八里九道脉诀论并治法》乃节选自《洁古老人注王叔和脉诀》卷五至卷七。共包括"七表脉变例论""七表脉""八里脉变例论""八里脉"及"论九道脉法"五部分，并将《洁古老人注王叔和脉诀》卷五至卷七中涉及哲学理论描述及带有"歌曰"字样的内容删去，仅留下医论医话与方歌。此卷集中反映了张元素和张璧在中医临床诊断和治疗方面的理论见解与实践经验。

卷第五《洁古老人珍珠囊》。《洁古老人珍珠囊》为《济生拔萃》第五卷，又名《洁古珍珠囊》《珍珠囊》，原书卷数不详，系张元素所撰。张元素所撰医书多毁于元兵破金时的入汴之役，当时张元素已年近古稀，李杲等人亦从汴梁出走而四散他乡。《洁古老人珍珠囊》后经李杲补充发挥，命名为《用药法象》，故其书虽佚，但部分佚文编入《东垣珍珠囊》（今已佚）中。据《百川书志》记载，《东垣珍珠囊》前著药性治例，后论诸品药性主治指掌共 90 味，由此可知《东垣珍珠囊》大体分为两部分。王好古在撰写《汤液本草》时，撮要辑录了李杲的《用药法象》部分原文。

卷第六《医学发明》。《医学发明》共九卷，乃李东垣（公元 1180—1251 年）北渡还乡以后，授于其门人罗天益，在李氏殁后由罗天益首刊（公元 1266 年），并请当时的文人提名为《医学发明》。清代《艺芸书舍宋元本书目》中记有元刊本，但只存 7 卷，未见。《医学发明》现存有明抄善本 9 卷（藏于中国国家图书馆），有序文 4 篇且残缺不全（有具体目录，亦仅存 1 卷），增"医学之源""十二经并卫气流注论""三焦统论""三焦病"等 10 论，其余均为一卷本。除《济生拔萃》之外，该书亦收入《医统正脉全书》《普济方》及《丹溪心法附余》中，明代后个别独立刊本，均误作"朱震亨著"。张年顺主编的《李东垣医学全书》以《古今医统正脉全书》本与中国国家图书馆明抄 9 卷善本残卷拼接而成底本，校本选取人民卫生出版社 1959 年出版的丁光迪点校本《医学发明》（此本以杜思敬《济生拔萃》节本为底本，补配以中国国家图书馆明抄 9 卷善本残卷）。

卷第七《脾胃论》。《脾胃论》是李东垣的代表作，为补《内外伤辨惑论》之未尽，并与《内外伤辨惑论》相补充，从而论述培补脾胃的重要性。此书版本较多，现存除《济生拔萃》节录本（一卷）以外，另有明代梅南书屋刊《东垣十书》本（三卷）、《古今医统正脉全书》本、《医方类聚》本、《四库全书》本（《四库全书》本和《医方类聚》本同出一源）与《四部丛刊》本，而有记载的元代至元丙子年刊本（公元 1276 年）、古本东垣十书本与永乐十五年韩公达刊本（公元 1417年）均已失传。故现存最早刊本为杜思敬《济生拔萃》的节录本。然目前通行本《脾胃论》均采用中国中医科学院图书馆藏梅南书屋刊《东垣十书》本为底本，择《古今医统正脉全书》本、《济生拔萃》本与元刊《兰室秘藏》本为主校本，并在1993 年丁光迪先生点校注释的基础上加以整理而得。经文本考证，杜思敬《济生拔萃》节录本《脾胃论》，自"论饮酒过伤"后，诸方剂（"易张先生枳术丸"至"益胃散"）均不存于梅南书屋刊本《脾胃论》，而存于梅南书屋刊本《内外伤辨惑论》第三卷"辨内伤饮食用药所宜所禁"篇。

卷第八《洁古家珍》。《洁古家珍》作者张元素，该书最早见于杜思敬《济生拔萃》，明代隆庆曹灼刻本《东垣十书》中亦存，与杜思敬《济生拔萃》本一脉相承，2011 年人民军医电子出版社将其列入《中华传世医书》综合类中。

卷第九《海藏老人此事难知》。《海藏老人此事难知》又名《此事难知》，为杜思敬《济生拔萃》第九卷。《此事难知》以《伤寒论》六经辨证为主要内容，对《伤寒论》六经辨证、传经、直中等内容进行探讨补充，并援引《伤寒微旨论》，丰富了易水学派脏腑辨证用药的理论。

卷第十《医垒元戎》。《医垒元戎》成书于公元 1291 年，原稿已佚，于明嘉靖二十二年（公元 1543 年）姚顾道刊行（藏广东中山图书馆），共 12 卷。又有万历二十一年（公元 1593 年）屠本畯重刊本（已佚）、《四库全书》写本（据屠本）以及日本弘化二年（公元 1845 年）保生院书塾活字本等。又有节略 1 卷本，收入《济生拔萃》《东垣十书》《医统正脉》等书中。由于原本早已失传，故《四库全书总目提要》也疑 12 卷本非原书之旧。故曰："屠本体例颇为参差，盖书帕之本，往往移易其旧式，今无原本可校，姑仍屠本录之焉。"故《四库全书》本与万历二十一年（公元 1593 年）屠本可认为是相同的。现亦有以日本弘化二年（公元 1845 年）保生院书塾活字本为底本点校而得之《医垒元戎》。

卷第十一《海藏老人阴证略例》。原书卷数不详。除元刻杜思敬《济生拔萃》本外，今存最早的刻本为清光绪五年（公元 1879 年）陆心源刻《十万卷楼丛书》本（简称"十万本"），其后的清抄本、排印本及诸丛书本多为十万本的传本，均 1 卷，为节本。首列"岐伯阴阳脉例"，次"洁古老人、海藏老人内伤三阴例"，再各家阴证诸例 42 篇，末附海藏治验 8 则。后由陆心源收入《十万卷楼丛书》中，1956 年商务印书馆据以排印。

卷第十二《云岐子保命集论类要卷上》；卷第十三《云岐子保命集论类要卷下》。《云岐子保命集论类要》又名《伤寒保命集》，为张元素之子张璧所撰。《中国医籍考》言未见，但录入汪琥评价该书云："凡仲景六经篇证，皆参以己意，阐扬发明是皆发仲景未发之义，而深探伤寒之奥旨者也。"《医藏书目》中有引。现存除杜思敬《济生拔萃》本外，亦有中国科学院图书馆藏明宣德钱氏刻本《云岐子保命集论类要》（三卷）。

卷第十四《海藏癍论萃英》。《海藏癍论萃英》或原书名为《斑疹论》。《斑疹论》可见于《医学源流》《绛云楼书目》《也是园书目》等。《中国医籍考》卷七十六言该书"存"，有按语，另录《癍疹论》一卷，言"未见"。原书已佚，因杜思敬摘录进《济生拔萃》而幸存，今存仅有其节本 1 卷名《癍论萃英》。该书亦有明万历二十九年辛丑（公元 1601 年）吴勉学校刻《古今医统正脉全书》本、

《东垣十书》本及《陈修园医书七十二种》本，乃是与杜思敬《济生拔萃》本一脉相承，均为杜思敬《济生拔萃》本的翻刻。

卷第十五《田氏保婴集》。《田氏保婴集》又名《保婴集》，著者佚名，有称著者为生卒年不详的元代田姓女医家，未知出处，不知其文献史料根据为何，且此书版本不详，仅存于杜思敬《济生拔萃》中。书中记述婴儿杂病的一些简便医疗药方和灸疗小儿惊痫、疳瘦等病的治法。

卷第十六《兰室秘藏东垣先生试效》。《兰室秘藏》与《东垣试效方》大部分篇章内容重叠，具体考证从略。杜思敬《济生拔萃》第十六卷，涵芬楼本目录作《兰室秘藏节》，而十六卷内容部分，药目录作《兰室秘藏》，卷首页作《兰室秘藏东垣试效方》，"东垣先生试效"后无"济生拔粹卷第十六"字样，疑被书商剜削。《兰室秘藏》撰年不详，李氏殁后始由罗天益撰序刊行，卷数方面有 5 卷（见《千顷堂书目》）及 6 卷（见《邵亭知见传本书目》）。然《兰室秘藏》三卷本较为常见，主要有万历二十九年（公元 1601 年）吴勉学《古今医统正脉全书》本，梅南书屋《东垣十书》本与日本万治元年（公元 1658 年）翻刻杨懋卿《东垣十书》本。然现存最早的依然是杜思敬《济生拔萃》一卷本。《东垣先生试效》又名《东垣试效方》《东垣先生试效方》《东垣效验方》（《医藏书目》中载），全书共 9 卷，为李东垣应用效方，由罗天益整理汇编而成，成书于元代至元三年（公元 1266 年）。此书流传刊本稀少，仅存明初倪维德校订刊行本。

卷第十七《活法机要》。《活法机要》为杜思敬《济生拔萃》卷第十七，编纂时间不明，除杜思敬《济生拔萃》刊本外，尚有《东垣十书》本、《丹溪心法附余》本、《医统正脉全书》本及手抄本。《济生拔萃》中杜思敬以小字做注，认为此书乃东垣所作，然与《洁古家珍》及刘守真《病机保命》大同而小异。丁光迪在编校东垣医集时，以《济生拔萃》本字迹流畅清楚且为诸刊本之上乘为理由定为底本，足见对杜思敬节录本《活法机要》的重视。

卷第十八《卫生宝鉴太医罗谦甫类集》。《卫生宝鉴》元末佚散，现存 24 卷本为明永乐十七年（公元 1417 年）韩氏刊本，乃罗天益所撰的分卷型丛书，共包括"药误永鉴""名方类集""药类法象""医验记述"四部分，末尾附有元末佚名增入的补遗一卷。然杜思敬《济生拔萃》保留着《卫生宝鉴》节录本一卷，乃是元刻本，故而具有重大的意义。《太医罗谦甫类集》，原书已佚，今有《罗谦甫医案》，乃是巢念修辑《卫生宝鉴》中 80 案而成，有巢氏补订精抄本藏长春中医药大学。

卷第十九《杂类名方》。《杂类名方》著者佚名。一般认为是杜思敬节录自宋元方书并做初步整理而成。载录方剂 72 首，每方下著有主治病症、组成药物、制剂用法等，内容涉及内、外、妇、儿等各科。文字简洁，选方较为实用，对临床实践有一定的参考价值。

三、《济生拔萃》主要学术特点与价值

1.《济生拔萃》对易水学派学术思想的传播和流变具有非常重要的文献价值

元代初期开始出版大量的医学书籍，这些大多为临床医家之作，短小精干，有论有方，甚至是启蒙歌诀，而易水学派主要医家的著作基本上都具有这些特点。杜思敬《济生拔萃》恰好迎合了这些特点，十九卷既可组成一套体系完备的丛书，又可独立成篇，各自流传。学者刘小朦在其文《书籍刊刻与医学传承：李杲学说在元代及明初的流布》中论述，因杜思敬《济生拔萃》切于实用，在北方流传较广。真定人白榆到建安做幕僚时，行台御使常公便向他出示杜思敬《济生拔萃》，并告诉他：“此宝善老人杜公所纂□□也。以张氏洁古为主，而其父子师生得于传授者，亦□见焉，北方业岐黄者，用其说以取效多。吾闻建为东南书圃，侵梓以广其传，亦仁民之一端也。”大意言易水学派的治则治法在北方疗效很好，而建安乃是刻书重地，请求白榆为之刊刻。白榆到建安后，由于公务不忙，闲暇时间学习此书，深深感觉杜思敬足以媲美唐代宰相陆宣公陆贽。因此决定将此书重新刻板刊行，以广流传，后来此书无疑在南方得到了广泛传播。因此，《济生拔萃》为易水学派学术思想的传播奠定了基础，也促进了易水学派的学术传承与流变。

此外，罗天益以太医身份整理李东垣的作品并出版，对易水学派学说流传亦有着重要作用。但是由于罗天益刻意强调自己师承自李东垣，并在著作中反复提到李东垣的医学理念，一方面促进了东垣脾胃论学说的传播，另一方面将李东垣抬高至易水学派传承脉络的核心地位。同时，书商为利益驱动，对书本进行剜削篡改，将著者之名改为江南名医朱丹溪，或统编进《东垣十书》内，进一步强化了李东垣的地位。于是，在易水学派“张元素－李东垣－罗天益”这一传承脉络通过书籍传至江南之后，张元素的重要性逐渐下降，张璧、王好古逐渐边缘化。张璧和王好古二人的学说，除杜思敬《济生拔萃》之外，存留甚少，以至于后续的历史长河中，研究二人学术思想，只能以《济生拔萃》为主。自此，李东垣开始脱离易水学派，并自成一家了。因此，《济生拔萃》在传播、保存及校订易水学派医籍方面有着非常重要的文献价值。

2.《济生拔萃》具有独特的编纂体系

杜思敬《济生拔萃》首列《针经节要》的十二经脉气血状况、是动所生病、井荥输经合穴位置及功效，言明经络脏腑及穴位；其次，引出易水学派代表人物张元素父子的针灸著作，有《云岐子论经络迎随补泻法》的诸种治病刺灸法与疗病歌诀（如《窦太师流注指要赋》），并为其穴位做了注解；又有《针经摘英集》

介绍针具、取穴尺寸标准、补泻与用针呼吸法以及治病取穴原则，可见其非常重视针灸经络理论。杜思敬先针灸后方药的编纂体例号称效仿"古制"，然而古代医书中符合经络理论与针灸治法在前，方药理论与治法在后的书籍仅有朱肱《南阳活人书》（又名《伤寒类证活人书》）。但杜氏不同于朱肱打乱《伤寒论》原文的类证类方和一问一答，而是节录较为完整的医籍，并构成相应的医学体系。

金元时期，承袭宋代官修医书之利，诸多医家自研习《内经》入手，结合自身临证经验，对经络理论有了新的阐述与运用，故而当世之时有"治病当先识经络"的共识。张元素在综合《内经》、《难经》、华佗《中藏经》、王叔和《脉经》的基础上提出了经络辨证模式，并创造性地提出了药物归经与引经报使等药物学理论。杜思敬应当对易水学派的传承发展及学术思想有充分的认识，故而在辑录《济生拔萃》时将经络针灸列于最前，有仿照《内经》之意，同时指明易水学派的学术思想以针灸经络理论为前提。元末明初滑寿于《十四经发挥》中自言"经络不明，则不知邪之所在"，可见金元之后针灸经络理论在指导临证中的地位。

此外，杜思敬编纂《济生拔萃》时，将子目录文献重新梳理，并为之编纂了药目录（见附录三），并以小字作注文，注文内容多为病机，亦有病因、功效、主症、病名之类，以便对方剂进行查找，足见其用心精良。

3.《济生拔萃》在一定程度上促进了针灸学的发展

《针经摘英集》"九针式"部分是现存针灸文献中最早以图文并茂的形式系统描述"九针"的文献，且将《灵枢》中"大针"改为"燔针"，从一定程度上反映了当时的针具的形制，对照出土于汉代刘胜墓中的目前可见最早的金属医针可知。

此外，《针经摘英集》的主体部分"治病直刺诀"共收录针方 69 首，虽字数不多，但理、法、方、穴整齐，临床价值高。《针经摘英集》也成为金元时期针灸学术具有代表性的著作之一。该书内容多为《普济方·针灸门》所引录，之后明代高武编《针灸聚英》时，又将《摘英集》中多数针方的主治病症归入相应的腧穴主治病症中，而对明以后的针灸医籍产生了较大的影响。其重视针法、强调得气与否和下针效果的关系、针刺配合病灶刺激，以及其呼吸补泻思想都对后世针灸的发展产生了重要影响，对现今我们学习和应用针灸亦有启发作用。

综上可知，《济生拔萃》为易水学派学术思想的传播奠定了基础，拓展了易水学派的学术影响范围，也促进了易水学派的学术传承与流变。同时，该书在传播、保存以及校订易水学派医籍方面有着非常重要的文献价值。此外，由于该书独特的编纂体例以及丰富的经络针灸理论，对后世针灸学的发展产生了重要影响。

总目录

济生拔萃方 [①]

　　□之治病者，率言切脉，□□□出于医师之手，而回生起死，必参于□人之方，是固然矣。而诸家所著，各□□牖，要须具眼名贤，博□□□□之耳，仆曩岁自金陵将赴建安郡幕。

　　行台御史奉直常公上示一书，曰："此宝善老人杜公所□□□也。以张氏洁古为主，□其父子师生得于传授者，亦□见焉，北方业岐黄者，用其说以取□□多。吾闻建为东南书圃，侵梓以广其传，亦仁民之一端也。"山城事简，吏□□空，取杜公所为序引读之，略谓洁古之书，其言理胜以扶护元气为主。

　　鲁斋许文正公称为"医中之王道"岂以是欤？陆宣公罢□，谪居忠州，终日抄药方；杜公致□中书，退老沁水之上，□日集兹方，此"达为良相，不达为良医"之意。因募善工板行于世，以成常公兼爱美事。若其心思挺出，□□捷得，胸中自有活法者，□又不必泥于古云。

至正辛巳修禊日　真定后学白榆敬序

---

　① 济生拔粹方：此"真定白榆序文"因底本残缺，字迹空缺不清晰者，均以"□"代之。

济生拔萃方序

医之为业，切于用世，而学士大夫目为工技，贱之不省。业其家者，又或不能至到，苟焉以自肥，此医道之晦而不弘也。若乃发于论注，开惠后学，则安得不资于前人也。《素问》述针刺，仲景始方论，今诸家所集浩繁，孰能偏览枚试？而果适用者，固在乎明者之择焉也。

昔尝闻许文正公语及近代医术，谓洁古之书，医中之王道。服膺斯言，未暇寻绎。洁古者，张元素也，洁古，其号也。云岐子璧，其子也。东垣李杲明之，海藏王好古进之，宗其道者也。罗天益谦夫，绍述其术者也，皆有书行于世。往年致政中书，家居沁上，因取而读之，大抵其言理胜，不尚幸功，圆融变化，不滞一隅，开阖抑扬，所趣中会其要，以扶护元气为主，谓类王道，良有以也。于是择其尤切用者，节而录之，门分类析，有论有方，详不至冗，简不至略。

仍首针法，以仿古制，并及余人之不庋而同者，以示取舍之公。劙为五帙，帙具各书，总名之曰《济生拔粹》，盖不敢徇人言，妄以诸家为非，尤不敢执己见，谩以此书为是。

自度行年八十有一，目力心思，不逮前日，从事简要，庶于己便，复思刻板广传，嘉与群人，同兹开惠。虽然，医不专于药，而舍药无以全医，药不必于方，而舍方无以为药。若夫学究天人，洞识物理，意之所会，治法以之者，将不屑于此。是书也，虽于大方之家无所发挥，苟同余之志者，亦未必无所补也。

延祐二年十月初吉 宝善老人铜鞮杜思敬序

卷第一 针经节要

目 录

黄帝问曰：十二经中气血多少可得闻乎？岐伯对曰：其可度量者中度也。以经水应十二经脉也。溪谷远近浅深，气血多少。各不同其治：以针灸各调其气血，合而刺之，补虚泻实，皆须尽知其部分也。

肝足厥阴经，少气多血。心手少阴经，少血多气。

脾足太阴经，少血多气。肺手太阴经，少血多气。

肾足少阴经，少血多气。胆足少阳经，少血多气。

小肠手太阳经，多血少气。胃足阳明经，多血多气。

大肠手阳明经，多血多气。膀胱足太阳经，多血少气。

心包络手厥阴经，多血少气。三焦手少阳经，多气少血。

视其部中浮络，其色多青则痛，多黑则风痹，黄赤则热多，白则寒，五色皆见寒热也。感虚则留于筋骨之间，寒多则筋挛骨痛，热多则骨消筋缓也。

傍通十二经络流注孔穴之图

	肺	心	肝	脾	肾	心包络
春刺井木	少商	少冲	大敦	隐白	涌泉	中冲
夏刺荥火	鱼际	少府	行间	大都	然谷	劳宫
仲夏刺输土	太渊	神门	太冲	太白	太溪	大陵
秋刺经金	经渠	灵道	中封	商丘	复溜	间使
东刺合水	尺泽	少海	曲泉	阴陵泉	阴谷	曲泽

	大肠	小肠	胆	胃	膀胱	三焦
所出为井金	商阳	少泽	窍阴	厉兑	至阴	关冲
所流为荥水	二间	前谷	侠溪	内庭	通谷	液门
所注为输木	三间	后溪	临泣	陷谷	束骨	中渚
所过为原	合谷	腕骨	丘墟	冲阳	京骨	阳池
所行为经火	阳溪	阳谷	阳辅	解溪	昆仑	支沟
所入为合土	曲池	小海	阳陵泉	三里	委中	天井

十二经是动所生之病

手太阴肺之经

是动病气：

肺胀满，膨膨而喘咳，缺盆中痛，甚则交两手而瞀，是谓臂厥，主肺。

所生病血：

咳嗽，上气喘喝，烦心胸满，臑臂内前廉痛，掌中热。气盛有余则肩背痛，风汗出中风[1]，小便数而欠。气虚则肩背痛寒，少气不足以息，溺色变，卒遗失无度。

手太阳小肠经

是动病：

嗌痛，颔肿，不可回顾，肩似拔，臑似折，主腋[2]。

所生病：

耳聋，目黄，颊、颔肿，颈、肩、臑、肘、臂外后廉痛。

手阳明大肠经

是动病：

齿痛颐，主津。

所生病：

目黄，口干，鼽衄，喉痹，肩前臑痛，大指次指痛不用。气有余则当脉所过者热肿，虚则寒栗不复。

足厥阴肝之经

是动病：

腰痛不可以俯仰，丈夫㿉疝，妇人少腹肿，甚则嗌干，面尘脱色，主肝。

所生病：

胸满，呕逆，洞泄，狐疝，遗溺，闭癃。

足少阳胆之经

是动病：

口苦，善太息，心胁痛不能转侧，甚则面微尘，体无膏泽，足外反热，是为阳厥，主骨。

---

① 气盛有余则肩背痛风汗出中风：《灵枢·经脉》原文为"气盛有余则肩背痛，风寒汗出中风"。

② 主腋：《灵枢·经脉》为"主液"，下文有"主津"等，此处疑形近而误。

所生病：

头痛，角颔肿痛，目锐眦痛，缺盆中肿痛，腋下肿，马刀挟瘿。

汗出振寒，疟，胸、胁、肋、髀、膝外至胫、绝骨、外踝前及诸节皆痛，小指次指不用。

足少阴肾之经

是动病：

饥不欲食，面黑如炭色。咳唾则有血。喉鸣而喘，坐而欲起。目晾晾无所见，心悬若饥状。气不足则善恐，心惕惕若人将捕之，是谓骨厥，主肾。

所生病：

口热舌干，咽肿，上气，嗌干及痛，烦心，心痛，黄疸，肠澼，脊股内后廉痛，痿厥，嗜卧，足下热而痛。

手少阴心之经

是动病：

嗌干心痛，渴而欲饮，是谓臂厥。主心。

所生病：

目黄，胁痛，臑臂内后廉痛厥，掌中热。

手厥阴心包络经

是动病：

手心热，肘臂挛急，腋肿。甚则胸胁支满，心中澹澹大动，面赤目黄，善笑不休。主脉。

所生病：

烦心，心痛，掌中热。

足太阳膀胱经

是动病：

头痛，目似脱，项似拔，脊痛，腰似折，髀不可以曲，腘似结，腨似裂，是谓踝厥。主筋。

所生病：

痔，疟，狂，癫疾，头脑顶痛，目黄泪出，鼽衄。项背、腰、尻、腘、腨、脚皆痛，小指不用。

足阳明胃之经

是动病：

凄凄然振寒，善伸数欠，颜黑，病至则恶人，与闻木音则惕然而惊。心动欲闭户牖而独处，甚则欲上高而歌，弃衣而走，贲响腹胀，是谓骭厥。主血。

所生病：

狂疟，温淫汗出，鼽衄，口喝，唇胗，颈肿，喉痹，大腹水肿，膝膑肿痛，循膺、乳、街、股、伏兔、骭外廉、足跗上皆痛，中指不用。气盛则身以前皆热，其有余于胃，则消谷善饥，溺色黄；气不足则身以前皆寒栗，胃中寒则胀满。

手少阳三焦经

是动病：

耳聋浑浑焞焞，嗌肿，喉痹，主气。

所生病：

汗出，目锐眦痛，耳后、肩、臑、肘、臂外皆痛，小指次指不用。

足太阴脾之经

是动病：

舌本强，食则呕，胃脘痛，腹胀，善噫，得后与气，则快然如衰，身体皆重。主脾。

所生病：

舌本痛，体不能动摇，食不下，烦心，心下急痛，寒疟，溏，瘕泄，水闭，黄疸，不能卧，强立，股膝内肿厥，足大指不用。

十二经穴治证

手太阴肺经

少商井　鱼际荥　太渊输　经渠经　尺泽合

少商二穴，木也。在手大指端内侧，去爪甲角如韭叶。手太阴之脉所出也，为井。治烦心善哕，心下满，汗出而寒，咳逆，痎疟，振寒，腹满，唾沫，唇干，引饮不下，膨膨，手挛指痛，寒栗鼓颔，喉中鸣。以三棱针刺之，微出血，泄脏热凑。唐刺史成君绰，忽腮颔肿大如升，喉中闭塞，水粒不下三日，甄权针之立愈。不宜灸。

鱼际二穴，火也。在手大指本节后内侧散脉中，手太阴脉之所流也，为荥。治酒病恶风寒，虚热，舌上黄，身热头痛，咳嗽汗不出，痹走胸背，痛不得息，目眩，烦心少气，腹痛，不下食，肘挛肢满，喉中干燥，寒栗鼓颔，咳引尻痛，溺出呕血，心痹悲恐。针入二分留三呼。

太渊二穴，土也。在手掌后陷中，手太阴脉之所注也，为输。治胸痹逆气，寒厥，善哕呕，饮水咳嗽，烦怨不得卧，肺胀满，膨膨，臂内廉痛，目生白翳，眼眦赤筋，缺盆中引痛，掌中热，数欠喘不得息，噫气上逆，心痛，呕血，振寒，咽干，狂言，口僻。可灸三壮，针入二分。

经渠二穴，金也。在寸口陷中，手太阴脉之所行也，为经。治疟寒热，胸背拘急，胸满，膨膨，喉痹，掌中热，咳嗽，上气数欠，热病汗不出，暴痹，喘促心痛，呕吐。针入二分，留三呼。禁：不可灸，灸即伤人神。

尺泽二穴，水也。在肘中，约上动脉中。手太阴脉之所入也，为合。治风痹，肘挛，手臂不得举，喉痹，上气，口干，咳嗽唾浊，四支暴肿，臂寒，短气。针入三分，灸五壮。

手阳明大肠经

商阳井　二间荥　三间输　合骨原　阳溪经　曲池合

商阳二穴，金也。一名绝阳。在大指次指内侧，去爪甲角如韭叶。手阳明脉之所出也，为井。治胸中气满，喘咳支肿，热病汗不出，耳鸣，耳聋，寒热，痎疟，口干，颐颔肿，齿痛，恶寒，肩背急相引，缺盆痛，目青盲。可灸三壮，右取左，左取右，如顷食，立已。针入一分，留一呼。

二间二穴，水也。一名间谷。在手大指次指本节前内侧陷中，手阳明脉之所流也，为荥。治喉痹，颔肿，肩背痛，振寒，鼻鼽，衄血，多惊，口喎。针入三分，可灸三壮。

三间二穴，木也。一名少谷。在手大指次指本节之后，内侧陷中。手阳明脉之所注也，为输。治喉痹，咽中如梗，齿龋痛，嗜卧，胸满，肠鸣洞泄，寒疟，唇焦口干，气喘目眦急痛。针入三分，留三呼，可灸三壮。

合谷二穴，一名虎口。在大指次指岐骨间陷中，手阳明脉之所过也，为原。疗寒热疟，鼻鼽衄，热病汗不出，目视不明，头痛，齿龋，喉痹，痿臂，面肿，唇吻不收，喑不能言，口噤不开。针入三分，留六呼。可灸三壮。若妇人妊娠不可刺，刺之损胎气。

阳溪二穴，火也。一名中魁，在腕中上侧两筋陷中，手阳明脉之所行也，为经。治狂言喜笑，见鬼，热病烦心，目风赤烂有翳，厥逆头痛，胸满不得息，寒热，疟疾，喉痹，耳鸣，齿痛，惊掣肘臂不举，痂疥。针入三分，留七呼，可灸三壮。

曲池二穴，土也。在肘外辅骨屈肘曲骨之中，以手拱胸取之。手阳明脉之所入也，为合。治肘中痛，偏风，半身不遂，刺风瘾疹，喉痹不能言，胸中烦满，筋缓，捉物不得，挽弓不开，屈伸难，风痹，肘细而无力，伤寒余热不尽，皮肤干燥。针入七分，得气先泻后补之。灸亦大良，可灸三壮。

手少阴心经

少冲井　少府荥　神门输　灵道经　少海合

少冲二穴，木也。一名经始。在手小指内廉之端，去爪甲角如韭叶。手少阴脉之所出也，为井。治热病烦满，上气心痛，痰冷少气，悲恐善惊，掌中热，胸中痛，口中热，咽中酸，乍寒乍热，手挛不伸，引肘腋痛。针入一分，可灸三壮。

少府二穴，火也。在小指本节后，陷中直劳宫。手少阴脉之所流也。为荥。治烦满少气，悲恐畏人，掌中热，肘腋挛急，胸中痛，手卷不伸。针入二分，可灸七壮。

神门二穴，土也。一名兑冲。在掌后兑骨之端陷中，手少阴脉之所注也，为输。治疟，心烦，心烦甚，欲得饮冷，恶寒则欲处温中，咽干不嗜食，心痛数噫，恐悸，少气不足，手臂寒，喘逆，身热，狂悲哭，呕血，上气遗溺，大小人五痫。可灸七壮，炷如小麦。大针入三分，留七呼。

灵道二穴，金也。去掌后一寸五分，或一寸。手少阴脉之所行也，为经。治心痛悲恐相引，瘈疭，肘挛，暴喑不能言。可灸三壮，针入三分。

少海二穴，水也。一名曲节。在肘内廉节后，又云肘内大骨外，去用端五分。手少阴脉之所入也，为合。治寒热，齿龋，痛目眩，发狂，呕吐涎沫，项不得回顾，肘挛，腋胁下痛，四肢不得举。针入三分，可灸三壮。甄权云：屈手向头取之。治齿寒，脑风头痛。不宜灸，针入五分。

手太阳小肠经

少泽井　前谷荥　后溪输　腕骨原　阳谷经　小海合

少泽二穴，金也。一名小吉。在手小指之端，去爪甲下一分陷中。手太阳脉之所出也，为井。治疟，寒热，汗不出，喉痹舌强，口干心烦，臂痛，瘈疭，咳嗽，颈项急不可顾，目生肤翳覆瞳子。可灸一壮，针入一分。

前谷二穴，水也。在手小指外侧本节之前陷中，手太阳脉之所流也，为荥。治热病汗不出，痎疟，癫疾，耳鸣，颔肿，喉痹，咳嗽，衄血，颈项痛，鼻塞不利，目中白翳，臂不得举。可灸一壮，针入八分。

后溪二穴，木也。在手小指外侧本节后陷中，手太阳脉之所注也，为输。治疟寒热，目赤生翳，鼻衄，耳聋，胸满，颈项强不得回顾，癫疾，臂肘挛急。可灸一壮。针入一分。

腕骨二穴，在手外侧腕前起骨下陷中，手太阳脉之所过也，为原。热病汗不出，胁下痛不得息，颈颔肿，寒热，耳鸣，目冷，泪生翳，狂阳偏枯，臂肘不得屈伸，痎疟头痛，烦闷，惊风，瘈疭，五指掣。可灸三壮，针入二分，留三呼。

阳谷二穴，火也。在手外侧腕中，兑骨之下陷中。手太阳脉之所行也，为经。治癫疾狂走，热病汗不出，胁痛，颈颔肿，寒热，耳聋耳鸣，齿龋痛，臂外侧痛不举，妄言，左右顾，瘈疭，目眩。可灸三壮。针入二分，留二呼。

小海二穴，土也。在肘内大骨外，去肘端五分陷中。甄权云：以屈手向头取之。手太阳脉之所入也，为合。治寒热，齿龈肿，风眩，颈项痛，疡肿，振寒，肘腋肿，少腹痛，四肢不举。可灸三壮，针入二分。

手厥阴心包络经

中冲井　劳宫荥　太陵输　间使经　曲泽合

中冲二穴，木也。在手中指端，去爪甲如韭叶陷中。手厥阴心主脉之所出也，为井。治热病烦闷，汗不出，掌中热，一身如火，心痛，烦满，舌强。针入一分。

劳宫二穴，火也。在掌中央动脉中，以屈无名指取之。手厥阴脉之所流也，为荥。治中风善怒，悲笑不休，手痹，热病三日汗不出，怵惕，胸胁痛不可转侧，大小便血，衄血不止，气逆，呕哕，烦渴，食饮不下，大小人口中腥臭，胸胁支满，黄疸目黄。可灸三壮。

大陵二穴，土也。在掌后两筋间陷中，手厥阴脉之所注也，为输。治热病汗不出，臂挛，腋肿，善笑不休，心悬若饥，喜悲泣，惊恐目赤，小便如血，呕逆，狂言不乐，喉痹口干，身热头痛，短气，胸胁痛。针入五分，一灸三壮。

间使二穴，金也。在掌后三寸两筋间陷中，手厥阴脉之所行也，为经。治心悬如饥，卒狂，胸中澹澹，恶风寒，呕吐，怵惕，寒中少气，掌中热，腋肿，肘挛，卒心痛，多惊，喑不得语，咽中如梗。可灸五壮，针入三分。岐伯云：可灸鬼邪。

曲泽二穴，水也。在肘内廉陷中屈肘取之。手厥阴脉之所入也，为合。治心痛善惊，身热烦渴，口干逆气，呕血，风胗[1]，臂肘手腕善动摇。可灸三壮，针入二分，留七呼。

手少阳三焦经

关冲井　液门荥　中渚输　阳池原　支沟经　天井合

关冲二穴，金也。在手小指次指之端，去爪甲角如韭叶。手少阳脉之所出也，为井。治喉痹，舌卷，口干，头痛，霍乱，胸中气，噎不嗜食，臂肘痛不可举，目生翳膜，视物不明。针入一分，可灸一壮。慎猪、鱼、酒、面、生冷等物。

液门二穴，水也。在手小指次指间陷中。手少阳脉之所流也。为荥。治惊悸忘言，咽外肿，寒厥，手臂痛不能自上下，疟疾，寒热，目眩头痛，暴得耳聋，目赤，涩齿，龈痛。针入二分，可灸三壮。

中渚二穴，木也。在手小指次指本节后间陷中，手少阳脉之所注也，为输。治热病汗不出，目眩，头痛，耳聋，目生翳膜，久疟，咽肿，肘臂痛，手五指不

---

① 风胗：风疹。宋·赵佶《圣济总录》记载为"风疹"。

得屈伸。针入二分，可灸三壮。

阳池二穴，一名别阳。在手表腕上陷中，手少阳脉之所过也，为原。治寒热、疟，或因折伤手腕捉物不得，肩臂痛不得举。针入二分，留三呼。不可灸，慎同前。

支沟二穴，火也。在腕后三寸两骨之间陷中，手少阳脉之所行也，为经。治热病汗不出，肩臂酸重，胁腋痛，四肢不举，霍乱，呕吐，口噤不开，暴哑不能言。可灸七壮，针入二分。慎同。

天井二穴，土也。在肘外大骨后肘后上一寸，两筋间陷中，屈肘得之。手少阳脉之所入也，为合。甄权云：曲肘后一寸，义^①手按膝头取之，两筋骨罅。治心胸痛，咳嗽上气，唾脓不嗜食，惊悸瘿疬，风痹臂肘痛，捉物不得。针入三分。

足厥阴肝经

大敦井　行间荥　太冲输　中封经　曲泉合

大敦二穴，木也。在足大指端，去爪甲如韭叶及三毛中。足厥阴脉之所出也，为井。治卒疝，小便数，遗溺，阴头中痛，心痛汗出，阴上入腹，阴偏大，腹脐中痛，悒悒不乐，病右取左，左取右。腹胀肿病，少腹痛，中热喜寐，尸蹶状如死人，妇人血崩不止。可灸三壮。针入三分，留六呼。内侧为隐白，外侧为大敦。

行间二穴，火也。在足大指间动脉应手陷中，足厥阴脉之流也，为荥。治溺难又白浊，寒疝少腹肿，咳逆，呕血，腰痛不可俯仰，腹中胀，心痛色苍苍如死状，终日不得息，口喝，四肢逆冷，嗌干，烦渴，瞑不欲视，目中泪出，太息，癫疾，短气。可灸三壮。针入六分，留十呼。

太冲二穴，土也。在足大指本节后二寸或一寸半陷中。凡诊^②太冲脉可决男子病死生，足厥阴脉之所注也，为输。治腰引少腹痛，小便不利状如淋，癀疝少腹肿，溏泄，遗溺，阴痛，面目苍色，胸胁支满，足寒，大便难，呕血，女子漏血不止，小儿卒疝，呕逆发寒，嗌干，肘肿内踝前痛，淫泺骱酸，腋下肿，马刀疡瘘，唇肿。针入三分，留十呼。可灸三壮。

中封二穴，金也。在足内踝前一寸，仰足取之陷中，伸足乃得之。足厥阴脉之所行也，为经。治痎疟，色苍苍振寒，少腹肿，食快快绕脐痛，足逆冷，不嗜食，身体不仁，寒疝引腰中痛或身微热。针入四分，留七呼。可灸三壮。

曲泉二穴，水也。在膝内辅骨下大筋上小筋下陷中，屈膝取之。足厥阴脉之所入也，为合。治女子血瘕按之如汤浸，股内少腹肿，阴挺出，丈夫癀疝阴股痛，小便难，腹胁支满，癃闭少气，泄利，四肢不举，实即身热，目眩痛，汗不出，

---

① 义：或应为"以"。

② 诊：原作"胗"，同"诊"。下同。

目眕眕，膝肿痛，筋挛不可屈伸，发狂，衄血，喘呼，少腹痛引喉咽。针入六分。灸三壮。又云：正膝屈内外两筋间宛宛中。又在膝曲横文头。治风劳失精，身体极痛，泄水，下利浓血，阴肿，髀肿。可灸三壮。针入六分，留十呼。

足少阳胆经

窍阴井　侠溪荥　临泣输　丘墟原　阳辅经　阳陵泉合

窍阴二穴，金也。在足小指次指之端，去爪甲如韭叶。足少阳脉之所出也，为井。治胁痛咳逆不得息，手足烦热，汗①不出，转筋，痈疽，头痛，心烦，喉痹，舌强，口干，肘不可举，卒聋不闻人语。可灸三壮。针入一分。

侠溪二穴，水也。在足小指二岐骨间本节前陷中。足少阳脉之所流也，为荥。治胸胁支满，寒热，汗不出，目外眦赤，目眩，颊颔肿，耳聋，胸中痛不可转侧，痛无常处。可灸三壮。针入三分。

临泣二穴，木也。在足小指次指本节后间陷中，去侠溪一寸五分。足少阳脉之所注也，为输。治胸中满，缺盆中及腋下肿，马刀疡瘘，善啮颊，天牖中肿，淫泺②髀酸，目眩，枕骨合颅痛，洒淅振寒，妇人月事不利，季胁支满，乳痈，心痛，周痹，痛无常处，厥逆气喘不能行，痎疟日发。可灸三壮。针入二分。

丘墟二穴，在足外踝下如前陷中。去临泣三寸。足少阳脉之所过也，为原。治胸胁满，痛不得息，久疟振寒，腋下肿，痿厥，坐不能起，髀枢中痛，目生翳膜，腿髀酸，转筋，卒疝，少腹坚，寒热，颈肿。可灸三壮。针入五分，留七呼。

阳辅二穴，火也。在足外踝上四寸，辅骨前绝骨端如前三分，去丘墟七寸。足少阳脉之所行也，为经。治腰溶溶如坐水中，膝下肤肿筋挛，诸节尽痛，痛无常处，腋下肿瘘，喉痹，马刀膝，髀酸，风痹不仁。可灸三壮。针入五分，留七呼。

阳陵泉二穴，土也。在膝下一寸外廉陷中。足少阳脉之所入也，为合。针入六分，得气即泻，又宜久留针为要也。治膝伸不得屈，冷痹，脚不仁，偏风，半身不遂，脚冷无血色。又以蹲坐取之，灸亦良，日灸七壮至七七壮即止。

足太阴脾经

隐白井　大都荥　大白输　商丘经　阴陵泉合

隐白二穴，木也。在足大指端内侧，去爪甲角如韭叶。足太阴脉之所出也。为井。治腹胀喘满不得安卧，呕吐食不下，暴泄，衄血，卒尸蹶不识人，足寒不能温。针入三分。妇人月事过时，刺之立愈。

---

① 汗：原作汁，据自适斋元抄本改。

② 淫乐：同上文足厥阴肝经之"淫泺"，指酸痛无力。

大都二穴，火也。在足大指本节后陷中。足太阴脉之所流也，为荥。治热病汗不出，手足逆冷，腹满善呕，烦热闷乱，吐逆目眩。可灸三壮。针入三分。

大白二穴，土也。在足内侧核骨下陷中。足太阴脉之所注也，为输。治身热烦满，腹胀食不化，呕吐泄浓血，腰痛，大便难，气逆，霍乱，腹中切痛，可灸三壮。针入三分。

商丘二穴，金也。在足踝下微前陷中。足太阴脉之所行也，为经。治腹胀，肠中鸣，不便，脾虚令人不乐，身寒善太息，心悲，气逆，痔疾，骨疽蚀，绝子，厌梦。可灸三壮。针入三分。

阴陵泉二穴，水也。在膝下内侧辅骨下陷中，伸足取之。足太阴脉之所入也，为合。又屈膝取之。治腹中寒不嗜食，膈下满，水胀腹坚，喘逆不得卧，腰痛不得俯仰，霍乱，疝瘕，小便不利，气淋，寒热不节。针入五分。

足阳明胃经

厉兑井　内庭荥　陷谷输　冲阳原　解溪经　三里合

厉兑二穴，金也。在足大指次指之端，去爪甲如韭叶。足阳明脉之所出也，为井。治尸厥，口噤气绝，状如中恶，心腹胀满，热病汗不出，寒疟不嗜食，面肿足胻寒，喉痹，齿龋，恶风，鼻不利，多惊好卧。针入一分。可灸一壮。

内庭二穴，水也。在足大指次指之外间陷中，足阳明脉之所流也，为荥。治四肢厥逆，腹胀满，数欠，恶闻人声，振寒，咽中引痛，口喎，齿龋，痛疟不嗜食，可灸三壮，针入三分。

陷谷二穴，木也。在足大指次指之间，本节后陷中，去内庭二寸。足阳明脉之所注也，为输。治面目浮肿及水病，善噫，肠鸣腹痛，热病汗不出，振寒疟疾。针入三分，留七呼。可灸三壮。

冲阳二穴，在足跗上，去陷谷三寸。足阳明脉之所过也，为原。治偏风口眼喎，肘肿，齿龋痛，发寒热，腹坚大，不嗜食，振寒，久狂，登高而歌，弃衣而走，足缓腹不收。针入五分，可灸三壮。

解溪二穴，火也。在冲阳后一寸五分，腕上陷中。足阳明脉之所行也，为经。治风面浮肿颜黑，厥气上冲，腹胀，大便下重，瘛惊，膝股胻肿，转筋，目眩头痛，癫疾，烦心悲泣，霍乱，头风面赤，目赤。针入五分。灸三壮。

三里二穴，土也。在膝下三寸胻外廉两筋间，当举足取之。足阳明脉之所入也，为合。治胃中寒，心腹胀满，胃气不足，闻食臭，肠鸣腹痛，食不化。秦丞相[①]云：诸病皆治，食气水气，蛊毒痃癖，四肢肿满，膝胻酸痛，目不明。华佗

---

① 秦丞相:《铜人腧穴针经图经》为秦承祖。

云：疗五劳赢瘦，七伤虚乏，胸中瘀血，乳痈。《外台明堂》云：人年三十以上，若不灸三里，冷气上冲目。可灸三壮。针入五分。

足少阴肾经

涌泉井　然谷荥　大溪输　复溜经　阴谷合

涌泉二穴，木也。在足心陷中。一名地冲。屈足卷指宛宛中。足少阴脉之所出也，为井。治腰痛，大便难，心中结热，风胗，风痫，心病不嗜食，妇人无子，咳嗽身热，喉痹，胸胁满，目眩，男子如蛊，女子如妊娠，五指端尽痛，足不得践地，可灸三壮。针入五分，无令出血。淳于意云：汉北齐王阿母，患足下热喘病，谓曰热厥也，当刺之足心立愈。

然谷二穴，火也。一名龙渊。在足内踝前起大骨下陷中。足少阴脉之所流也，为荥。治咽内肿，心恐惧如人将捕，涎出喘呼少气，足跗肿不得履地，寒疝，少腹胀上怆胸胁，咳唾血，喉痹，淋沥，女子不孕，男子精溢，骱酸不能久立，足一寒一热，舌纵烦满，消渴，初生小儿脐风，口噤，痿厥，洞泄。可灸三壮。针入三分。不宜见血。

太溪二穴，土也。在内踝后跟骨上动脉陷中。足少阴脉之所注也，为输。治久疟，咳逆，心痛如锥刺其心，手足寒至节，喘息者死，呕吐口中如胶，善噫，寒疝，热病汗不出，默默嗜卧，溺黄，消瘅，大便难，咽肿，唾血，痎癖，寒热，咳嗽，不嗜食，腹胁痛，瘦脊，手足厥冷。可灸三壮。针入三分。

复溜二穴，金也。一名冒阳，一名伏白。在足内踝上二寸陷中，是足少阴脉之所行也，为经。治腰脊内引痛不得俯仰，起坐目䀮䀮，善怒多言，舌干涎自出，足痿不收履，骱寒不自温，腹中雷鸣，腹胀如鼓，四肢肿，十水病，溺青赤黄白黑：青取井、赤取荥、黄取输、白取经、黑取合。血痔泄后肿，五淋小便如散，大骨寒热，汗注不止。可灸五壮。针入三分，留三呼。

阴谷二穴，水也。在膝内辅骨后大筋下小筋上，按之应手，屈膝乃取之。少阴脉之所入也，为合。治膝痛如锥不得屈伸，舌纵涎下，烦逆溺难，少腹急引阴痛，股内廉痛，妇人漏下不止，腹胀满不得息，小便黄，男子如蛊，女子如妊娠。可灸二壮。针入四分，留七呼。

足太阳膀胱经

至阴井　通谷荥　束骨输　京骨原　昆仑经　委中合

至阴二穴，金也。在足小指外侧，去爪甲角如韭叶。足太阳脉之所出也，为井。治目生翳，鼻塞头重，风寒从足小指起，脉痹上下带胸胁痛无常转筋，寒疟汗不出，烦心，足下热，小便不利，失精。针入二分。可灸三壮。

通谷二穴，水也。在足小指外本节前陷中。足太阳脉之所流也，为荥。治头重目眩善惊引鼽衄，颈项痛，目䀮䀮。甄权云：结积留饮，胸满食不化，可灸三壮。针入二分。

束骨二穴，木也。在足小指本节后陷中。足太阳脉之所注也，为输。治腰如折髀如结，耳聋，恶风寒，目眩，项不可回顾，目内眦赤烂。可灸三壮。针入三分。

京骨二穴，在足外侧大骨下，赤白肉际陷中。足太阳脉之所过也，为原。治膝痛不可屈伸，目内眦赤烂，发疟，寒热，善惊不欲食，筋挛足䯒痛，髀枢痛，颈项强，腰背不可俯仰，鼽衄不止，目眩。针入三分。可灸七壮。

昆仑二穴，火也。在外踝后跟骨上陷中。足太阳脉之所行也，为经。治腰尻痛，足端肿不得履地，鼽衄，脚如结，踝如裂，头痛肩背拘，急咳喘暴满，阴肿痛，小儿发痫，瘛疭。炷如小麦大，可灸三壮。针入三分。

委中二穴，土也。在腘中央约文中动脉。足太阳脉之所入也，为合。治腰侠脊沉沉然，遗溺，腰重不能举，体风痹，髀枢痛。可出血，痼疹皆愈。委中者，血郄也，热病汗不出，足热，厥逆满，膝不得屈伸，取其经血立愈。

卷第二 云岐子论经络迎随补泻法

目 录

能知迎随，可令调之。调气之方，必别阴阳。阴阳者，知荣卫之流行逆顺，经脉往来终始。凡用针，顺经而刺之，为之补；迎经而夺之，为之泻。故迎而夺之，安得无虚。随而取之，安得无实。此谓迎随补泻之法也。

经络取原法

本经原穴者，无经络逆从、子母补泻。凡刺原穴，诊见动作来，应手而纳针，吸则得气，无令出针，停而久留，气尽乃出。此拔原之法也。

王海藏拔原例

假令针肝经病了，于本经原穴亦针一针。如补肝经来，亦于本经原穴亦补一针。如泻肝经来，亦于本经原穴泻一针。如余经有补泻，针毕仿此例，亦补泻各经原穴。

手太阴之原，出于太渊。手少阴之原，出于神门。手厥阴之原，出于大陵。手太阳之原，出于腕骨。手阳明之原，出于合谷。手少阳之原，出于阳池。足太阴之原，出于太白。足少阴之原，出于太溪。足厥阴之原，出于太冲。足太阳之原，出于京骨。足阳明之原，出于冲阳。足少阳之原，出于丘墟。

凡此十二原穴，非泻子补母之法，虚实通用，故五脏六腑有病，皆取其原是也。

井主心下满，荣主身热，输主体重节痛，经主喘咳、寒热，合主逆气而泄。

经络腧穴配合法

五脏六腑，各有井荣输经合。腑为阳，脏为阴，阳主表，阴主里，故为阴阳荣卫相合。

其中阴井乙木，阳井庚金；阴荣丁火，阳荣壬水；阴输己土，阳输甲木；阴经辛金，阳庚丙火；阴合癸水，阳合戊土。故阴阳输荣①而各不同，有配之法，名曰对刺。手之三阴，始于癸而终于乙；手之三阳，始于庚而终于戊；足之三阳，始于戊而终于庚；足之三阴，始于乙而终于癸。手之阴阳，阴逆而阳顺。足之阴阳，阳逆阴顺。此阴阳逆顺，不可不知也。

辨伤寒热甚五十九刺

五十九刺者，为头上五行，以克越诸阳之热也。

大杼、膺俞、缺盆、背俞。此八者。以泻胸中之热也。

气冲、三里、巨虚、上下廉。此八者。以泻胃中之热也。

---

① 荣：据上文"阴荣丁火，阳荣壬水"应为"荣"，疑形近而误。

云门、髃骨、委中、髓空。此八者，以泻四肢之热也。

五脏腧傍五，此十者，以泻五脏之热也。凡此五十九穴者，背之左右，故病甚则当刺之。凡刺之法，吸则纳针，得气则泻，勿令迟缓，起似发机，故《针经》曰：热则疾之。

刺热病汗不出

夫伤寒热病汗不出者，荣卫不交，阴阳不和，故汗不出，当解结，雪汗[①]，通其经络，和其阴阳，令汗得出。

手阳明有商阳、合谷。

手太阳有腕骨、阳谷。

足少阳有侠溪。

足阳明有厉兑。

手厥阴有劳宫。

凡此七穴，皆刺热病汗不出。随经辨脉，调其阴阳，和其荣卫，令得汗出。又十二经之荣，皆治身热。为主身热皆南方火。故经曰：荣主身热。皆可刺也。

刺伤寒结胸痞气

伤寒下后结胸痞气者，皆足三阴之终，手三阴之始。胸中结痞，过在足少阴肾、手厥阴包络，刺两经之井原，以泻胸中之气。心中结痞，过在足太阴脾、手少阴心，刺两经之井原，以泻心中之气。胃中结痞，过在足厥阴肝、手太阴肺，刺两经之井原，以泻胃中之气。或上脘中脘下脘，应痞结而泻之。

刺伤寒三阳头痛法

伤寒三阳头痛，何法刺之？答曰：手之三阳，足之三阳，皆会于头者，谓诸阳之会，其受邪伏留而不去，故曰三阳头痛。视其色脉，知在何经而取之。

如脉浮而头痛，过在手足太阳，刺腕骨、京骨。

如脉浮而长，过在手足阳明，刺合谷、冲阳。

如脉浮而弦，过在手足少阳，刺阳池、丘墟、风府、风池。

以上数穴，刺三阳头痛之法也。

刺伤寒三阴腹痛法

伤寒，邪在三阴内不得交通，故为腹痛。手足之经皆会于腹，随经取之。

如脉弦而腹痛，过在足厥阴肝、手太阴肺。刺太冲、太渊、大陵。

---

① 雪汗：《灵枢·九针十二原》言："夫善用针者，其取疾也，犹拔刺也，犹雪污也，犹解结也，犹决闭也，疾虽久，犹可毕也。"故"雪汗"疑为"雪污"。

如脉沉而腹痛，过在足少阴肾、手厥阴心胞。刺太溪、大陵。

如脉细沉而腹痛，过在足太阴脾、手少阴心。刺太白、神门、三阴交。

以上数穴，刺三阴腹痛之法也。

灸少阴原救脉法

治伤寒阴病脉欲绝，当灸太溪穴。太溪者，足少阴肾之原，少阴病属水，阴气太盛，阳气不得营，故泻阴补阳。阴毒伤寒，体沉四肢俱重，腹痛脉微迟，当灸气海或关元。脉属少阴，故同法，泻阴补阳也。

辨伤寒药附针灸法

伤寒经与表，合针与药，自汗遂漏不止，刺风府、风池，却与桂枝汤。伤寒经与里合，灸太溪七壮，与通脉四逆汤。此太阳少阴表里之法，故表可针太阳也，里可灸少阴也。

伤寒刺期门

太阳病，头痛眩冒心下痞者，刺肺俞、肝俞。不可发汗，发汗则谵语不止，当刺期门穴。

头痛冒眩，太阳经病，可发汗。心下痞满，邪传里也，不可发汗，刺肺俞肝俞夺其邪气。二穴皆在太阳经也，是高下之刺也，妄发其汗，内亡津液，传属阳明，故谵语不止。未太实者，当泻肝经，刺期门，恐传入于脾胃也。

伤寒，腹满谵语，寸口脉浮而紧，此肝乘脾也，名曰踪^①，刺期门。腹满谵语，太阴阳明经也。脉浮而紧，肝脉也。故夫乘妻名曰踪，当刺期门。

伤寒发热，啬啬恶寒，大渴欲水，其腹必满，自汗出，小便利，肝乘肺也，名曰横，刺期门。发热，啬啬恶寒者，肺病也，大渴也，上焦有热也。自汗者，表虚也。小便利者，里和也。妻来乘夫，名曰横，当刺期门。

洁古刺诸痛法

《内经》曰：留瘦不移，节而刺之。十二经无遏绝。假令如见十二经中，是何经络不通行，当针不通。以凝滞俱令气过节次，无问其病，以平为期。如诸经俱虚，补之。诸经俱实，泻之。补当随而济之，泻当迎而夺之，又补母亦名随而济之，泻子亦名迎而夺之，又随呼吸出纳，亦名迎随也。

两胁痛：少阳丘墟。

---

① 踪：据《伤寒论·辨太阳病脉证并治》第108条"伤寒，腹满谵语，寸口脉浮而紧，此肝乘脾也，名曰纵，刺期门"，疑有误。

心痛：少阴太溪，涌泉足厥阴原穴。

腰痛：昆仑及委中出血。

喘满痰实，口中如胶：足少阴太溪。

呕哕无度：手厥阴大陵。

头痛：手足太阳原穴。

热无度不可止：陷谷出血。

百节疼痛，实无所知：三棱刺绝骨出血。

小肠疝痛：足厥阴太冲。

血衄不止，大小便血，妇人血不止：刺足太阴井。

喉闭：手足少阳井并少商，手足太阴井穴。

大烦热不止，昼夜无度：刺十指间出血。谓八关大刺。

眼发睛欲出者：亦须大刺八关。

阴头中痛不可忍，卒疝痛，妇人阴中痛：皆刺足厥阴井。

眼痛大眦：刺手太阳井。

小眦痛：少阳井。

骨热不可治，前板齿干燥：当灸骨会大椎。

心痛：脉沉，肾原穴；弦，肝原穴；涩，肺原穴；浮，心原穴；缓，脾原穴。

腰痛：身之前足阳明原穴，身之后足太阳原穴，身之侧足少阳原穴。

此针之撮要也。

窦太师流注指要赋

引云：望闻问切，推明得病之源；补泻迎随，揭示用针之要。予于学始迄于今，虽常覃思以研精，竟未钩玄而赜隐。俄经传之暇日，承外舅之训言。云乃世纷，孰非兵扰。其人也，神无依而心无定；或病之精必夺而气必衰，兼万国因乱而隔殊，医物绝商而那得，设方有效，历市无求，不若砭功，立排疾势，乃以受教，遂敏求师。前后仅十七年，一二无真个辈。后避屯于蔡邑，方获诀于李君。斯人以针道救疾也，除疼痛于目前，愈瘵疾于指下。信所谓伏如横弩，应若发机，万举万全，百发百中者也。加之以好生之念，素无窃利之心，尝谓予曰：天宝不泄于非人，圣道须传于贤者。仆不揆，遂整有求之恳，获成无吝之诚。授穴之秘者四十有三，疗疾而弗瘳者万无一失。遂铭诸心而著之髓，务极其困而扶其危。而后除疼痛迅若手拈，破结聚涣如冰释。夫针也者，果神矣哉！然念兹穴腧而或忘，借其声律则易记。辄裁八韵，赋就一篇，讵敢匿于己私，庶或传于同志。

必欲治病，莫如用针。巧运神机之妙，工开圣理之深。外质砭金，能蠲邪而扶正；中含水火，善回阳而倒阴。原夫络别支殊，经交错综，会沟池溪谷以岐异，或山海丘陵而隙共。斯流派以难揆，在条纲而有统。理繁而昧，纵补泻以何功；法捷而明，自迎随而得用。行步艰移，太冲最奇。人中除脊膂之强痛，神门去心性之呆痴。风伤项急，始求于风府；头晕目眩，要觅于风池。耳闭须听会而治也，眼疼必合谷以推之。胸膈身黄，取涌泉而即可；脑昏目赤，泻攒竹以偏宜，但见若两肘之拘挛，仗曲池而平扫。牙齿痛，吕细堪治；颈项强，承浆可保。太白宣导于气街，阴陵开通于水道。腹膜而胀，夺内庭以休迟；筋转而疼，泻承山之在早。大抵脚腕疼，昆仑解愈；股膝痛，阴市能医。痫发颠狂兮，凭后溪而料理，疟生寒热兮，仗间使以扶持。期门罢胸满血膨而可已，劳宫退胃翻心痛以何疑。稽夫大敦去七疝之偏疼，王公谓此；三里却五劳之羸瘦，华老言斯。因知腕骨祛黄，然骨泻肾。行间治膝肿目疾，尺泽去肘疼筋紧。目昏不见，二间宜取；鼻窒无闻，迎香可引。肩井除两胛痛难任，丝竹空疗偏头疼不忍。咳嗽寒痰，列缺堪凭；眵䁾冷泪，临泣尤准。宽骨将腿疼以祛残，肾俞把腰疼而泻尽。以见越人治尸厥于维会，随手而苏；文伯泻胎死于三阴交，应针而陨。足表诸痛为实，但麻曰虚。实则自外而入也，虚则从内而出于。以故济母而裨其不足，夺子而平其有余。观二十七之经络，一一明辨；据四百四之疾证，件件皆除。从此夭枉都无，跻斯民于寿域；几微已判，彰往古之贤书。抑又闻心胸病，求掌后之大陵；肩臂患，责肘前之三里。冷痹肾余，取足阳明之土，连脐腹痛，泻足少阴之水。脊间心后者，针中渚而立痊；胁下肋边者，刺阳陵而即止。头项拟后溪以安然；腰脚在委中而已矣。夫用针之士。于此苟明者焉。收却邪之功，而在于捻指。

离合真邪说

古有离合真邪云者，盖圣人欲使其真邪相离，而勿合之谓也。若邪入于真，则真受其蛊，而不遂其纯一之真，真之遂，则其所谓真也。罹害有不可言者，真被乎邪，窃其柄而肆其横逆之邪。邪之既横，则其邪为患，复可胜言哉？呜呼！真邪之不可合也如此，胡为真，胡为邪？真之为言也，天理流行，付与万物，得以为生者，皆真也，圣人保之如持盈。邪之为言也，天地间非四时五行之正气，而差臻迭至者，皆邪也。圣人避之，犹避矢石。其防微杜渐之严如是，渊有旨哉。盖真立其邪远，邪丽则真残；邪固可除，真尤宜养，养真之道，无须异求。但饮食男女，节之以限；风寒暑湿，御之以时；复能实慈恕以爱人，虚中襟而应物，念虑必为之防，举止必为之敬，如斯内外交养周备，则吾之生，不求生而生，无期寿而寿矣。不然，摄养少或不严，则六邪乘隙竟入，诸疾交生，众害并作，则吾生之真，所与存者几希。故圣人忧之，揆度权衡机宜所在，示之以克邪之方，使屏之如雪污拔刺而无遗者以此。古人有云：植德务滋，除恶务本，以此意也。然去之邪之方，经所具存，再拜遗诠，敬为节录。

帝问：邪气在经，其病何如？取之奈何？对曰：邪之在经，如水得风，波涌陇起；其行脉中循循；然其中手也，时大时小，动无常处；在阴与阳，不可为度，卒然逢之，早遏其路。吸则纳针，无另气忤；静以久留，无令邪布。吸则转针，以得气为故；候呼引针，呼尽乃去。大气皆出，故命曰泻。

帝曰：不足者补之奈何？先必扪而循之，切而散之，推而按之，弹而弩之，爪而下之，通而取之，外引其门，以闭其神，呼尽纳针，静以久留，以气至为故，如待所贵，不知日暮。其气以至，适而自护，候吸引针，气不得出，各在其处，惟阖其门，令神气存，大气留止，故命曰补。

诸穴治证

太冲：肝经腧穴也。在足大指本节后三寸或一寸半动脉中，治证已具在前。

人中一穴：在鼻柱下，一名水沟。督脉、手阳明之会。治消渴饮水无度，水气偏身肿、失笑无时，癫痫，语不识尊卑，乍喜乍哭，牙关不开，面肿，唇动，状如虫行，卒中恶，针入四分留五呼，得气即泻。久亦得。

神门：心经腧穴也，在掌后兑骨之端。治证在前。

风府一穴：督脉、阳维之会，一名舌本。在项发际上一寸大筋内宛宛中。疾言其肉立起，言休立下。禁不可灸，不幸使人失喑。治头痛项急不得回顾，目眩，鼻衄，喉咽痛，狂走，目妄视。针入三分。

风池二穴：在颞颥后发际陷中，足少阳、阳维之会。治洒淅寒热，温病汗不出，目眩，苦头痛，痎疟，颈项痛不得回顾，目泪出，欠气多，鼻鼽衄，目内眦赤痛，气发耳塞，目不明，腰伛偻引项，筋无力不收。针入七分，留七呼，灸七壮。

听会二穴：在耳前陷中。上关下一寸，动脉宛宛中，张口得之。手少阳脉气所发。治耳聋，耳中状如蝉声，通耳食牙车脱臼①相离二寸。其穴侧卧张口取之。针入七分，留三呼，得气即泻，不须补。久亦良，日可灸五壮至二七壮止，十日后依前，复灸之，即愈。忌食动风之物。

合谷：一名虎口。大肠经原穴也。在大指次指骨间。治证在前。

涌泉：肾经井穴也。一名地冲，在足心陷中。治证在前。

攒竹二穴：一名始光、光明、眉柱。在两眉头陷中，足太阳脉气所发。治目眮眮视物不明，眼中赤痛及睑瞤动。针入一分，留三呼，泻二吸，徐徐而出针。不宜灸，宜以三棱针刺之，宣泄热气三度刺目大明，忌如前。

---

① 食牙车脱臼：原作"食牙车脱日"，据《圣济总录·针灸门》"通耳食牙车脱臼"改。牙车为解剖名词，出《灵枢·本脏》，又名牙床，即今之牙槽骨。

曲池：大肠经合穴也，在肘。治证在前。

吕细穴：足太阳膀胱经。

承浆一穴：一名悬浆。在颐前唇下宛宛中，足阳明、任脉之会。疗偏风口㖞，面肿，消渴，口齿疳蚀生疮。灸亦佳。日灸七壮至七七壮止，灸则血脉通宣，其风应时立愈。其艾炷不用大。一依小竹筋头作炷，脉粗细状如细线，艾炷破肉，但令当脉灸，亦能愈疾。凡灸脐下，久冷疝、瘕、疢、癖、气块、伏梁积气，宜灸炷大。腹背宜五百壮。四肢则但去风邪，不宜多灸，七壮至七七壮止，不得过。随年数如巨阙、鸠尾，虽是胸腹之穴，灸不过七七壮，艾炷不须大，依竹筋头作炷，正当脉上灸之。若灸胸腹，艾炷大，灸多令人永无心力。如头项穴，若灸多令人失精神，臂脚穴灸多令人血脉枯竭，四肢细瘦无力，既复失精神，又加于细瘦，即脱人真气。针入三分，得气即泻。

太白穴：足太阴脾经输穴也，在足侧核骨下陷中。治证在前。

阴陵泉：脾经合穴也，在膝下内侧辅骨下陷中。治证在前。

内庭：胃经荥穴也，在足大指次指外间陷中。治证在前。

承山：膀胱经，一名鱼阳、伤山、肉付。在兑腨肠下分肉间。治腰背痛，脚气，膝下肿，转筋。针入七分，可灸五壮。

昆仑：膀胱经经穴也。在外踝后跟骨上陷中。治证在前。

阴市：胃经，在膝上三寸。伏兔下。治寒疝，小腹痛胀满，腰以下伏兔上寒如水。针入三分，忌灸。

后溪：小肠经输穴也。在小指外侧，屈节后陷中。治证在前。

间使：包络经经穴也。在掌后三寸，两筋间陷中。治证在前。

期门：肝之募，在两乳第二肋端。足太阴、厥阴、阴维之会。治胸中烦热，贲豚上下，目青而呕，霍乱泄痢，腹坚硬，大喘不得安卧，胁下积气，女子产余疾食，饮食不下，胸胁支满，心中切痛，善噫。若伤寒过经不解，当针期门，使经不传。针入四分，可灸五壮。

劳宫：包络经荥穴也。在掌中屈指取之。治证在前。

大敦：肝经井穴也。在大指端，爪甲如韭叶。治证在前。内侧为隐白，外侧为大敦。

三里：胃经合穴也。在膝下三寸，筋骨外廉内宛宛中。治证在前。

腕骨：小肠原穴也。在手外侧腕骨前起，骨下陷中。治证在前。

然谷：肾经荥穴也。在足内踝前大骨下陷中。同前。

行间：肝经荥穴也。在大指间动脉应手。同前。

尺泽：肺经合穴也，在肘约横纹中。同前。

二间：大肠经荥穴也。在大指次指本节前陷中。同前。

迎香：在禾髎上一寸，鼻孔旁五分，手足阳明之会。治鼻有息肉，不闻香臭，衄血，偏风口㖞，面痒浮肿，风动叶叶，状如虫行，或唇肿痛。针入三分，留三呼。不宜灸，忌如常法。

肩井：在肩上陷，缺盆上大骨前一寸半，以三指按取之，当中指下陷中者是。一名髆井。手足少阳、阳维之会，治五劳七伤，颈项不得回顾，臂膊闷，两手不得向头，或因扑伤腰髋疼，脚气上攻。《甲乙经》云：只可针入五分。此髆井足阳明之会，乃连入五脏气，若刺深则令人闷倒不识人。即速须三里下气，先补不泻，须使平复如故。凡针肩井，皆以三里下其气。若妇人堕胎，后手足厥逆，针肩井立愈。若灸，更胜针。可灸七壮。

丝竹空：一名目髎，在眉后陷中。手足少阳脉气所发。禁不可灸，不幸使人目小，又令人目无所见。治目眩，头痛，目赤，视物眩眩，风痫，目戴上，不识人，眼睫毛倒，发狂吐涎沫，发即无时。针入三分，留三呼，宜泻不宜补。

列缺：去腕侧上一寸五分，以手交叉，头指末筋骨隙中。手太阴络，别走阳明。疗偏风口㖞，手腕无力，半身不遂，咳嗽，掌中热，口噤不开，寒疟，呕沫，善笑，纵唇口，健忘。针入二分，留三呼，泻五吸即可。灸七壮，慎如前。

临泣：足少阳输穴也，在足小指次指本节后间陷中，治证在前。

髋骨：膀胱经。

肾俞：在十四椎下两旁相去各一寸五分，与脐平。治虚劳羸瘦，耳聋肾虚，水脏久冷，心腹膜胀，两肋满引少腹急痛，目视晄晄，少气，瘀血，小便浊，出精阴中疼，五劳七伤，虚惫，脚膝拘急，足寒如冰，头重身热，振栗、腰中四肢滛泺，洞泄，食不化，身肿如水。针入三分，留七呼。可灸，以年为壮。

临泣：在目上直入发际五分陷中，足太阳、少阳之会。治卒中，中风不识人，目眩，鼻塞，目生白翳，多泪。针入三分，留七呼，得气即泻。

维会督脉。

三阴交：在内踝上三寸骨下陷中。足太阴、厥阴、少阴之交会。治疝癖，腹中寒，膝股内痛，气逆，小便不利，脾病身重，四肢不举，腹胀肠鸣，溏泄，食不化，女子漏下不止。可灸三壮，针入三分。

大陵：心包络腧穴也。在掌后两筋间陷中，治证在前。

手三里：在曲池下二寸，按之肉起兑肉之端。治手臂不仁，肘挛不伸，齿痛，颊颔肿，瘰疬。可灸三壮，针入二分。

委中：膀胱经合穴也。在腘中央约纹中动脉。治证在前。

中渚：三焦经输穴也。在手小指次指本节后间。同前。

泻法先以左手揣按得穴，以右手置针于穴下，令病人咳嗽一声，捻针入腠理得穴，令病人吸气一口，针至六分，觉针沉涩，复退至三四分，再觉沉涩，更退针一豆许，仰手转针头向病所，以手循经络，扪循至病所，以合手以回针，引气直过针所三寸，随呼徐徐出针，勿闭其穴，命之曰泻。

补法先以左手端揣按得穴，以右手置针于穴上，令病人咳嗽一声，拈针入腠理得穴，令病人呼气一口，将尽纳针至八分，觉针沉紧，复退一分许，更觉沉紧，仰手转针头向病所，依前循扪其病所，气至病已，随吸而走出针，速按其穴，命之曰补。

春夏秋冬深浅补泻法：春夏者，皆先深而后浅；秋冬者，皆先浅而后深。凡补泻皆然。

寒热补泻法

其补泻皆如前法。若病人患热者。若觉针气至病所，即退针三二分。令病人口吸气，鼻出气，根据经生成数足，觉针下阴气隆至，依前法出针。若病人患寒病者，觉针气至病所，即进针至二三分，令病人鼻吸口呼，依本经生成数足，觉针下阳气隆至，依前法出针。

灸法补泻

气盛则泻之，虚则补之。以火补者，毋吹其火，须自灭也，以火泻者，疾吹其火，传其皮，其火灭也。

取寸法

取病人男左女右，手中指第二节。为内度两横纹相去为一寸。

刺心痛诸穴

心痛引腰脊，欲呕，刺足少阴。

心痛腹胀，啬啬然大便不利，刺取足太阴。

心痛引小腹满，上下无常处，便溺难，刺足厥阴。

心痛，但短气不足以息，刺手太阴。

太溪穴可灸三壮，或五七壮，此泻热厥心痛。

昆仑穴可灸三壮，或五七壮，泻热厥痛。

接经法

心痛与背相接，善恐，如从后触其心，伛偻者，肾心痛也。先刺京骨、昆仑，不已，刺合谷。

心痛腹胀胸满，心尤痛者，胃心痛也。刺大都、太白二穴。

心痛如锥刺，乃心痛也。刺然谷、太溪。

心痛苍然如死状，终日不得休息，乃肝心痛，取行间、太冲。

心痛，卧若徒居间，动作痛益甚，其色不变，此肺心痛也。刺鱼际太渊，宣通气行，无所凝滞，则病愈也。

假令胆病，善洁，面青，善怒，得弦脉。人病心下满当刺胆井。如见善洁，面青，善怒，脉又弦，人病身热当刺胆荥。如依前色脉，人病体重节痛当刺胆俞。如见善洁，面青，善怒，脉又弦，人病喘咳寒热当刺胆经。如依前色脉，又病逆气而泄当刺胆合。余经例皆仿此。

假令肝病：淋，溲难，转筋，兼人病或心下满，或身热，或体重节痛，或喘咳，或逆气而泄，依前刺之谓刺肝经诸穴也。脉沉而弦。

假令小肠经病：面赤口干，喜笑。或心下满刺井，或身热刺荥，或体重节痛刺输，或喘咳寒热刺经，或逆气而泻刺合。脉浮而洪。

假令心经病：烦心，心痛，掌中热而哕，脉沉而洪。或心下满刺井，或身热刺荥，或体重节痛刺输，或喘咳寒热刺经，或逆而泄刺合。

假令胃经病：面黄善噫，善思善味，脉浮而缓，依上法刺之。

假令脾经病：腹胀满，食不消，怠堕嗜卧，脉沉而缓，依上法刺之。

假令大肠经病：面白善嚏，悲愁不乐，欲哭，脉浮而涩，依上法刺之。

假令肺经病：喘咳，洒淅寒热，脉沉而濇，依上法刺之。

假令膀胱经病：面黑，善恐欠，脉俱沉，依上法刺之。

假令肾经病：泄如下重，足胫寒而逆，脉俱沉，依上法刺之。

卷第三　针经摘英集

目 录

九针式

镵针，平半寸，长一寸六分，其头大末锐。其病热在头身，宜此。

员针，其身员锋如卵形，长一寸六分。肉分气满，宜此。

鍉针，锋如黍粟之锐，长三寸五分。脉气虚少，宜此。

锋针，刃三隅，长一寸六分。泻热出血，发泄痼病，宜此。

铍针，一名破针，末如剑锋，广二寸半，长四寸。破痈肿，出脓血。

员利针，尖如毫，且员且利，中身微大，长一寸六分。调阴阳，去暴痹。

毫针，法象毫，尖如蚊虻喙，长三寸六分。调经络，去疾病。

长针，锋如利，长七寸。痹深居骨解腰脊节腠之间者。

燔针，一名焠针，长四寸。风虚合于骨解皮肤之间者。

镵针　平半寸，长一寸六分，其头大末锐。其病热在头身，宜此

员针　其身员锋如卵形，长一寸六分。肉分气满，宜此

鍉针　锋如黍粟之锐，长三寸五分。脉气虚少，宜此

锋针　刃三隅，长一寸六分。泻热出血，发泄痼病，宜此

铍针　一名破针，末如剑锋，广二寸半，长四寸。破痈肿，出脓血

员利针　尖如毫，且员且利，中身微大，长一寸六分。调阴阳，去暴痹

毫针　法象毫，尖如蚊虻喙，长三寸六分。调经络，去疾病

长针　锋如利，长七寸。痹深居骨解腰脊节腠之间者

燔针　一名焠针，长四寸。风虚合于骨解皮肤之间者

《济生拔粹》原书九针配图

折量取腧穴法

凡度周身孔穴远近分寸，以病人男左女右，取手中指第二节，内度两横纹相去为一寸，以薄竹片点量分寸使用。或有人手长身短，或身长手短，或人长胸腹短，或人短胸腹长，揣穴尤宜用意。凡穴不离分肉之间、动脉之中。是溪谷之会，以行荣卫，以会大气，其经脉粗细状如细线，但令当经而刺之，依法补泻，即能愈疾矣。

凡点穴时，须得身体平直，四肢毋令拳缩，坐点毋令俯仰，立点毋令倾侧。坐点则坐针灸，卧点则卧针灸，立点则立针灸，反此则不得其穴耳。

补泻法

夫行针者，当刺之时，口温针暖，先以左手揣按其所，针荣俞之处，弹而努之，爪而下之，扪而循之，通而取之，随病人咳嗽一声，右手持针而刺之。春夏二十四息，秋冬十六息，徐出徐入，气来如动脉之状。补者随经脉推而内之，左手闭针空，徐出针而疾按之；泻者迎经脉动而伸之，左手开针空，疾出针而徐按之。随而济之是谓补，迎而夺之是谓泻。刺实须其虚者，留针，阴气隆至乃去针；刺虚须其实者，阳气隆至，针下热乃去针。十二经之病，盛则泻之，虚则补之，热则疾之，寒则留之，陷则灸之，不盛不虚以经取之。

用针呼吸法

呼不过三，吸不过五。呼外捻针回经气，吸内捻针行经气。

治病直刺诀

治偏正头痛

刺手少阳经丝竹空二穴，在眉后陷中。禁灸，以患人正坐举手下针，针入三分。

次针足少阳经风池二穴，在脑后风府穴两旁，同身寸之各二寸。针入七分，吸气五口，顶上痛为效。

次针手阳明经合谷二穴，在手大指岐骨间陷中。随患人咳嗽一声下针，刺五分内捻针，令病人吸气三口；次外捻针，呼气三口；次又内捻针，吸气五口。令人觉针下一道痛如线，上至头为度，长呼一口气出针。

治眉攒内疼痛不可忍者

刺足阳明经解溪二穴，在足腕上陷中。针入五分。

治风痰头痛

刺足阳明经丰隆二穴，在外踝上八寸，下廉骱外廉陷中，别走太阴。针入三分，灸三壮。

治中风口噤，牙关不开

刺督脉水沟一穴，在鼻柱下，一名人中，手阳明之会。针入四分。

次针足阳明颊车二穴，在耳下曲颊端陷中，侧卧张口取之。针入四分，得气即泻。

治中风口眼㖞斜

刺足少阳经听会二穴，在耳前陷中，上关下一寸，动脉宛宛中，张口得之。

次足阳明经颊车二穴、地仓二穴，侠口吻旁四分，外如近下有脉微微动，跷脉、手足阳明之交会。左取右，右取左，宜频针灸，以取尽风气，口眼正为度。针入四分。

治中风手足不随

针百会穴，在前项后一寸五分，顶中央旋毛中可容豆。督脉、足太阳交会于巅上。针入二分。

听会穴，手少阳脉气所发。针入七分，留三呼，得气即泻。

肩髃穴，在肩端两骨间陷中宛宛中，举臂取之。手阳明、跷脉之会。

曲池穴，在肘外辅骨屈肘曲骨之中，以手拱胸取之。针入七分。

三里穴，在曲池下二寸，按手肉起兑肉之端。针入三分。

悬钟穴，在外踝上三寸动脉中，足三阳之大络。针入六分。

风市穴，在腿外两筋间，正身舒下两手著腿，当中指头陷中。

其七穴左治右，右治左，以取尽风气，轻安为度。

治中风气塞涎上，不语昏危者

针百会。

风池，在颞颥后发际陷中，足少阳、阳维之会。针入七分。

大椎，在第一椎上陷中，手足三阳、督脉之会。针入五分。

肩井，在肩上，缺盆上大骨前一寸半，以三指按取之，当中指下陷中者是。手足少阳、阳维之会。只可针入五分。

曲池，具在前。

间使，在掌后三寸两筋间陷中，厥阴手经。针入三分。

三里等七穴，左治右，右治左，以取尽风气，神清为度。

其病并依穴针灸，或有不愈者何？答曰：一则不中穴；二则虽中穴，刺之不及其分；三则难及其分，气不至出针；四则虽气至，不明补泻。故其病成有随针而卒者何？答曰：一则不知刺禁假令刺中心即死之类是也。二则不明脉候假令下痢，其脉忽大者死，不可刺之。凡针灸者，先须审详脉候，观察病证，然后知其刺禁，辨其经络穴道远近，气候息数深浅分寸，其病刺之获时而愈者矣。不可一途而取，不可一理而推之。

治失音

刺任脉天突一穴，在结喉下一寸宛宛中，阴维之会。针入五分。

次针手少阴经神门二穴，在掌后兑骨之端陷中。针入三分。

次针手少阳经支沟二穴，在腕后三寸两骨之间陷中。针入三分。

次针足少阴经涌泉二穴，在足心，屈足卷指宛中。针入五分。如舌急不语，刺喑门一穴，在项中央入发际五分宛宛中，仰头取之。针入二分。

舌缓不语，刺风府一穴，在项发际上一寸大筋内宛宛中。针入三分。

治牙疼

刺手阳明经合谷二穴，在手大指次指岐骨间陷中。针入三分。

次阳明经内庭二穴，在足大指次指外间陷中。如虫食疼者，傅药而愈。

治耳聋耳鸣

刺手少阳经翳风二穴，在耳后陷中，按之引耳中。令病人撮钱二十四文，口咬侧卧取之。针透口中，令病人闭口鼻，摇头，其怒气从耳中出。

次针足少阳经听会二穴。

治鼻衄不止

刺督脉喑门一穴。手阳明经合谷二穴。

足阳明经内庭二穴，足大指次指外间陷中。

治眼疼不可忍

刺足少阳经风池二穴，手阳明合谷二穴，立愈。

治颔肿如升，喉中闭塞，水粒不下

以三棱针刺手太阴经少商二穴，微出血，泄诸阳脏热凑。在手大指端内侧，去爪甲角如韭叶。兼刺手大指背头节上，以三棱针排刺三针，出血佳。次针手太阳经阳谷二穴而愈。在手外侧腕中，兑骨之下陷中。针入三分。

治喉痹

刺足阳明经丰隆二穴。足少阴经涌泉二穴。

次手少阳经关冲二穴，在手小指次指之端，去爪甲角如韭叶。如病甚以小三棱针藏于笔锋中，妄以点药于喉中痹上，乃刺之，则有紫血顿下，效。如不藏针，恐患人难以刺。

治绕踝风

刺手阳明经曲池二穴。

如绕外踝痛，兼刺足少阳经孙络二穴，在小指间。

如绕内踝痛，兼刺足太阴经大都二穴，在足大指本节后陷中。针入三分。如胫前痛，兼刺足厥阴经行间二穴，在足大指间动脉应手陷中。针入六分。

治大便不通

刺任脉气海一穴，在脐下一寸五分。用长针针入八分，令病人觉急便三五次为度。

次针足阳明经三里二穴，在膝下三寸，骱外廉两筋分肉间，极重按之则足跗上动脉止矣，当举足取之。针入五分。

凡大便不通勿便攻之，先刺气海穴，讫，令人下侠脐揉胃之经，即刺三里穴，觉腹中鸣三五次即透矣。

治转脬小便不通

刺任脉关元一穴，在脐下三寸。小肠之募也，足太阴、少阴、厥阴之会。下纪者关元也。用长针针入八分，患人觉如淋沥三五次为度。次针足太阴经二阴交二穴，在足内踝上三寸骨下陷中，足太阴、少阴、厥阴之交会。针入三分。

凡小便不通勿便攻之，先针关元一穴，讫时，别使人揉少腹，刺三阴交二穴，即透矣。

治五噎，黄疸，醋心多唾，呕吐不止

刺任脉天突一穴，在结喉下一寸宛宛中，阴维、任脉之会。针入五分，留三呼，得气即泻。

次针足少阴经通关二穴，在中脘穴两旁同身寸之相去各五分。用长针针入八分，左捻针能进饮食，右捻针能和脾胃。许氏云：此穴一针四效。凡下针后良久，先脾磨食，觉针动为一效；次针破病根，腹中作声为二效；次觉流入膀胱，为三效；然后觉气流行入腰后肾堂间，为四效矣。

治忽然气滞腰疼不可俯仰

刺足太阳络神关二穴，在背俞部第十四椎下两旁相去各三寸。用毫针针入五分，得气即泻。即志室也。次针足厥阴经行间二穴。今附久虚人腰痛刺而复发者，腰重不能举体。刺足太阳经委中二穴，在腘中央约文中动脉。取经血而愈。

凡腰痛刺之不已者，刺八髎穴而愈。在腰尻分间乃上、下髎是也，穴具《铜人》。

治腰背俱疼不可忍

刺足少阳经风池二穴。次针手阳明经合谷二穴。次足太阳经昆仑二穴，在足外踝后跟骨上陷中。针入五分。凡痛勿便攻之，先以正痛处针之，穴名天应穴，针名决痛针。针讫，以手重按捻之，而随经刺穴即愈。谓痛捻之发散，荣卫流行，刺之速愈也。

治肾虚腰痛久不已

刺足少阳经肩井二穴。次针足太阳经肾俞二穴，在背俞部第十四椎下两旁相

去各一寸五分，与脐平。针入五分，留七呼，可灸，以年为壮。

治腰脊内引痛不得屈伸

近上痛者，刺手阳明经合谷二穴。近下痛者，刺足太阳经昆仑二穴。次刺足少阴经伏白二穴，在足内踝上二寸陷中，针入三分，留三呼，灸三壮。

治脊强反折

刺督脉哑门一穴，应时立愈。

治臂膊疼痛不可忍

刺足少阳经肩井穴。手阳明经肩髃穴。

次曲池穴，得气先泻后补之。灸亦大良，可灸三壮。

治腰胯疼痛不得转侧

刺足少阳经环跳二穴，在髀枢中，侧卧伸下足，屈上足取之。用长针针入一寸。次针丘墟二穴，在足外踝下如前陷中，去临泣穴三寸。针入五分，留三呼，灸三壮。

治胸胁痛不可忍

刺足厥阴经期门二穴，肝之募也，在不容旁一寸五分，直两乳第二肋端。足太阴、阴维之会。针入四分。

次针章门二穴，脾之募也，在大横外直脐季肋端。侧卧屈上足，伸下足，举臂取之，足少阳之会。针入六分，可灸七壮，至七七壮。次针足厥阴经行间二穴。足少阳经丘墟二穴。足少阴经涌泉二穴。

治胸中痰饮，蛊毒，霍乱，惊悸，腹胀暴痛，恍惚不止，吐逆不食

刺任脉巨阙一穴，心之募也，在臆前蔽骨下一寸五分，鸠尾下一寸。用毫针针入六分即止。此穴化气除涎大妙。

次针足阳明经三里二穴，应时立愈。

治五膈气喘息不止

刺任脉中脘一穴，一名太仓，胃之募也，经云腑会太仓。在上脘穴下一寸，兼脐上蔽骨下当中是也。手太阳、足阳明所生，任脉之会。上纪者，中脘也。用毫针针入八分。次针足厥阴经期门二穴。凡刺腹部诸腧穴，气虚人内息大七八口，下入丹田，闭气刺之。

治心闷不已

刺手少阳经支沟二穴。足阳明经三里二穴。

治热劳上气喘满，腰背强痛

刺足太阳经肺俞二穴，在背俞部第三椎下两旁，相去同身寸之各一寸五分。针入五分，留七呼，可灸百壮即止。次针手太阴经尺泽二穴。

治卒心痛不可忍

刺任脉上脘一穴，在蔽骨下三寸，足阳明、手太阳之会。针入八分，先补后泻之。其穴下针令患人觉针下气行如衮鸡子入腹为度。次针气海二穴。足少阴涌泉二穴。无积者，刺之如食顷而已；有积者，先饮利药，后刺之立愈。如不已，刺手厥阴包络经间使二穴，在掌后三寸两筋间陷中。次针手少阳三焦经支沟二穴。次针足阳明经三里二穴。如灸冷心痛，燔针针任脉巨阙穴。如五脏气相干心痛者，刺之无不愈，有小肠气、痃癖、膀胱气、胁痛等疾，皆痛至心，宜审谛，不可执一而刺之。

治腹暴胀按之不下

刺任脉中脘、气海二穴，次针足阳明经三里二穴。

治男子元脏发动，脐下痛不可忍

刺任脉气海一穴。次针足太阴经三阴交二穴立愈。

治男子脏气虚惫，真气不足，一切气疾久不瘥，不思饮食，全无气力

燔针针任脉气海一穴。针入五分，可灸百壮。次以毫针针足阳明经三里二穴。

治脾胃虚弱，心腹胀满，不思饮食，肠鸣腹痛，食不化

刺足阳明经三里二穴。次针足太阴经三阴交二穴。凡刺腹痛诸腧穴，须针三里穴下气，良。

治水痢不止，食不化

刺足阴明经天枢二穴，大肠之募也，在夹脐两旁各二寸。针入五分，留十呼，可灸百壮。

治脱肛

刺督脉百会一穴，在顶中央旋毛中可容豆。针入二分，可灸七壮，至七七壮即止。

治腹有逆气上攻，心腹胀满上抢心，痛不得息，气冲腰痛不得俯仰

灸足阳明经气冲二穴，在脐下七寸，两旁相去各二寸，鼠鼷上一寸动脉应手宛宛中。可灸七壮，炷如大麦，禁针。

次针三里二穴而愈。

治痃癖，小肠、膀胱、肾余疝气等疾

刺任脉气海一穴。

次针五区二穴，在气海两旁相去各三寸三分，一并三穴。燔针刺五分，可灸百壮即止。次以毫针刺足阳明经三里二穴，足太阴经三阴交二穴。

治小腹疼痛不可忍者

刺任脉关元一穴。

次针足阳明经三里二穴。

治尸厥

刺任脉玉泉一穴，在脐下四寸。针入三分。次针足太阴经隐白二穴，在足大指端内侧去爪甲角如韭叶。针入三分。更兼两胁下熨之。

治鬼击

刺足阳明三里二穴、手少阳经支沟二穴，立愈。不愈复刺。《灵枢经》云：刺之气不至，无问其数，刺之气至，去之勿复针。

治中恶

刺督脉水沟一穴。任脉中脘、气海二穴。凡刺胸腹者，必以布缴乃单布上刺。

治男子卒疝少腹痛不可忍

刺足厥阴经大敦二穴，在足大指外侧端，去爪甲角如韭叶及三毛中。针入三分，留六呼，可灸七壮。次针足阳明经阴市二穴，在膝上三寸伏兔下，若拜而取之。针入三分，可灸五壮。兼刺阴跷经照海二穴，在足内踝下。针入三分，可灸七壮。四穴左取右，右取左，刺之立已。

治风痫，热病，心风惊悸，霍乱吐痢，伏梁气状如覆杯

刺任脉上脘一穴。次针足阳明经三里二穴。

治口疮，舌下肿难言，舌纵涎出及舌根急缩

刺任脉廉泉一穴，一名舌本。在颔下结喉上，阴维、任脉之会。可灸三壮，针入三分，得气即泻。

次针足少阴经涌泉二穴。

治伤寒在表，发热恶寒，头项痛，腰脊强，无汗，尺寸脉俱浮

宜利手阳明经合谷二穴，依前法刺之，候徧体汗出即出针。此穴解表发汗大妙。

治伤寒结胸者

别使人以手于心蔽骨下，正痛处左伴揉之，以毫针刺左伴手少阳经支沟二穴，在腕后三寸两骨之间，坐而侧臂取之。针入二分。次至手厥阴经间使穴即止，名曰双关刺。次针右伴足厥阴经行间穴，在足大指间动脉应手陷中，卧而取之。针入六分。此支沟、行间穴下针至分数，内捻针令病人五吸，次外捻针三呼，又次内捻针五吸，讫，长呼一口气出针，即左伴一壁结胸立效。右伴依上刺之，慢慢呼吸，停腾用针，获时而愈，无有不效。

治伤寒饮水过多，腹胀气喘，心下痛不可忍

刺任脉中脘、气海二穴立愈。如少腹上有气冲者，兼刺足阳明经天枢、气冲、三里等穴。次针足太阴经三阴交穴。如无此证，只刺前穴而已。

治男子妇人血结胸，面赤，大燥口干，消渴，胸中疼痛不可忍者

刺足厥阴经期门二穴。次针任脉关元一穴。若妊娠不得，刺关元穴，刺之胎

死不出，子母俱亡，切须慎之。

治伤寒过经不解

刺足厥阴经期门二穴，使经不传。凡治伤寒，辨其足三阴三阳经，审而刺之。仲景伤寒传足经，不传手经，此之谓也。

治伤寒手足逆冷

刺足太阴经大都二穴，在足大指内侧本节后陷中。针入三分。

次针足阳明经内庭二穴。次针足少阴经太溪二穴，在内踝后跟骨上动脉陷中。针入三分。次针足厥阴经行间二穴。

治伤寒交汗不出

刺足少阳经风池二穴、侠溪二穴，在足小指次指岐骨间本节前陷中。针入三分。次手太阴经鱼际二穴，在手大指本节后内侧散脉中。针入二分，留三呼。次经渠二穴，在手寸口陷中。针入二分。次足阳明经内庭二穴，应时汗出。

治伤寒胸中热不已

泻足太阳经大杼二穴，在项后第一椎下两旁相去各一寸五分陷中。针入五分。次风门二穴，第二椎下两旁相去各一寸五分。针入五分，留七呼。次手太阴经中府二穴，在乳上三肋间，动脉应手。针入三分。次足阳明经缺盆二穴，在肩下横骨陷中。针入三分。

治伤寒胃中热不已

泻任脉中脘一穴，足阳明经三里二穴。次上廉二穴，在三里下三寸，举足取之。针入三分。次下廉二穴，在上廉下三寸，当举足取之。针入八分。气冲二穴，一名气街。

治伤寒四肢热不已

泻手太阴经云门二穴，在结喉下四寸，两旁相去各六寸，巨骨下，针入三分，不宜深刺，可灸五壮。

次针手阳明经肩髃二穴，在肩端两骨间陷者宛宛中，举臂取之，针入二分。次太阳经委中二穴。次督脉腰俞一穴。督脉气之所发也，在二十一椎节下间宛宛中，以挺腹地舒身，两手相重支额，纵四体，然后乃取得其穴，针入五分，留七呼，可灸七七壮。

治产生理不顺，或横或逆，胎死腹中，胞衣不下

刺足厥阴经太冲二穴，在足大指本节后二寸，或一寸半陷中。针入八分补百息。次补手阳明经合谷二穴。次泻足太阴经三阴交二穴，立时分解，决验如神。

治产妇血运不省人事

针手少阳经支沟二穴，足阳明经三里二穴，足太阴经三阴交二穴。

治妇人经血过多不止并崩中者

毫针刺足太阴经三阴交二穴。次针足厥阴经行间二穴。次足少阳经通里二穴，在足小指间上二寸骨罅间，针入二分，各灸二七壮。凡灸，虚则炷火自灭，实则灸火吹灭。

治产子上逼心

病人正坐，用人抱头抱腰微偃，以毫针刺任脉巨阙一穴，举手下针，刺至即止，令人立苏不闷。次针补手阳明经合谷二穴，泻足太阴经三阴交二穴，应针而落。如子手掬心，生下手心内有针痕；如子顶母心，向前人中有针痕，向后枕骨上有针痕，是验。

治女子漏下不止

刺足太阴经三阴交二穴，足厥阴经太冲二穴并止。

治妇人经脉不通

刺手阳明经曲池二穴，手少阳经支沟二穴，足阳明经三里二穴，足太阴经三阴交二穴。如经脉壅塞不通者，泻之立通；如经脉虚耗不行者，补之经脉益盛即通行矣。

治妇人随胎后手足逆冷

刺少阳经肩井二穴立愈。

治蝎螫不可忍者

详其经络部分逆顺，蠁气毫针刺之。

其针咒过，咒曰，天灵即荣，愿保长生，太玄之一，守其真形，脏腑神君，各保安宁，神针欲下，万毒潜形。急急如律令摄。凡针咒之，其病速愈。默念一遍吹一口气于针上刺之。

治急食不通并伤寒水结

刺手阳明经三间二穴，下针至合谷穴，三补三泻。候腹中通出针。次取足太阳经承山二穴，在兑腨肠下分肉之间陷中。针入七分泻之。

治闪著腰疼，错出气腰疼及本脏气虚

以圆利针刺任脉气海一穴。肥人针入一寸，瘦人针入五分，三补三泻，令人觉脐上或脐下满腹生痛停针，候二十五息，左手重按其穴，右手进针三息。又停针二十五息，依前进针，令人觉从外肾热气上入小腹满肚出针，神妙。

治头风面肿，项强不得回顾

刺手少阳经天牖二穴，在颈筋缺盆上天容后，天柱前，完骨下，发际上。针入五分，留七呼，不宜补，亦不宜灸。若灸之，面肿眼合，取足太阳经譩譆二穴，在背俞部第三行肩髃内廉，侠第六椎下两旁相去各三寸，正坐取之，足太阳脉之所发也。针入六分，留三呼，泻五吸。后针天牖、风池，其病即瘥。若不先针譩

譆，即难瘳其疾也。此者久病流注之法，今举此为例，学者宜须审详。

治小肠气

以毫针刺足厥阴经行间二穴，足阳明经三里二穴。

治脉微细不见，或时无脉者

以圆利针刺足少阴经复溜二穴，在内踝上二寸陷中，针至骨顺针往下刺之，候回阳脉生大，乃出针。

卷第四　云岐子七表八里九道脉诀论并治法

目　录

七表脉变例论

七表脉者，是客邪来伤主，乃阴乘阳也。其证若身热恶寒，是外阳而内阴见也。七表脉，但热而不恶寒者，是内外皆阳也。

如七表证，自汗恶风，却得八里脉者，当用麻黄桂枝各半汤。

如八里证，自汗恶风，得七表脉，亦用桂枝麻黄各半汤。

如有汗不恶风者，黄芪白术黄芩汤。

如无汗不恶寒风者，葱豉汤。

脉如浮滑而长，为三阳，禁，不可发汗。经曰：阳盛阴虚，汗出而死也。仲景曰：脉浮当汗。三阳当汗者，谓阳中有阴。夫表者，是阳分也，脉浮，亦阳分也，浮脉客阴也，故当发汗。且阳中有阴者，阳乃荣卫之分，客阴自外而入居之，故宜耗出而发去之。经曰：在上者，因而越之。此说非谓阳中有迹形之阴，是阳中客邪之阴，居其表也。夫三阳之表，是三阳标也。无形经络受客阴，乃表之表也，为阳中阳分也，宜发去客阴之邪。故前说阳中有阴当汗。若是三阳之里，是三阳本也。主有形受邪，膀胱与胃是也。既受在有形之处，唯宜利小便、下大便则愈。此乃阳中之阴也。此说言主，前说言客。若不穷主客、邪正之理，必伤人命。三阴当下者，三阴者，脏也。外有所主，内无所受。所主者皮毛、血脉、肌肉、筋骨也。无所受者，无所受盛也。在三阴经络中，有邪者，是为无形，乃阴中之阳，可汗而已。是经络无形，受客邪，当发汗去之。为三阴标之病也。三阴本者，脏也。盛则终归于胃，是有形病也，当自各经络中，药入胃，下去之，此乃三阴当下也。是为阴中之阴，可下而愈，此为主之阴，非是客邪之阴也。夫客主共论，阴中有阳。当下去之者，阴中者，主也。有阳者，客邪也。言阴经中受阳邪，染于有形物中，不得出者，可下。略说八里，乃阳乘阴也，其证身凉，四肢厥，恶热，是外阴而内阳也。但寒不热不渴者，是内外皆阴也。仲景云：厥深热亦深，厥微热亦微。口伤烂赤，因发汗得之。夫七表八里、发汗吐下，治伤寒必当仔细论之。七表八里，互相交变，乃坏证。来理脉中，一说，六脉交变浮滑长，为三阳，乃阳中有阴；沉涩短为三阴，乃阴中有阳。当审察表里，分其内外，以辨虚实。治从标本，万举万当。夫标本者，太阳有标本之化，少阴亦然。太阳标热而本寒，从此生七表；少阴标寒而本热，从此生八里。太阴标本皆阴，少阳标本皆阳，惟阳明与厥阴不从标本，从乎中也。此举六气之标本也。叔和所载者，是七表、八里、九道脉，计二十四道脉之标本也。有皆从标、从本、从乎中。假令太阳、少阴各有标本之化，太阳脉浮，少阴脉沉，此乃浮沉交。《内经》曰：若从标本论之，是为长短交。长以发汗，短以下；长曰阳明，短曰太阴；长者阳明，当解表、利小便；短者太阴，当下。土郁则夺之，下令无壅碍故。长脉发之，短脉下之者，是滑与涩交。滑居寸而热，涩居尺而寒；滑居尺而热，涩居寸而寒。涩脉居尺寸，皆损气血；滑居尺寸，皆助阴阳。《内经》曰：脉滑曰生，脉涩曰死。此是三阴三阳，变化表里，略举数端，随脉条下，尽穷其理。有不尽者，于各部脉说内详之。

七表脉

一浮，二芤，三滑，四实，五弦，六紧，七洪。云岐子云：左手三部寸、关、尺受之[①]，非谓主位之脉，皆客邪之脉也。

一浮

浮者，阳也，指下寻之不足，举之有余。再再寻之，状如太过，曰浮。主咳嗽气促，冷汗自出，背膊劳强，夜卧不安。按之不足，举之有余，阴不足，阳太过。寒则伤形，热则伤气，故肺伤咳嗽气促，宜**小柴胡汤**。

柴胡　黄芩　五味子　制半夏各半两　白芍药　人参　桑白皮各二钱半

上㕮咀，每服一两，水二盏，生姜七片，煎至七分，去滓温服，食后。

按之不足举之余，再再寻之指下浮。脏中积冷荣中热，欲得生精要补虚。

脏中积冷，按之不足；荣中有热，举之有余。阳有余，阴不足也。治之宜**地骨皮散**。

人参　地骨皮　柴胡　黄芪　生地黄各一两半　白茯苓半两　知母一两　石膏二两

上㕮咀，每服一两，水二盏，生姜七片，煎至七分，去滓，细细温服。连夜顿服，生精补虚，地黄丸。

寸浮中风头热痛。

主脉浮，客脉又浮，客主同宫，主太阳中风。头痛有汗，脉浮缓，桂枝汤。无汗脉浮紧，麻黄汤。风在上焦，如太阳头痛汗出，转阳明头痛，白虎汤；少阳头痛，小柴胡汤；太阳头痛，羌活汤。

关浮腹胀胃虚空。

主脉弦，客脉浮，风寒热相合，致胃中虚空。何谓胃虚，夫浮脉者，风邪也；弦者，肝脉也。以木能克土，致胃中虚空，理中丸主之。风在中焦，子能令母实而变为寒也。东垣去干姜，加厚朴、陈皮，是为**调中汤**。

---

① 受之：底本无"之"字，据后文"八里脉"补。

制厚朴　陈皮去白　制半夏各一两　白术一两半　人参五钱　甘草炙，三钱

上㕮咀，每服一两，水二盏，生姜七片，煎至七分，去滓温服，食前。

尺部见之风入肺，大便干涩故难通。

脉沉，反见浮脉，为风火所乘，肺气虚而不能生水。浮脉行于水中，知水反不胜火。浮主诸风之脉，尺部见之，是阴虚阳盛之意也。风入肺者，何也？是金水之虚。水既衰弱，金无所恃，是木火之实，火助木而生风。肾气虚故风入肺，肺燥使津液内竭，故大肠干涩而燥。《内经》曰：侮所胜已，乘所胜也。火侮其水而胜其金，薄其子而囚其母，治之以**七圣丸**。风在下焦。

槟榔　木香　羌活　川芎　桂各半两　大黄　郁李仁各一两

上为细末，蜜丸桐子大，每服三十丸，渐加之，微利为度。生姜汤下。

二芤

芤者，阳也，指下寻之，两头即有，中间全无，曰芤。主淋沥，气入小肠。芤主失血，弦浮无力，手足太阳皆血多气少，故主病淋沥，气入小肠。脱血病者，皆从太阳。在寸则吐血，在下泻血，在中者缓之。

芤脉在上，**加减栀子汤**。

栀子四个，碎　香豉半两

先以水二盏，煮栀子仁至七分，入豉煮三五沸，去滓温服，得吐止。

芤脉在中，宜**泻黄散**。

藿香叶　山栀子仁　甘草各半两　防风三两　石膏一两

上㕮咀，水二盏，煎一两，细细服，无时。

芤脉在下，宜**猪苓汤**。

猪苓　滑石　泽泻　阿胶炒，各等分

上㕮咀，水二盏，先用前味煎至一盏，去滓，后入阿胶化开，食前温服。

指下寻之中且虚，邪风透入小肠居。患时淋沥兼疼痛，大作汤丸必自除。

云岐云：芤主血，凝而不流。凡人之十二经络以应沟渠，是荣卫血气不散，不能盈满经络，故见芤脉，主淋沥，小便脓及血，当大作汤丸也。四物汤、地黄丸补之，桃仁承气汤泻之。一云大柴胡汤，如秘，加大黄。

寸芤积血在胸中。

主脉浮，客脉芤。浮芤相合，血积胸中，热之甚也。治之以**犀角地黄汤**。血在上焦。

生地黄二两　黄芩一两半　黄连一两　大黄半两

上㕮咀，水一盏，秤一两，煎至一盏，去滓，食后服之。

关内逢芤肠里痈。

主脉弦，客脉芤，弦芤相合，积血于肠中，是肺先受邪，传入大肠，当用桃仁承气汤。血在中焦。又云：芤脉在中，或吐血生痈，治抵当丸或地黄丸。

抵当丸

大黄　水蛭炒制，各半两　虻虫三钱

上为细末，炼蜜丸桐子大，每服二十丸，食后温水下，利为度。未利，加数服之。

尺部见之虚在肾，小便遗沥血凝脓。

主脉沉，客脉芤。沉芤相合，积血在下。抵当丸、抵当汤主之。血在下焦，或以**加减桃仁承气汤**。

桃仁半两　大黄一两　甘草二钱半　桂三钱

上㕮咀，每服一两，水二盏，生姜七片，煎至一半，去滓，入芒硝三钱化开，食后服，以利为度，未利再服。

又云：上焦有血，先便后血，下焦有血，先血后便，中焦有血，便血齐作。

三滑

滑者，阳也，指下寻之，三关如珠动，按之即伏，不进不退，曰滑。主四肢困弊，脚手酸疼，小便赤涩。

仲景曰：卫气前通，小便赤涩，腰中生气，热中膀胱。又云：小便赤涩，大便难，是为实热，**加减大柴胡汤**主之。

赤芍药　柴胡各一两　枳实　大黄　黄芩各半两　甘草三钱

上㕮咀，每服一两，水二盏，生姜七片，煎至一盏，去滓温服，以利为度，未利再服。

滑脉如珠动曰阳，腰中生气透前肠。胫酸只为生寒热，大泻中焦必得康。

云岐云：夫小便赤涩，腰中生气，是命门所生。其脉流利，数而疾，宜大承气汤主之。

热多寒少，故宜泻以辛寒。

厚朴制，一两　枳实麸炒　大黄各半两　芒硝三钱

上㕮咀，每用水一碗，生姜十片，先煎厚朴、枳实至一盏半，再入大黄，煎至一盏。去滓，入芒硝化开。午食后。未利，次日晚，食后服之。

滑脉居寸多呕逆。

主脉浮，客脉滑，浮滑相合，而为呕逆，生姜半夏汤主之。有往来寒热者，小柴胡汤主之。寒在上焦，缓者，**半夏汤**。

制半夏一两　茯苓二两

上㕮咀，每服一两，水一盏，生姜七片，煎至一半，去滓，食后。不呕吐者，止。不止者再服。

关滑胃寒不下食。

主脉弦，客脉滑。弦滑相合，引寒入胃，致不能食，春、夏平胃散，秋、冬理中丸主之。如有表者，小柴胡加桂汤、半夏汤主之。寒在中焦，**小柴胡加桂汤**。

柴胡　黄芩　赤芍药各一两　人参半两　甘草炙，三钱　桂四钱

上㕮咀，每服一两，水二盏，生姜七片煎，去滓温服。

尺部见之脐似冰，饮水下焦声沥沥。

主脉沉，客脉滑，沉滑相合，寒结膀胱，**附子四逆汤**。寒在下焦。

炮附子　炮姜各半两　白术一两　甘草三钱　桂七钱

每服一两，㕮咀，水二盏，煎至一盏，去滓温服，食前。

四实

实者，阳也，指下寻之不绝，举之有余，曰实。主伏阳在内，脾虚不食，四体劳倦。

实脉寻之举有余，伏阳蒸内致脾虚。食少只缘生胃壅，温和汤药乃痊除。

洁古云：脾脉本缓，反得客脉实。缓实相合，主胃中有热，故脾气温反实，故不食也。食少气不宣通，故为胃壅，上出脓血是也。一云：气寒则不宣通，温即流行。伏阳者，藏热于胃，脾热而食少。胃中虚热，多生痈肿，治之以**藿香半夏散**。

藿香叶　制半夏各一两　丁香半两

上为粗末，每服三钱，水一盏半，生姜七片，煎去滓，稍热服，食前。

云岐曰：脾受热而反虚，故不能食。温和汤药乃平胃散是也。

实脉关前胸热甚。

主脉浮，客脉实。浮实相合，阳气有余，胸中热甚，实在上焦，宜**凉膈散**主之。

山栀子仁一两　连翘　黄芩各二两　大黄半两　薄荷一两半

上为粗末，每服一两，水二盏，同竹叶七片，煎至一盏，去滓，入蜜少许，食后服。

当关切痛中焦愆。

主脉弦，客脉实。弦实相合，热在胸中，可用调胃承气汤。实在中焦。

尺部如绳应指来，腹胀小便应不禁。

主脉沉，客脉实，沉实相合，沉胜实，则是水胜火也，乃主胜客，干姜附子汤主之。实胜沉，则是火燥去水，乃客胜主也，大承气汤主之。此二证俱小便不禁，实在下焦。一云：**术附汤**主之，亦主胜客也。

白术—两　　附子炮，半两　　甘草炙，三钱

上咬咀，每服半两，水一大盏半，煎至一盏，去滓温服，食前。

五弦

弦者，阳也，指下寻之不足，举之有余，状若筝弦，时时带数，曰弦。主劳风，乏力，盗汗，多生手足酸疼，皮毛枯槁。弦脉，五脏俱伤，盖木克土故也。

弦脉为阳状若弦，四肢更被气相煎。三度解劳方始退，常须固济下丹田。

脉如筝弦紧而急，主四肢相煎，木旺土衰。四肢者，辰戌丑未四末也，土位也。固济丹田者，八味丸是也。又云：木多损土，久伤肌肉，渐似成劳。《左传》曰：风淫末疾，固济丹田，为脾言之。

寸部脉紧一条弦，胸中急痛状绳牵。

主脉浮，客脉弦。浮弦相合，胸中急痛，属少阳，以小柴胡汤和之。弦在上焦。

关中有弦寒在胃。

主客脉俱弦，知木气有余，致寒气大实于胃中，附子理中丸主之。弦在中焦。

下焦停水满丹田。

主脉沉，客脉弦。沉弦相合，风寒气有余，下焦停水，术附汤主之。弦在下焦。

六紧

紧者，阳也，指下寻之，三关通度，按之有余，举指甚数，状若洪弦，曰紧。

主风气，伏阳上冲，化为狂病。

此太阳、少阳相合，主伏阳上冲，变为狂病。**宜黄连泻心汤。**

黄连　生地黄　知母各半两　黄芩二两　甘草半两

上㕮咀，每服一两，水一盏半，煎服。

紧脉三关数又弦，上来风是正根元。忽然狂语人惊怕，不遇良医不得瘥。

洁古云：此是三阳合病。紧、数，太阳也，弦多，少阳也，狂言，阳明也。故实则谵语。

云岐曰：其脉紧洪而实，阳气有余之象。主热即生风，发作狂语，可用**小承气汤**主之。

生地黄　黄芩　山栀子仁各一两　大黄半两

上㕮咀，水煎一两，以利为度。

紧脉关前头里痛。

主脉浮，客脉紧。浮紧相合，诸头痛皆属三阳。

太阳头痛，羌活汤主之，必愈。入腑，大承气汤下之。

少阳头痛在经，小柴胡汤主之，入腑，小承气汤下之。

阳明头痛在经，白虎汤主之，入腑，调胃承气汤下之。

其脉弦而头痛者，内外也，大柴胡汤主之。紧在上焦。

到关切痛无能动。

主脉弦，客脉紧，弦紧相合，太阴受邪，脾中切痛，治之以**芍药汤**。

赤芍药二两　甘草半两　桂三钱

上㕮咀，水煎一两，加生姜七片，服。

如实痛，加大黄或大承气汤，当拣而用之，紧在中焦。

隐指寥寥入尺来，缴结绕脐长手捧。

主脉沉，客脉紧，沉紧相合，绕脐痛者，太阴，与桂枝芍药汤。不已，是寒湿在脾肾也，术附汤主之。紧在下焦。

桂枝芍药汤

桂一两　芍药　炙甘草各半两

上㕮咀，每服一两，入生姜、枣煎服。

七洪

洪者，阳也，指下寻之极大，举之有余，曰洪。主头痛，四肢浮热，大肠不通，燥粪结涩，口干，遍身疼痛。

洁古云：此乃是正阳阳明，身热，目痛鼻干，不得卧，则知病在阳明经也。洪脉者，按之实，举之盛。洪者，阳太过，阴不及，主头痛，四肢热，大便难，小便赤涩，夜卧不安，治法阳证，下之则愈。如下之，随证虚实，有大承气汤，有小承气汤，有大柴胡汤、桃仁汤，随证用之。此证有两议，或按之无，举之盛，当解表，不可下，下之则死。脉沉当下，下之则愈。

脉浮为在表，脉沉为在里。

洪脉根元本是阳，遇其季夏自然昌。若逢秋季其冬季，发汗通肠始得凉。

云岐曰：其脉举按皆盛，本为相火之象，发汗从表，通肠从里。从表宜麻黄汤，从里宜大承气汤。

麻黄汤

麻黄　芍药各一两　葛根一两三钱　豉一百粒　葱白三茎

上㕮咀，每服一两，水二盏，生姜七片，煎服，无时。以得汗而解，未汗再服。

仲景谓身体疼痛，立夏得洪大脉，知其病瘥也。通肠七宣丸、七圣丸、大柴胡、大承气，可选而用之。

洪脉关前热在胸。

主脉浮，客脉洪，浮洪相合，热结于胸中，凉膈散加减用之。或**连翘汤**。

连翘二两　柴胡　当归　生地黄　赤芍药各半两　黄芩一两　大黄三钱

上㕮咀，一两水煎服之。洪在上焦。

到关翻胃几千里。

主脉弦，客脉洪，弦洪相合，胃热，不停食而吐，以酸苦药除之，或和之以**调中汤**。

大黄比众药减半　葛根　黄芩　芍药　桔梗　茯苓　藁本　白术　甘草炙，各等分

上㕮咀，水煎一两服之，不拘时候，日二三服。洪在中焦。

如秋冬寒在胃中不可用，春夏可用，胃中有余热也。又云：热在胸者，凉药不可速也。胃化火冲出其食，诸逆冲上，皆属于热，食不得入。

更向尺中还若是，小便赤涩脚酸疼。

洁古云：洪在尺中，阴不及阳也。至从下上，先损肾肝。故小便赤涩，骨痿筋缓。

云岐曰：主脉沉，客脉洪。沉洪相合，小便赤涩，闭塞不通，宜**泽泻散**主之。

泽泻　赤茯苓　泽泻各半两　桑白皮　山栀子仁各一两

上㕮咀，水煎一两服之。得小便利为度。不除者，肾气下，痛，可用大柴胡加大黄下之。洪在下焦。

凡此七表，虽名阳脉，有用热药者何？答曰：阳中有阴故也。通上下中二十一道脉证用药法者，七表之病，在于上下，调之上下，在中者和之于中。辨其脉证，知其主客，用仲景之药，无不效也。七表脉，春夏得之为顺，秋冬得之为逆。

海藏云：

浮中风寒㐖失血，滑吐实下应须别。弦为拘急紧为痛，洪大从来偏主热。

八里脉交变例论

夫八里脉者，乃右手三部寸关尺受邪者也。阳乘阴也，是微、沉、缓、涩、迟、伏、濡、弱八里脉也。有里之表，乃三阴经络总称，标之名也。有里之里者，乃三阴之本，脾、肾、肝总称之名也。且三阴标者，为阴中之阳。本者，为阴中之阴也。盛则归于胃土，乃邪染有形，故里之表是阴中之阳，当渍形以为汗，宜发之，主宜缓。里之里，是阴中之阴分也，当急下之。客宜急，是知诸中客邪当急。诸主自病当缓。前说七表，乃春夏具三阳之说。八里乃秋冬具三阴，当推移所在，主客相合，脉证依缓急治之。

假令恶寒者，里之表也。当与麻黄附子细辛汤缓发之，是渍形以为汗也。如有不恶风寒，而反欲去衣，身凉，面目赤，四肢逆，数日不大便，小便赤涩，引饮，身静重如山，谵语昏冒，脉沉细而疾数者，是足少阴经反受火邪也。是里之里病，乃阴中之阴，阳邪也。此客邪，当急下去之，以大承气汤除之。

今将七表脉有下者，八里脉有汗者，七表脉有汗者，八里脉有下者，此四者，为古今之则，于七表脉、八里脉论内交互说之。更有脉与证相杂之法

仲景桂枝脉得麻黄证，或麻黄脉得桂枝证，递用麻黄桂枝各半汤。

如桂枝证二停，麻黄证一停，当用桂枝二麻黄一汤法。

或麻黄证二停，桂枝脉一停，当用麻黄二桂枝一汤法。

或麻黄脉、桂枝证，取脉为主，脉便为二停，证为一停，用麻黄二桂枝一汤治之。

或桂枝脉、麻黄证，亦脉为二停，证作一停，用桂枝二麻黄一汤治之。

大抵圣人谓脉者，司人之命，故以脉为主，多从脉而少从证也。举此脉证交互二法，是不合全从于脉，亦不合不从于证。如合证，当两取之。如证交变法中，只合从脉、不从证。然亦不拘，亦当临时消息，传受逆从，元证来理，所投去处及天之时令。且七表有下者，为内外皆阳，缓下；八里有汗者，为内外皆阴，

缓汗。七表有汗者，为外阳而内阴，急汗；八里有下者，为内阳而外阴，急下。故《素问》说标本之化，立四因之法，为此一说也。

八里脉

一微，二沉，三缓，四涩，五迟，六伏，七濡，八弱。云岐子曰：八里脉者，乃右手三部寸关尺受之。此八里脉乃客邪之脉，非主位之脉。夫三部主脉，寸涩、关缓、尺数是也，此皆主随客变也。

一微

微者，阴也，指下寻之，往来极微，再再寻之，若有若无，曰微。主败血不止，面色无光。微脉法象秋冬，在阴为惨。阴太过、阳不及，是血不能守，水胜火也。血不止者，治之以**香芎汤**。

香附子一两半　白芍药　当归各一两　芎半两

上为粗末，水煎一两，食前服。

指下寻之有若无，漩之败血小肠虚。崩中日久为白带，漏下多时骨木枯。

此肾气有余，命门不足，当补命门。命门者，男子藏精，女子系胞。崩中白带者，命门败也。经水崩中，谓之骨木枯。治妇人，伏龙肝散主之。是为血不能守，水胜火也。血去精亡，筋骨皆损，阴成形。养血补虚，宜**当归芍药汤**。

当归　白芍药　熟地黄各一两　干姜半两

上㕮咀，水煎一两，食前服。

微脉关前气上侵。

阳虚内气上冲，冷则生气，主脉涩，客脉微，涩微相合，逆气上侵。可用膈气散主之。微在上焦。又云：肺气上冲，当以**补肺散**主之，又治劳嗽。

阿胶一两半　甘草三钱　黍粘子①二钱半　马兜铃②半两，炒　杏仁去皮尖，七个

上为粗末，水煎半两，食后温服。加糯米煎更妙。又匀气散，治不足。

当关郁结气排心。

主脉缓，客脉微。缓微相合，太阴虚痞，匀气散主之，补肺散亦可。微在中焦。

---

① 黍粘子：鼠粘子之异写，即牛蒡子。

② 马兜铃：底本作"马兜苓"。

尺部见之脐下积，身寒饮水即呻吟。

主脉数，客脉微。数微相合，阴盛阳虚，治之以二气丹。微在下焦。又云：脉微，饮水呻吟者，阳虚也，治之以八味丸。呻吟者，困重形于外也。

二沉

沉者，阴也，指下寻之似有，举之全无，缓度三关，状如烂绵，曰沉。主气胀两胁，手足时冷。

虚气冲心，闷而不痛，乃曰虚痞，建胃理中汤、建中汤是也。手足冷，治之以八物汤。

当归　白术　人参　干姜各一两　附子炮去皮　白芍药　桂各半两　丁香三钱[①]

上㕮咀，水煎一两，不拘时候。

按之似有举还无，气满三焦脏腑虚。冷气不调三部壅，通肠健胃始能除。

沉者，阴也，壅者，虚结也，言通肠者，温也，《局方》温白丸主之。健胃者，以理中汤主之。

寸脉沉兮胸有痰。

主脉涩，客脉沉，涩沉相合，留滞胸中，变为痰实，治以化痰玉壶丸中加雄黄，或半夏丸。

半夏一两，汤洗　雄黄三钱，另研

上为末，生姜汁糊丸如桐子大，每服三十丸至五十丸，生姜汤下。沉在上焦。

当关气短痛难堪。

主脉缓，客脉沉，缓沉相合，胃中有寒即痛，可以九痛丸或橘皮半夏汤。

陈皮去白，三两　半夏制　枳壳炒，去穰。各一两　白术　茯苓　桂各半两

上㕮咀，每服一两，生姜七片，水煎，食前。沉在中焦。

若在尺中腰脚重，小便稠数色如泔。

主脉数，客脉沉，数沉相合，客胜主也。寒气有余，命门、三焦败而虚，故小便如泔。八味丸中加桂、附治之。一法：用黄芪丸主之。沉在下焦。

三缓

缓者，阴也，指下寻之，往来迟缓，小于迟，曰缓。主四肢烦闷，气促不安。

---

① 丁香三钱：原无剂量，据《洁古注叔和脉诀》补。

证在太阳，风伤卫，当服桂枝汤。一云：主四肢烦满，气促不安，**枳术汤**主之。

白术一两　枳实麸炒　甘草各半两

上㕮咀，入生姜七片，水煎半两，食后温服。

来往寻之状若迟，肾间生气耳鸣时。邪风积气来冲背，脑后三针痛即移。

太阳中风，脉缓，颈项强急，不得转侧，可针风池、风府、浮白穴，则痛移也。可用桂枝汤主之。若缓大者属脾。

缓脉关前搐项筋。

主脉涩，客脉缓。涩缓相合，风邪伤卫，项筋紧急，可用桂枝汤。不已，葛根汤主之，**或羌活汤**。缓在上焦。

羌活　升麻　黄芩　葛根　石膏各一两　麻黄去节，汤浸，去黄汁，焙　防风
藁本　蔓荆子　细辛各半两

上㕮咀，每服一两，入生姜七片，水煎温服，无时。

当关气结腹难伸。

主脉、客脉俱缓，脾湿太胜，胃中太虚，**七气汤**主之。

半夏制，一两　人参　官桂　甘草炙，各半两

上㕮咀，每服一两，生姜七片，煎服，无时。不已，**复煎散**。

苍术四两，去皮，泔浸。水一碗，煎取二大盏，去滓，入白术、桂、芍药、茯苓各二钱，再煎，取一盏服。不已，再服。或建中汤主之。腹难伸者，局方温白丸主之。缓在中焦。

尺上若逢癥冷结，夜间常梦鬼随人。

主脉数，客脉缓。数缓相合，反为寒病，宜**桂枝汤加干姜汤**治之。

桂枝一两　白芍药　干姜各半两　炙甘草四钱

上㕮咀，加生姜、枣煎。不已，用半硫丸。缓在下焦。梦鬼者，三焦虚气，神不守故。

白芍药一云白术[①]。

---

① 白芍药一云白术：《洁古注叔和脉诀》言："如不用白芍药，用白术亦得。"

四涩

涩者，阴也，指下寻之似有，举指全无，前虚后实，无复次第，曰涩。主通身疼痛，女子有孕胎痛，无孕败血为病。

涩脉如刀刮竹行，丈夫有此号伤精。妇人有孕胎中痛，无孕还须败血成。

涩主亡血，失精，妇人孕病，或带下赤白，或败血，《圣惠方》乌金散。治败血，《局方》四物汤、地黄丸。失精权道药。

龙骨丸主之。

龙骨　苦楝子[①]各二两

上为末，醋糊丸桐子大，空心温酒下三五十丸。又云：亡血失精，半产漏下，俱宜用酒煮当归丸。方出于二十五论。

涩脉关前胃气并。

涩脉，见处气血俱伤。金有余，损伤万物。主脉与客脉俱涩，是肺金有余，故并于上，治之以匀气散，或利膈丸、**桔梗汤**。涩在上焦。

桔梗一两　半夏制，半两　陈皮三两　厚朴一两　枳实麸炒，半两

上咬咀，每服半两，食后，水煎生姜服。

当关血散不能停。

主脉缓，客脉涩，缓涩相合，故曰血散，可用温经丸。如胃不和，调中丸。涩在中焦。

尺部如斯逢逆冷，体寒脐下作雷鸣。

主脉数，客脉涩。数涩相合，阳气内虚，阴气有余，故为逆冷。治之以荜澄茄散，或**五补丸**。选用之，涩在下焦。

人参　茯苓　地骨皮　熟地黄　牛膝去苗，酒浸，各一两

上蜜丸如桐子大，每服三十丸，温酒下，空心。稍增至五十丸，服至十日及半月，觉气壅，即服七宣丸。经数日，觉气散，即服五补丸。凡人所疾，皆因风不宣散，即成壅缓热风。若气不流行，即成痃癖冷气，转生诸疾。寻其本由，都为不闲将理，觉虚则补，觉壅则宣，常须五补七宣，必相兼服之。久服可去百病也。

---

① 苦楝子：原作"苦练子"。

五迟

迟者，阴也。指下寻之，重手乃得隐隐，曰迟。主肾虚不安。五迟本土也。当仿此一脉为时胜，故长夏胜冬，是土胜水衰。

迟脉人逢状且难，遇其季夏不能痊。

迟，阴也，季夏，阳也。此证为失时反候，阳盛阴虚，治之宜泻心肺、补肾肝。泻心者，导赤散。补肾者，地黄丸。

神功诊着知时候，道是脾来水必干。

季夏见迟脉，是土克水也，故不能痊。

寸口迟脉心上寒。

主脉涩，客脉迟，涩迟相合，土阴之胜，故为心上寒，治之以橘皮丸。不已，与**术附汤**。

白术　附子炮，去皮脐　干姜炮　桂各一两

上㕮咀，煎一两，食前服。迟在上焦。

当关腹痛饮浆难。

主脉缓，客脉迟，缓迟相合，腹中痛甚。**桂枝加附子汤**。

桂　附子炮，各一两　甘草三钱半

上㕮咀，煎服。或理中丸。脉回以消食丸。迟在中焦。

流入尺中腰脚重，厚衣重覆也嫌单。

主脉数，客脉迟，数迟相合。水能克火，阴气盛，可用**附子理中丸**。迟在下焦。

六伏

伏者，阴也，指下寻之似有，呼吸定息全无。再再寻之，不离三关，曰伏。主毒气闭塞三关。四肢沉重，手足自冷，主伏脉。伏行于筋下，气伏于内。

阴毒伏气切三焦，不动荣家气不调。不问春秋与冬夏，徐徐发汗始能消。

经曰[①]，渍形以为汗。麻黄附子细辛汤。或秋冬以升麻汤，春夏以麻黄汤，当缓与之。阴盛阳虚，汗之则愈。

积气胸中寸脉伏。

主脉涩，客脉伏，涩伏相合，主胸中积气。治之以沉香丸，或加减温白丸。伏在上焦，浊气在上，则生䐜胀。

当关肠癖常瞑目。

主脉缓，客脉伏，缓伏相合，主中焦气伏而不散。乃风湿之气，故肠癖瞑目。治以**五膈宽中散**。

白豆蔻一两　缩砂仁　青皮　陈皮去白　丁香各二两　厚朴制，八两　炙甘草木香各一两半　香附子炒，八两

上为极细末，每服三钱，白汤点服，无时。清上实下。如发之，用羌活汤。前药不已，然后用此。伏在中焦。

一云：血散则肠癖，不散则瞑目。

尺部见之食不消，坐卧非安还破腹。

主脉数，客脉伏，数伏相合。伏邪胜，寒之甚，而不能化食。故破腹，坐卧不安。治之以**生姜枣汤**。一名四白汤。

白术一两　黄芪　茯苓　白芍药各半两

上为粗末，每服半两，入生姜枣煎服。不已，养脾丸。伏在下焦。清气在下，则生飧泄，脏不藏矣。

七濡

濡者，阴也，指下寻之似有，再再还来，按之依前却去，曰濡。主少力，五心烦热，脑转耳鸣。下元极冷。

按之似有举之无，髓海丹田定已枯。四体骨蒸劳热甚，脏腑终传命必殂。

髓者，肾之主。四体骨蒸者，肾气衰绝。终传者，七传也。土来克水，必殂也。

濡脉关前人足汗。

---

① 经曰：此处"经"指《黄帝内经》。《素问·阴阳应象大论》曰："其有邪者，渍形以为汗，其在皮者，汗而发之，其悍者，按而收之，其实者，散而泻之。"

主脉涩，客脉濡，涩濡相合，肺气虚也。而卫不能固于荣，故多汗，桂枝汤主之。濡在上焦。

当关气少精神散。

主脉缓，客脉濡，缓濡相合，精神散失，乃气衰弱也。治之以定志丸，或四君子汤加茯神。濡在中焦，至此难治也。

尺部绵绵即恶寒，骨与肉疏都不管。

主脉数，客脉濡，数濡相合，主骨痿，不能起于床。五损至骨俱尽，故不治。

八弱

弱者，阴也，指下寻之，如烂绵相似。轻手乃得，重手稍无，快快①不前，曰弱。主气居表，生产后客风面肿。气弱多伤也。

三关快快不能前，只为风邪与气连。少年得此须忧重，老弱逢之病却痊。

脉若烂绵者，阳气弱也。以应秋毛之脉，气弱多伤。快快者，轻手乃得，不前者，重手稍无是也。少年得此须忧重者，乃春夏也。此时当洪大而有力，今反无力而不前，故忧其重也。是春夏为逆，秋冬为顺。老弱逢之病却痊。老弱者，秋冬也。秋冬脉当浮毛，故为顺。

关前弱脉阳道虚。

主脉涩，客脉弱，涩弱相合，阳气虚也。治之以五补丸，为久补。四逆汤急治之。

关中有此气多疏。

主脉缓，客脉弱，缓弱相合，胃气内虚。故气多疏，散治之。以益黄散、平胃散选用之。弱在中焦。

若在尺中阴气绝，酸疼引变上皮肤。

主脉数，客脉弱，数弱相合，主下部损，肾气内绝。既阴绝阳盛，疼引于皮肤，是三焦无阴镇抚，离其原也。气已损于肺，无法可治也。

以上，七表是春夏具三阳，八里是秋冬具三阴。故曰：得神者昌，失神者亡。

---

① 快快：底本作"快快"，《洁古老人注王叔和脉诀》同作"快快"，据下文脉诀及《脉诀刊误》《纂图方论脉诀集成》改。

使令气血各守其乡也。

海藏云[1]：

迟寒缓结微为痞，涩因血涩沉气滞。伏为聚物濡气虚，弱脉筋痿需审记。

论九道脉法

一长乾，大肠　二短坤，脾　三虚离，心　四促坎，肾　五结兑，肺　六代中，土　七牢震，肝　八动艮，小肠　九细巽，胆

一长

长者，阳也。指下寻之，三关如持竿之状。举之有余曰长，过于本位亦曰长。主浑身壮热。夜卧不安。

洁古云：长法乾，此阳明脉。故尺寸俱长，身热目疼，鼻干，不得卧。当汗，阳化气也。

长脉迢迢度三关，指下时来又却还。阳毒在脏三焦热，徐徐发汗始能安。

云岐曰：阳毒在脏，何由言发汗？非在五脏之本，阳毒之气在五脏之标。何为五脏之本？肝心脾肺肾是也。何为五脏之标？皮毛血脉肌肉筋骨，是在此脏也。本以其在五脏之标，故徐徐发汗者，为在标之深远也，急则邪不能出，发之以升麻汤，发在阳明标。一法加羌活、麻黄。中，治法**地骨皮散**，治浑身壮热。

地骨皮　茯苓各半两　柴胡　黄芩　生地黄　知母各一两　石膏二两

如自汗已，多加知母。哎咀，入生姜煎。徐徐发者，汗之缓也。

二短

短者，阴也，指下寻之，不及本位，曰短。主四肢恶寒，腹中生气，宿食不消。短法坤，腹中有宿食，当下之。短主阴成形，阴不化谷也。

短脉阴中有伏阳。气壅三焦不得昌。脏中宿食生寒气，大泻通肠必得康。

宿食生寒气，何由通肠？谓阴中伏阳故也。使三焦之气宣行于上下，故用巴豆动药也。外药随证应见使之，此在长短脉交论内细说之。病久温白丸，新病备急丹。

三虚

虚者，阴也。指下寻之不足，举之亦然，曰虚。主少力多惊，心中恍惚，小

---

[1]　海藏云：此段《洁古老人注王叔和脉诀》中无。

儿惊风，虚怯离。虚脉者，离火也，中虚之象。心主血也，血虚则脉息，难成惊风，治以泻青丸。

恍惚心中多悸惊，三关定息脉难成。血成脏腑生烦热，补益三焦便得宁。

恍惚者，阳主动之貌，脉难成往来之象。烦热者，血虚也。欲令气血实，故补益三焦命门，以助心神之气也。是以男子藏精，妇人系胞。宜以**加减小柴胡汤**主之。

柴胡去苗　黄芩各一两　地骨皮　人参　知母　半夏制　茯苓各半两　炙甘草三钱　白芍药八钱

上㕮咀，每服一两，生姜水煎。久疾虚烦不得眠，酸枣仁汤治之。

四促

促者，阳也。指下寻之极数，并居寸口，曰促。渐加即死，渐退即生。促脉象坎，主中盛满之象。遇坎而退，则是脉八九至，并寸口。渐渐退则活，退则阴生，逆之促而散也。一云：促者热数，并居寸口，阳太过、阴不及也。

促脉前来已出关，常居寸口血成癥。忽然渐退人生也，若要痊除命在天。

升多而不降，前曲后居，如操带钩，曰死。渐退者，以阳得阴则解。加散之者，独阳脱阴，知命在天也。

五结

结者，阴也。指下寻之，或来或往，聚而却还，曰结。主四肢气闷，连痛时来。

结脉象兑，金动而有止，曰结。应腹中之右傍，故曰结聚也。血流而不行，气流而不散。脾主四肢，结而不通，故闷痛。

积气生于脾脏傍，大肠疼痛阵难当。渐宜稍泻三焦火，莫谩多方立纪纲。

主气是三焦之气，旺于脾脏傍，脾受温而反热，传至大肠，故发疼痛。乃大肠金受三焦火邪，故入大肠。药泻三焦，火邪则愈。禁暴用寒药急攻，当缓缓下之。

六代

代者，阴也，指下寻之，动而复起，再再不能自还，曰代。主形容羸瘦，口不能言。不因病而羸瘦，脉有止，曰代。代，真死脉也。若暴损气血，以至元气不续而止，可治。以**人参黄芪汤**。

人参　白茯苓　熟地黄　甘草炙　地骨皮各半两　黄芪　白芍药　桔梗　天门冬　半夏制　当归各一两　陈皮去白，二两

上㕮咀，入生姜十片，水煎一两，去滓，食前服。滋养血气，调和荣卫，和顺三焦，通行血脉。若伤寒代者，炙甘草汤。

代脉时时动若浮，再而复起似还无。三元正气随风去，魂魄冥冥何所拘。

浮甚，阳太过。沉甚，阴太过。浮甚，八至九至死在外。沉甚，一至二至死在内。代脉居中土之象，生三元正气。代者，似有似无曰代。风邪害于脾。故云：正气随风去。

七牢

牢者，阴也，指下寻之即无，按之却有，曰牢。主骨间疼痛，气居于表。牢脉象震，其脉不来不往，曰牢。其性紧而急，前后水火相乘之象。水能克火，得相胜则死。

脉入皮肤辨息难，时时气促在胸前。只缘水火相形克，欲要痊除更问天。

牢者木也，前后有水火相乘之象。以牢为阴，助水积火，故云命在天。又云：水火并于胸，寒热发于表，此为牢脉也。

八动

动者，阴也。指下寻之似有，举之还无，再再寻之，不离其处，不往不来，曰动。主四体虚劳，崩中血痢。动脉象艮，山也，不来不往，曰动。山止之貌，动而不移也。崩中血痢，治之以赤石脂禹余粮汤。赤石脂丸主之。

动脉根源气主阴，三关指下碍沉沉。血山一倒经年月，志士名医只可寻。

以卫为叶，荣为根，血去则根亡，根亡则叶凋。此脉寸有尺无，绝无根。此"尺脉第三同断病"也，宜内补丹，出《元戎》方。一云：动主血败不止，面色无光，治之宜养血气，**八物汤**。

当归　白芍药　熟地黄　白术各一两　人参　干姜炮　茯苓　桂各半两

上㕮咀，每服一两，生姜七片，水煎食前。

九细

细者，阴也，指下寻之，细细似线，来往极微，曰细。主胫酸髓冷，乏力折精。肾无所养，阴不荣于上，阳不荣于下，阴阳不相守，乏力无精。治法春夏地黄丸，秋冬八味丸主之。

乏力无精胻里酸，形容憔悴鬓毛干。如逢冬季经霜月，不疗其疾必自痊。

细脉象巽，风也，为木。风生发阳气，内不润于皮毛，致毛发干。至秋则失时，秋气平，故不疗自愈。此诸阳发于春夏，诸阴发于秋冬，吉也。普济茴香丸主之。

上气浮肿，本在表，宜解肌汤。

葛根　黄芩各一两　麻黄去节，半两　赤芍药四钱

上咬咀一两，生姜七片，水二盏，煎至一盏，去滓热服，食前。

若汗出浮肿，是邪从汗出。浮者阳也，当发散而解之。若不愈，诸消肿药治之。肩息频者，喘者，脉浮而滑，亦在于表，宜麻黄汤发表也。

海藏云①：

雀啄连来三五啄，屋漏终日一点落。弹石硬来寻即散，搭指散时真解索。鱼翔似有亦似无，虾游静中跳一跃。寄语医家仔细看，六证一见休下药。

---

① 海藏云：此段《洁古老人注王叔和脉诀》中无。

卷第五　洁古老人珍珠囊

目　录

药象气味主治法度 [1]

防风甘

纯阳，太阳经本药。身去上风，稍去下风。与干姜、藜芦、白蔹、芫花相反。

川芎辛

纯阳，少阳本药。治头痛、颈痛。

细辛辛

纯阳。主少阴苦头痛。

白芷辛

纯阳，阳明经本药。去远，治正阳阳明头痛。

黄芩苦

阴中微阳。酒炒，上颈，主上部积血。东垣曰：泄肺火而解肌热，肺苦气，急食苦以泄之。

甘草生甘平，炙甘温

纯阳。补血养胃。稍去肾经之痛。与远志、大戟、芫花、甘遂、海藻相反。

当归

阳中微阴。头破血，身行血，尾止血。治上酒浸，治外酒洗，糖色，大辛，可能溃坚。与蒲黄、海藻相反。

连翘苦平

阴中微阳。诸客热非此不能除，又治手足少阳疮瘘痈肿。

黄连苦

纯阴。泻心火、心下痞。酒炒、酒浸，上颈以上。与芫花、菊花、僵蚕、款花相反。

苍术甘辛

阳中微阴。诸肿湿非此不能除。足阳明太阴，能建胃安脾。

羌活甘苦

纯阳。太阳经头痛，去诸骨节疼痛，非此不能除，亦能温胆，太阳风药也。

白术苦甘温

阳中微阴。脾苦湿，急食苦以燥之。又利腰脐间血。与苍术同用，海藏云：苍白有止、发之异。

生地黄甘寒

阴中微阳。凉血，补不足血。治颈以上酒浸。恶贝母。芫荑相反。

---

① 药象气味主治法度：底本原无题目，据内容增补。

白芍药甘酸

阴中之阳。曰补赤散。泻肝，补脾胃。酒浸行经，止中部腹痛。与石斛、硝石相反。

人参甘苦

阳中微阴。养血，补胃气，泻心火。喘嗽勿用之，短气用之。与藜芦相反。

柴胡苦

阴中之阳。去往来寒热，胆痹非柴胡、梢子不能除。与皂荚、藜芦相反。少阳、厥阴行经药也。

黄芪甘

纯阳。益胃气，去肌热，止自汗，诸痛用之。与鳖甲相反。

葛根甘

纯阳。止渴，升阳，解酒毒。阳明经之本药也。

泽泻咸

阴中微阳。渗泄，止渴，泄伏水。

升麻甘苦

阳中微阴。主脾胃，解肌肉间热，脾痹非升麻梢不能除。手足阳明伤风引用之的药也。

半夏苦辛

阴中之阳。除痰涎、胸中寒痰。治太阳痰厥头痛。与乌羊血、鳖甲、皂荚、雄黄相反。

桔梗辛苦

阳中之阴。疗咽喉痛，利肺气，治鼻塞，为舟楫之剂。与草龙胆相反。

蔓荆子苦辛

阴中之阳。凉诸经血，止头痛，主目睛内痛。与石膏相反。

枳壳苦酸

阴中微阳。破气，泄肺中不利之气。

枳实苦酸

纯阴。去胃中湿热，消心下疼痞。

厚朴苦

阴中之阳。去腹胀，厚肠胃。

栀子苦

纯阴。去心中懊恼烦躁。

橘皮苦辛

阴中之阳。利肺气，有甘则补，无则泻脾。《活人》治哕。

五味子酸

阴中微阳。治嗽，补真气。与葳蕤、乌头相反。

知母苦

阴中微阳。凉肾经本药，上颈、行经皆酒炒。

干姜辛

纯阳。经曰：寒淫所盛，以辛散之。见火后稍苦，故止而不走也。

麻黄苦甘

阴中之阳。泄卫中实，去荣中寒。发太阳少阴之汗，入手太阴。

藁本辛苦

阳中微阴，太阳经本药。治巅顶痛、脑齿痛。与青葙子相反。

地榆苦甘酸

阳中微阴。治下部有血。与麦门冬相反。

大黄苦

纯阴。热淫所盛，以苦泄之。酒浸入太阳经，酒洗入阳明经，其余经不用酒。其性走而不守。

独活甘苦

阴中之阳。头眩目运非此不能除，足少阴行经药。

吴茱萸辛

阳中微阴。温中下气。腹痛温胃。与丹参、硝石、五石英相反。

郁李仁苦辛

阴中之阳。破血润燥。

豉苦咸

纯阴。去心中懊恼、伤寒头痛、烦躁。

黄柏苦辛

阴中之阳。治肾水膀胱不足，诸痿厥，腰膝无力。

防尾辛苦

阳中之阴。泄湿气。与细辛相反。

川乌头辛

纯阳。去寒湿风痹、血痹，行经。与半夏、瓜蒌相反。与附子同。

瞿麦辛

阳中微阴。利小便为君。

黍粘子辛

纯阳。润肺，散气，主风毒肿，利咽膈。

白豆蔻辛

纯阳。散肺中滞气，主积冷气，止吐逆反胃，消谷进食。

麦门冬^甘

阳中微阴。治肺中伏火，生脉保神，强阴益精。与苦参相反。

茯苓^{甘淡}

纯阳。渗泄止渴，伐肾邪，小便多则能止之，涩则能利之。白入辛壬癸，赤入丙。与白蔹、地榆相反。

熟地黄^{甘苦}

阴中微阳。大补血虚不足，通血脉，益气力。忌萝卜。

阿胶^甘

纯阳。补肺，补虚，安胎，止痢。

苏木^{甘咸}

阳中之阴。破死血及血胀欲死。

猪苓^{甘苦}

阳中之阴。渗泄止渴，又治淋肿。

肉桂^{甘辛}

纯阳。太阳经本药。去卫中风邪。秋冬下部腹痛，非桂不能除。《汤液》发汗用桂枝，补肾用肉桂。忌生葱。

草龙胆^苦

纯阴。泻肝热，止眼睛疼，酒浸上行。

木香^辛

纯阳。和胃气，疗中下焦气结滞刺痛，须用槟榔为使。

石膏^{辛甘}

阴中之阳。止阳明头痛，止消渴、中暑、潮热。

甘遂^甘

纯阳。水结胸中非此不能除。与甘草相反。

天南星^苦

与半夏同。

金铃子^{酸苦}

阴中之阳。心暴痛非此不能除。

神曲^辛

纯阳。益胃气。

红蓝花^① ^苦

阴中微阳。入心养血，又治血运恶血不尽，绞痛。

---

① 红蓝花：红花。

地骨皮苦

纯阴。凉骨热，酒浸，解骨蒸非此不能除。

瓜蒌根苦

纯阴。心中枯渴非此不能除。与干姜、牛膝相反。

秦艽苦

阴中微阳。去阳明经风湿痹，仍治口疮毒。

通草甘

纯阳。泻肺，利小便，通阴窍涩。

牡丹皮苦辛

阴中微阳。凉骨蒸。又治肠胃积血、衄血、吐血。手厥阴、足少阴治无汗骨蒸也。地骨皮，手少阳、足少阴，治有汗骨蒸也。

琥珀甘

纯阳。利小便，清肺，又消瘀血，安魂魄。

姜黄辛

牡蛎咸

软痃积，又治带下，温疟，疮肿。为软坚收涩之剂。

梧桐泪咸

治瘰疬，非此不能除。

草豆蔻辛

纯阳。益脾胃，去寒，又治客寒心胃痛。

巴豆辛

纯阳。去胃中湿，破癥瘕结聚。斩关夺门之将，不可轻用。

茯神甘

纯阳。疗风眩。心虚非此不能除。

蜀葵花

阴中微阳。治带下，赤治赤，白治白。

槟榔辛

纯阳。破气滞，泄胸中至高之气。

苦参苦

纯阴。气沉去湿。与菟丝子相反。

藿香甘苦

纯阳微阴。补卫气，益胃气，进饮食，又治吐逆霍乱。

青皮苦辛咸

阴中之阳。主气滞，破积结，少阳经下药也。陈皮治高，青皮治低。

甘菊花苦

纯阳。养目血。

茵陈蒿苦甘

阴中微阳。治伤寒散黄。

丁香辛

纯阳。去胃中之实，又治肾气奔豚痛。

大枣甘

纯阳。温胃。

天门冬甘苦

阳中之阴。保肺气。治血热侵肺，上喘气促。

生姜辛

纯阳。益脾胃，散风寒。

郁金辛苦

阴中微阳。凉心。

京三棱苦甘

阴中之阳。破气，泻真气，主老癖癥瘕气结块，血脉不调。气虚者不用。

高良姜辛

纯阳。温通脾胃。

款冬花辛甘

纯阳。温脾，止嗽。

香附子甘苦

阳中之阴。快气。

黑附子辛

纯阳。治脾中大实，肾中寒甚，通行诸经。与防风相反。

白及苦甘

阳中之阴。止肺涩。白蔹同。

蜀膝辛

纯阳。破血。

射干苦甘

阳中之阴。去胃中痈疮。

威灵仙甘

纯阳。去风，去大肠之风，通十二经络。

马兜铃苦

阴中微阳。利小便，主肺热，安肺气，补肺。

灯草甘

纯阳。利小便。

胡芦巴苦

纯阴。治元气虚冷及肾虚冷。

白附子辛苦

纯阳。温中，血痹，行药势，主中风失音，乃行而不止者也。

槐花苦

纯阳。凉大肠之热。

槐实苦

同上。

沉香甘

纯阳。补肾，又能去恶气调中。东垣曰：能养诸气，上而至天，下而及泉，与药为使。

檀香甘苦

阳中微阴。主心腹霍乱中恶，引胃气上升。进食。

乳香甘

纯阴。定经之痛。

川楝子甘

纯阳。入心，主上下部腹痛。

竹叶苦

阴中微阳。凉心经。

山茱萸酸

阴中之阳。温肝，又能强阴益精。经云：滑则气脱，涩则可以收之，山茱萸之涩以收其滑。

蜀椒辛

纯阳。明目，又温中，止精泄。

朱砂苦

纯阴。凉心热非此不能除。

龙骨甘

纯阳。固大肠脱。

赤石脂甘酸

阳中之阴。固脱。白石脂同。

川芎辛

纯阳。散诸经之风。

茜根苦

阴中微阳。去诸死血。

艾叶苦

阴中之阳。温胃。

王不留行苦寒

阳中之阴。奶子导引[①]，利疮疡，主治痢。

疮疡主治心法[②]

苦寒以为君：黄芩去心、黄连去须、黄柏去皮、知母去须，生地黄但用酒洗过用之，以酒热为因也。

甘寒以为佐：黄芪、人参、甘草。

大辛以解结为臣结者散之：连翘、当归去芦、藁本。

通经以为使手之三阳，手走头而头走足；足之三阴，足走脏而腹走手。

太阳膀胱经：羌活、藁本。

足少阳胆经：柴胡。

足阳明胃经：升麻、葛根、白芷。

足太阴脾经：芍药白者补，赤破经。

足少阴肾经：独活、桂。

足厥阴肝经：柴胡。

手太阳小肠经：羌活、藁本。

手少阳三焦经：柴胡。

手阳明大肠经：白芷。

手太阴肺经：白芷、升麻。加葱白亦能走经。

手少阴心经：独活。

手厥阴心包络：柴胡。

辛温活血去恶血：当归梢、苏木、红花、牡丹皮。专治胃流血、凝血。

必先岁气，无伐天和。

春：防风、升麻。

夏：黄芩、知母、白芍药。

秋：泽泻、茯苓。

冬：桂、桂枝。

---

① 奶子导引：导通乳汁。

② 疮疡主治心法：底本原无题目，据内容增补。

补胃，实胃，进饮食：橘皮、人参、甘草。

内实内热者：黄连、黄柏、知母。

表虚表寒者：黄芪、人参、桂枝内发在外。

气虚气弱者：陈皮、黄芪、人参入脾。

气实气结者：青皮、厚朴、木香、沉香。

血虚者：生地黄、当归身。

血实，恶血积聚者：当归梢、苏木、红花。

散阴疮之结聚排脓者：肉桂。入心，引血化汗化脓。

出疮毒消疮肿：黍粘子用半生半熟，解表里。一名大力子、恶实子、牛蒡子。

疮出膈以上须用：防风上节、羌活、桔梗。此一味为舟楫，使诸药不能下沉。

疮出身中以下须用：酒水中半盏。

疮坚而不溃者：昆布、王瓜根、广茂、京三棱。

疮痛甚者：加用黄芩、黄连、黄柏、知母。

十二经中但有疮，皆血结气聚，必用连翘。

疮发而渴者：加葛根。

疮出而呕吐者：半夏、姜屑。

疮出而渴闷者：黄连。

疮出而饮水者：泽泻、茯苓。

疮出而大便不通者：煨大黄。

大便结燥而难得者：桃仁、麻子仁、郁里仁。

上焦有疮者：须用黄芩酒洗。

中焦有疮：须用黄连酒洗。

下焦有疮：须用黄柏、知母、防己俱酒洗。

先有燥热而病疮者：盖胃火受邪，当补肾水之不足。黄柏、知母。

因酒过多疮出者：当除膀胱留热。用泽泻、防尾。

泻肾火，补下焦元气：生甘草梢子。

补三焦元气，调和诸药，共力成功者：炙甘草。

马刀挟瘿须用：昆布、王瓜根、草龙胆。

马刀未破而坚者须用：广茂、京三棱。

地之湿气，湿寒伤之，外郁壅经络不行。外有大寒湿之邪，而内必生大热。当以辛温之药及行本经药，通其皮毛壅滞。内则苦寒之剂，泻其当气之不从，是其治也。

病在上为天，制度宜炒、酒洗；煎药宜武、宜清，服之宜缓饮。

病在下为地，煎药宜文、宜浓，服之宜急饮。

去咽嗌，近者奇之，远者偶之。汗不可奇，下不可偶。

补上治上以缓，缓者气味薄，能远其表。剂小服而频，食后，使气味能远，去表去上。故曰：治肺者九[①]，盖欲少而频者也。

肺：气，石膏辛。血，黄芩苦。

肾：气，知母。血，黄柏。

地骨皮，泻肾火，总治热在外。地为阴，骨为里，皮为表。

牡丹皮，治包火，无汗而骨蒸。四物内加上二味，治妇人骨蒸。

知母，泻肾火，有汗而骨蒸。

---

① 治肺者九："九"或为"久"，对应后文"少而频"。

卷第六　医学发明

目 录

膈咽不通并四时换气用药法

《黄帝针经》云：胃病者，腹䐜胀，胃脘当心而痛，上支两胁膈咽不通，食饮不下，取三里。夫咽者，咽物之门户也。膈者，上焦胸中，心肺之分野。不通者，升降之气，上不得交。又云：清气在下则生飧泄，泄黄如糜，米谷不化者是也。浊气在上则生䐜胀，腹中䐜满不得大便，或大便难，或先结后溏皆是也。浊气在上，当降而不降者，乃肾肝吸入之阴气，不得下而反在上也，胃气逆上，或为呕，或为吐，或为哕者，是阴火之邪上冲，而吸入之气不得入，故食不下也，此皆气冲之火，逆胃之脉反上而作者也，清气在下则生飧泄者，胃气未病之日，当上行心肺而经营也，因饮食失节，劳役形体，心火乘于土位，胃气弱而下陷于阴中，故米谷入而不得升，反降而为飧泄也。膈咽之间，交通之气，不得表里者。皆冲脉上行，逆气所作也。盖胃病者，上支两胁，膈咽不通，饮食不下，取三里者是也，《针经》云"清浊相干，乱于胸中，是为大悗"，悗者，惑也。气不交通，最为急证，不急去之，诸变生矣。圣人治此有要法，阳气不足，阴气有余，先补其阳，后泻其阴，是先令阳气升发在阳分，而后泻阴也，春夏之月，阳气在经，当益其经脉，去其血络。秋冬阳气降伏，当先治其脏腑。若有噎有塞，塞者，五脏之所生，阴也，血也。噎者，六腑之所生，阳也，气也。二者皆由阴中伏阳而作也，今立四气用药并治法于后。

冬三月，阴气在外，阳气内藏，当外助阳气，不得发汗，内消阴火，勿令泄泻，此闭藏周密之大要也。盛冬乃水旺之时，水旺则金旺，子能令母实。肺者肾之母，皮毛之阳。元本虚弱，更以冬月助其令。故病者善嚏，鼻流清涕，寒甚出浊涕，嚏不止，比常人大恶风寒，小便数而欠，或上饮下便，色清而多，大便不调，夜寒无寐，甚则为痰咳，为呕，为哕，为吐，为唾白沫，以至口开目瞪，气不交通，欲绝者。**吴茱萸丸**主之。

吴茱萸 草豆蔻仁各一钱二分 橘皮 益智仁 人参 黄芪 升麻各八分 泽泻 白僵蚕 姜黄 柴胡各四分 当归身 炙甘草各六分 木香二分 青皮三分 大麦蘖一钱五分 半夏一钱

上件为细末，汤浸，蒸饼为丸，如绿豆大。细嚼三十丸，白汤送下，无时。

夏三月，大暑。阳气在外，阴气在内，以此病而值此时，是天助正气，而挫其邪气，不治而自愈矣。然亦有当愈不愈者，盖阴气极盛，正气不能伸故耳。且如膈咽不通，咽中如梗，甚者前证俱作，治法当从时。利膈丸泄肺火，以黄芪补中汤送下。如两足痿厥，行步怔然，欹侧欲倒，臂臑如折，及作痛而无力，或气短气促而喘或不足以息，以黄芪、人参、甘草、白术、苍术、泽泻、猪苓、茯苓、橘皮等作汤，送下滋肾丸一百五十丸。六七月之间湿热之令大行，气短不能言者，加五味子、麦门冬。如心下痞膨闷，食不下，以上件白术苍术等汤，送下消痞丸五七十丸，更当审而用之。

利膈丸 主胸中不利，痰嗽喘促，脾胃壅滞。

木香七钱　槟榔七钱半　厚朴姜制，二两　人参　藿香叶　当归　炙甘草　枳实麸炒，各一两　大黄酒发，焙，秤二两

上为细末，滴水和丸，或少用蒸饼亦可。如桐子大，每服三五十丸，食后，诸饮下。

消痞丸 治一切心下痞闷及积，年久不愈者。

黄连去须拣净，炒，六钱　黄芩刮黄色，六钱　姜黄　白术各一两　人参四钱　炙甘草二钱　缩砂仁三钱　枳实麸炒黄色，五钱　橘皮四钱　干生姜二钱　半夏汤洗七次，四钱　曲炒黄色，二钱

一方加泽泻，厚朴各三钱　猪苓二钱半

上为极细末，汤浸蒸饼为丸，如梧桐子大，每服五七十丸至百丸，白汤送下，食后服。

黄芪补中汤

黄芪一钱　人参八分　炙甘草　白术　苍术　橘皮各五钱　泽泻　猪苓　茯苓各三分

上㕮咀，都作一服，水二盏煎至一盏，去滓，大温送下上件丸药。

本草十剂

宣可以去壅，姜橘之属是也，此大略言之。盖外感六淫之邪，欲传入里，三阴尚实而不受逆，邪气于胸中窒塞不通，而或哕或呕，所谓壅也。仲景云：呕多虽有阳明证，不可攻之，况干哕者乎三阴者脾也。故单用生姜，宣散必愈，若呕者有声而有物，邪在胃系，未深入胃中，以生姜橘皮治之。或以藿香丁香半夏，亦此之类投之，必愈。此天分气分虚无处，一无所受，今乃窒塞。仲景谓膈之上属上焦，悉属于表，或有形质之物因而越之则可，若气壅则不可越之者，吐也。亦无下之理，破气药也辛泻气。若阴虚秒气逆上，窒塞呕哕，不足之病，此地道不通也。止当用生地黄、当归、桃仁、红花之类，和血凉血润血，兼用甘药以补其气，微加大黄芒硝以通其闭，大便利，邪气去，则气逆呕哕自不见矣。复有胃中虚热，谷气久虚，发而为呕哕者，但得五谷之阴以和之五谷皆属阴，或食或饮，白汤皆止呕哕，则呕哕自止。且如小儿瘶后，余热不退，痂不收敛，大便不行，是谓血燥，则当以阴药治血，因而补之，用清凉饮子，通利大便，而泻其热也。洁古云：凉风至而草木实，夫清凉饮子，乃秋风彻热之剂。伤寒家，邪入于里，日晡潮热，大渴引饮，谵语燥狂，不大便，是谓胃实，乃可攻之。夫胃气为湿热所伤，以承

气汤泻其土实，元气乃得周流，承气之名，于此见矣。今哀世人，以苦泻火，故备陈之。除热泻火非甘寒不可，以苦寒泻火，非徒无益，而反害之，故谆谆及此。至如孙真人言，生姜呕家之圣药，谓上焦气壅，表实而言之，非以泻气而言之也。

若脾胃虚弱，谷气不行，荣卫下流，清气不上，胸中闭塞。惟益胃，推阳谷气而已，不宜泻也。若妄以泻气泻血药下之，下之则转增闭塞疼痛，或变作结胸，复下其膈，由此致危者多矣。《针经》^①说，呵欠哕唏，振寒噫嚏，軃^②涕泪出，太息，涎下，耳中鸣，自啮舌，颊唇视生，病者补之，此十二邪者，皆奇邪之走空窍者也。凡邪之所在，皆为不足，宜补而不宜泻。空窍者，胃之清气能通也。胃既虚，则谷气不上行，是气路不利。经云^③：廉泉玉英者，津液之道路也。津液不上，胸中气路不开，亦令人哕，勿作外实。以辛药生姜之类，泻其壅滞，盖肺气已虚，而反泻之，是重泻其气，必胸中如刀劙之痛，与正结胸无异，亦声闻于外。用药之际，可不慎哉。

通可以去滞。通草，防己之属是也。防己大苦寒，能泻血中大热之滞也，亦能泻大便。与大黄气味同者，皆可泻血滞，岂止防己而已。通草甘淡，能助西方秋气下降，利小便，专泻气滞也。小便气化，若热绝津液之源于肺，经源绝则寒水断流。故膀胱受湿热，津液癃闭，约缩，小便不通，宜以此治之。其脉右寸洪缓而数，左尺亦然。其证胸中烦热，口燥舌干，咽嗌亦干，大渴引饮，小便淋沥。或闭塞不通，胫腨脚热，此通草主之。凡与通草同者，茯苓、泽泻、灯草、猪苓、琥珀、瞿麦、车前子之类，皆可以渗泄，利其滞也。此虽泄气滞，小便不利，于肺中有所未尽也。予昔寓长安，有王善夫，病小便不通，渐成中满，腹大坚硬如石，壅塞之极，脚腿坚胀，破裂出黄水，双睛凸出，昼夜不得眠，饮食不下，痛苦不可名状，其亲戚辈求治。病人始病不渴，近添呕哕，所服治中满，利小便之药甚多，细思《素问》云：无阳者，阴无以生，无阴者，阳无以化，膀胱，津液之腑，气化乃能出矣。此病小便癃闭，是无阴，阳气不化者也。凡利小便之药，皆淡味渗泄为阳，止是气药，谓禀西方燥金之化，自天降。地是阳中之阴，非北方寒水，阴中之阴所化者也。此盖奉养太过，膏粱积热，损北方之阴，肾水不足。膀胱肾之室，久而干涸，小便不化，火又逆上而为呕哕，非膈上所生也，独为关，非膈病也。洁古曰：热在下焦，填塞不便，是治关格之法。今病者，内关外格之证悉具，死在旦夕。但治下焦乃可愈，遂处以禀北方之寒水所化，大苦寒气味者。

黄柏、知母各二两，酒洗之，以肉桂为之引，用所谓寒因热用者也。同为极

---

① 针经：此处指《针灸甲乙经》。

② 軃（duǒ）：意为下垂。

③ 经云：此处"经"指《灵枢经》，《灵枢·胀论》曰："廉泉、玉英者，津液之道也。"

细末，煎熟水为丸，如桐子大，焙干，空腹。令以沸汤下二百丸，少时来报，药之须臾，如刀刺前阴，火烧之痛，溺如瀑泉涌出，卧具尽湿，床下成流，顾盼之间，肿胀消散，故因记之。或曰：防己之性若何？曰：防己大苦寒，能泄血中之湿热，通血中之滞塞，补阴泻阳，助秋冬，泻春夏药也。比之于人，则险而健者也。险健之小人，幸灾乐祸，遇风尘之警，则首为乱阶然，而见善亦喜，逢恶亦怒，如善用之，亦可以敌凶暴之人，保险固之地，此瞑眩之药，圣人有所存而不废耳。大抵闻其真则可恶，下咽则令人身心为之烦乱，饮食为之减少，至于十二经有湿热壅塞不通，及治下疰脚气，除膀胱积热，而庇其基本，非此药不可，真行经之仙药，无可代之者。复有不可用者数事，若遇饮食劳倦，阴虚生内热，元气谷气已亏之病，以防己泄大便，则重亡其血，此不可用一也，如人大渴引饮，是热在上焦肺经气分，宜淡渗之。此不可用二也，若人久病津液不行，上焦虚渴，宜补以人参葛根之甘温，用苦寒之剂则速危，此不可用三也。若下焦有湿热，流入十二经，致二阴不通，然后可审而用之耳。

　　补可以去弱，人参、羊肉之属是也。夫人参之甘温，能补气之虚，羊肉之甘热，能补血之虚，羊肉有形之物也，能补有形肌肉之气，凡气味与人参羊肉同者，皆可以补之，故云属也。人参补气，羊肉补形，形气者，有无之象也。以大言之，具天地两仪者也，以小言之，则人之阴阳气血也。以之养生，则莫重于斯，以天地物类论之，则形者，坤土也。人之脾胃也，乃生长万物也，地欲静，静则万物安，坤元，一正之土，亘古不迁者也，耕种之土，乃五行运用者也，动之有时，春耕是也，若冬时动之，令天气闭藏者，泄地气凝聚者，散精气竭绝，万化不安，亦如人之劳役形体，则大病生焉。故曰：不妄作劳则明，当静之时，若劳役妄作，则百脉争张，血脉沸腾，精气竭绝，则九窍闭塞，卫气散解，夫以人参甘草之类，治其已病，曷若救其未病，为拔本塞源之计哉，《内经》云：志闲少欲，饮食有节，起居有常，减其思虑，省语养气，庶几于道，何病之有。如或不慎，病形已彰，若能调其脾胃，使荣气旺，清气上升，则四脏各得其所。以气论之，天地人三焦之气各异，损其脾者，益其气，损其脾胃，调其饮食，适其寒温。黄芪之甘温，能补皮毛之气，人参之甘温，能补肺之气，甘草之甘温，能补脾胃之中，经营之气。肺主诸气，气旺则精自生，形自盛，血气以平。故曰：阳生则阴长，此之谓也。血不自生，须得生阳气之药，血自旺矣，是阳主生也。若阴虚，单补血，血无由而生，无阳故也。仲景以人参为补血药，其以此欤，乃补气补血之大略也。

　　泄可以去闭，葶苈、大黄之属是也。此二味皆大苦寒，气味俱厚，不减大黄，又性过于诸药，以泄阳分，肺中之闭也，亦能泄大便，为体轻象阳故也。大黄之苦寒，能走而不守，泄血闭也，血闭者，谓胃中渣秽，有形之物闭塞者也。阳明病，胃家实是也，日晡潮热，大渴躁作，有形之热，故泄其大便，使通和汗出而愈矣。一则治血病，泄大便，一则泄气闭，利小便，若经络中及皮毛分肉间，但有疼痛，一概用牵牛、大黄下之，乖戾甚矣。通则不痛，痛作不通，痛随利减，当通其经络，则疼痛去矣。如轻可以去实，麻黄葛根之属是也。谓如头痛，当以细辛、川芎之类通之，则无所凝滞，即痛随利减也。臂痛有六道经络，究其痛在何经络之闭，以行本经，行其气血，气血通利则愈矣。若表上诸疼痛，便下之，则不可。当详细而辨之也。

　　轻可以去实，麻黄、葛根之属是也。夫六淫有余之邪，客于阳分，皮毛之间，腠理闭拒，谓之实也。实者，荣卫气血不行之谓也。宜以轻利开腠理，致津液通气也。皮毛经络寒邪之实去矣。故二药之体，轻清成象，象气之轻浮也。寒邪为实，轻可以去之，然大同而小异，盖麻黄微苦，为阴之阳，可入足太阳寒水之经，其经循背下行，本寒而又受外寒，汗出乃愈，当以发之。葛根味甘温，可以发足阳明燥火之经，身已前所受寒邪也。非正发汗之药，谓阳明禁发汗，利小便，但解去经络肌肉间寒邪，其气和汗自出矣。麻黄专发汗，去皮毛气分寒邪，葛根和解血分寒邪，乃一阴一阳，能泻表实，不能泻里实。若饮食劳倦杂病，自汗表虚之证，认作有余便用麻黄发之，汗大出则表益虚，此盖不知表虚宜补，其亡阳闭其自汗。秋冬用桂枝，春夏用黄芪代之。黄芪者，能治虚劳自汗，阳明标病者也。阳明胃，主自汗，小便数，若以人参甘草之类补之，脾胃实。脾胃实则卫气行，卫气行则表自实，表既实，自汗何由而出，清气上行，虽飧泄亦止矣，此治其本也。葛根虽为和解之药，亦不可用，用之则重虚其表。仲景所论内外不足，自汗之证，大禁发汗，利小便。若已经发汗，寒邪未去，虽发汗数多，不可禁也。寒邪已去，重发其汗，则脱人元气。若多汗，小便赤涩不得利，小便为汗夺津液故也，汗家不得重发汗，小便多不得发汗，汗多不得利小便，小便多不得重利小便。圣人所以切禁此者，为津液乃气血之基本也。一云亡阳，一云脱血。病人重发汗，重利小便，必脱元气，七神无依，则必危困矣。因辨麻黄、葛根之宜禁，故兼及之。

中风同从高坠下

　　夫从高坠下，恶血留于内，不分十二经络，圣人俱作风中肝经，留于胁下，以中风疗之。血者皆肝之所主，恶血必归于肝。不问何经之伤，必留于胁下，盖肝主血故也。痛甚则必有自汗，但人有汗出，皆为风证。诸痛皆属于肝木，既败血凝泣，从其属入于肝也。从高坠下，逆其上行之血气非肝而何？非伤风无汗，既自汗，必是化也。以破血行经之药治之。

　　伤元活血汤　治从高坠下，恶血留于胁下及疼痛不可忍。

　　柴胡五钱　瓜蒌根　当归各三钱　红花　甘草各二钱　大黄酒浸，一两　川山甲

炮，二钱　桃仁酒浸，去皮尖，研如泥，五十个

《黄帝针经》云：有所堕坠，恶血留内，若有所大怒，气上而不行，下于胁则伤肝，肝胆之经俱行于胁下，经属厥阴少阳，宜以柴胡为引用为君。以当归和血脉。又急者，痛也。甘草缓其急，亦能生新血甘生血，阳生阴长故也，为臣。川山甲、瓜蒌根、桃仁、红花破血润血为之佐，大黄酒制，以荡涤败血为之使。气味和合，气血各有所归，痛自去矣。

上件除桃仁外，剉如麻豆大，每服一两，水一盏半，酒半盏，同煮至七分，去滓，大温服之，食前，以利为度，得利痛或不尽，服乳香神应散。

乳香神应散　治从高坠下，疼痛不可忍，及腹中疼痛。

乳香　没药　雄黑豆　桑白皮　独科栗子各一两　破故纸二两，炒香

上为细末，每服五钱，醋一盏，于砂石器内煎至六分，入麝香少许，去渣温服。

当归导滞散　治落马坠车，打扑损伤，瘀血，大便不通，红肿青黯，红肿暗香，疼痛昏闷，畜血内壅欲死。

川大黄一两　川当归一分　麝香少许

上三味，除麝香另研外，为极细末，研匀。每服三钱，热酒一盏调下，食前。内瘀血去，或骨节伤折，疼痛不可忍，以定痛接骨紫金丹治之。

紫金丹

川乌头炮　草乌头炮，各一两　五灵脂　木鳖子去壳　骨碎补　威灵仙　金毛狗脊　自然铜醋焠七次　防风各半钱　地龙去土　乌药　青皮去白　陈皮去白　茴香各半钱　乳香　没药　红娘子　麝香各二钱半　黑牵牛半钱　禹余粮石醋炒，四两

上为细末，醋面糊为丸，如桐子大。每服十丸至二十丸，温酒送下。病在上，食后。病在下，食前。

圣灵丹　治打扑损伤及伤折，疼痛不可忍者。

乳香五钱　乌梅去核，五个　白米一捻　莴苣子一大盏，炒黄，取二两八钱

上为细末，炼蜜和丸，如弹子大，每服一丸，细嚼，热酒送下，吃了一服，时不痛，如痛再服。

卫气留于腹中，积蓄不行，脉弦急，及腹皮急，菀蕴不得常所，支胁胃中满，喘呼逆息者。

调中顺气丸　治三焦痞滞，水饮停积，胁下虚满，或时刺痛。

木香　白豆蔻仁　青皮去白　陈皮去白　京三棱炮，各一两　大腹子　半夏汤洗七次，各二两　缩砂仁　槟榔　沉香各半两

上为细末，水糊为丸，如桐子大。每服三十丸，渐加至五十丸，煎陈皮汤下。

沉香导气散　治一切气不升降，胁肋刺痛，胸膈闭塞。

沉香二钱半　人参半两　槟榔二钱半　乌药一两，剉　诃子肉半两　麦蘖一两，炒　白术一两　神曲一两，炒　香附子一两半，炒　紫苏叶一两　姜黄　红皮各四两　京三棱炮　广茂①炮　益智仁各二两　炙甘草四两　大腹皮剉炒，半两　厚朴姜制，一两

　　上为极细末，每服二钱，食前沸汤点服。

　　清气在下则生飧泄，浊气在上则生膜胀，此阴阳反作，病之逆从也。饮食失节则为胀，又湿热亦为胀，右关脉洪缓而沉弦，脉浮于上，是风湿热三脉合而为病也，是脾胃之令不行，阴火亢甚，乘于脾胃，故膈咽不通，致浊阴之气不得下降，而大便干燥不行，胃之湿，与客阴之火俱在其中，则胀作。使幽门通利，泄真阴火，润其燥血，生益新血，则大便不闭，吸门亦不受邪，浊阴得下归地也。经云②：中满者泄之于内，此法是也。

木香顺气汤　治浊气在上则生膜胀。

　　木香三分　厚朴姜制，四分　青皮去白　陈皮　益智仁　白茯苓去皮　泽泻　干生姜　半夏汤洗　吴茱萸汤洗，各二分　当归五分　升麻　柴胡各一分　草豆蔻面裹烧，去皮，三分　苍术泔浸，三分

　　上㕮咀，都作一服，水二大盏，煎至一盏，去滓大温服，食前。忌生冷硬物及怒。经云：留者行之，结者散之。以柴胡升麻苦平，行少阳阳明二经，发散清气，运行阳分为君。以生姜、半夏、草豆蔻仁、益智仁，辛甘大热，消散中寒为臣。厚朴、木香、苍术、青皮，苦辛大温，通顺滞。当归、人参、陈皮，辛甘温，调香荣卫，滋养中气。浊气不降，以苦泄之。吴茱萸苦热，泄之者也。气之薄者，阳中之阴，茯苓甘平，泽泻咸平，气薄，引导浊阴之气自天而下，故以为佐。气味相合，散之泄之，上之，下之，使清浊之气各安其位也。

　　范天骥夫人，先因劳役饮食失节，加之忧思气结，病心腹胀满，且食则不能暮食，两胁刺痛，证其脉弦而细，至夜浊阴之气当降而不降，膜胀尤甚，大抵阳主运化，饮食劳倦损伤脾胃，阳气不能运化精微，聚而不散，故为胀满。先灸中脘，乃胃之募穴，引胃中生发之气，上行阳道，又以前药助之，使浊阴之气自此而降矣。

沉香交泰丸　治浊气在上而扰清阳之气，郁而不伸以为膜胀。

　　沉香　白术　陈皮去白，各三钱　枳实麸炒，去穰　吴茱萸汤洗　白茯苓去皮　泽泻　当归洗　木香　青皮去白，各二钱　大黄酒浸，一两　厚朴姜制，五钱

　　上件各拣净，同为细末，汤浸蒸饼为丸，如桐子大，每服五十丸至七八十丸，温白汤下，食前，微利即止。

---

　　①　广茂：莪术。
　　②　经云：此处"经"指《黄帝内经》，《素问·阴阳应象大论》言："中满者，泻之于内。"

呕咳气喘

所谓呕咳上气喘者，阴气在下，阳气在上，诸阳气浮，无所依从，故呕咳上气喘也。

加减泻白散　治阴气在下，阳气在上，咳嗽，呕吐，喘促。

桑白皮一两　地骨皮七钱　甘草　陈皮　青皮去白　五味子　人参去芦，各五钱　白茯苓三钱

上件㕮咀，每服四钱，水一盏半，入粳米十粒，同煎至一盏，去滓，大温服，食后。

神秘汤　治病人不得卧，卧则喘者，水气逆上乘于肺，肺得水而浮，而使气不通流，其脉沉大，宜此治之。

橘皮洗　生姜　紫苏叶　人参　桑白皮剉，炒，各半两　木香　白茯苓去皮，各三钱

上㕮咀，以水三升，煎至一升，去滓，大温，分三服。

加减三奇汤　治咳嗽上气，痰涎喘促，胸膈不利。

桔梗去芦，半两　半夏汤洗，七钱　陈皮去白　甘草　青皮去白，各五钱　人参去芦，五钱　杏仁三钱，研　五味子四钱

加紫苏叶　桑白皮各五钱

上㕮咀，每服四钱，水二大盏，生姜三片，煎至一盏，去渣，大温服，食后。

饮食劳倦论

古之至人，穷于阴阳之化，究乎生死之际，所著《内经》，悉言人以胃气为本。人受水谷之气以生，所谓清气、营气、运气、卫气、春升之气，皆胃气之别称也。夫胃为水谷之海，饮食入胃，游溢精气，上输于脾，脾气散精，上归于肺，通调水道，下输膀胱，水精四布，五经并行，合于四经五脏阴阳，揆度以为常也。苟饮食失节，寒温不适，则脾胃乃伤，喜怒忧恐而损耗元气。既脾胃气衰，元气不足而心火独盛。心火者，阴火也，起于下焦，其系系于心。心不主令，相火代之。相火，下焦包络之火，元气之贼也。火与元气不两立，一胜则一负，脾胃气虚，则下流于肾肝，阴火得乘其土位，故脾胃之证始得之，则气高而喘，身热而烦，其脉洪大而头痛，或渴不止，其皮肤不任风寒而生寒热。盖阴火上冲，则气高喘而烦热，为头痛，为渴，而脉洪。脾胃之气下流，使谷气不得升浮，是春生之令不行，则无阳以护其荣卫，则不任风寒乃生寒热。此皆脾胃之气不足所致也。然而外感风寒所得之证颇同而实异，内伤脾胃乃伤其气，外感风寒乃伤其形。伤其外，为有余，有余者，泻之。伤其内，为不足，不足者，补之汗之、下之、吐之、

克之之类皆泻也。温之、和之、调之、养之之类皆补也。内伤不足之病，苟误认作外感有余之病，而反泻之，则虚其虚也。实实虚虚，损不足而补有余，如此死者，医杀之耳。然则奈何？曰：惟当以辛甘温之剂，补其中而升其阳，甘寒以泻其火则愈矣。劳者温之，损者温之，温能除大热。大忌苦寒之药泻其土耳，今立**补中益气汤**主之。

黄芪半钱，病甚劳役热甚者一钱　当归身二钱，酒焙干或日干，以和血脉　人参去芦三钱，有嗽去之　白术三分，以调中气　柴胡二分，引清气上升，行少阳之经　炙甘草半钱　升麻二分，引胃气上腾而复其本位，便是行春升之令　橘皮三分，以导滞气，又能益元气，得诸甘药可

一方加白芍药　黄柏　红花

上件㕮咀，都作一服，水二盏，煎至一盏，去渣，大温服，食远。

夫脾胃虚者，因饮食劳倦，心火亢甚，而乘其土位。其次肺气受邪，须用黄芪最多，甘草、人参次之。脾始一虚，肺气先绝，故用黄芪以益皮毛而闭腠理，不令自汗损其元气。上喘气短，人参以补之。心火乘脾，须炙甘草之甘，以泻火热而补脾胃中元气。若脾胃急痛，并大虚，腹皮急缩者。最宜多用，急者缓之。胃中清气在下，必加升麻、柴胡以引之，引黄芪、甘草上升，能补卫气之散解，以缓带脉之缩急。二味苦平味薄者，阴中之阳，而引清气上升也。黄芪、人参、甘草三味，皆甘温为主，凡脾胃虚，乃必用之药，气乱于胸，为清浊相干，用去白橘皮以理之，又能助阳气之升，以散滞气，助诸甘辛为用也。口干、嗌干者，加葛根。脾胃气虚不能升浮，为阴火伤其生发之气，荣血大亏，营气不营，阴火炽盛，是血中伏火日渐煎熬，血气日减。心包与心主血，血减则心无所养，致使心乱而烦，病名曰悗。悗者，心惑而烦闷不安也。故加辛温，甘温之剂生阳，阳生则阴长。或曰甘温何能生血？云：仲景之法，血虚以人参补之，阳旺则能生阴血，更加当归和之，又宜加黄柏以救肾水，能泻阴中之伏火。如烦犹不止，少加生地黄补肾水，水旺而心火自降。如气浮心乱，以**朱砂安神丸**镇固之则愈。

朱砂五钱，另研，水飞，阴干，秤　黄连去须，拣净，酒洗，秤，六钱　炙甘草五钱半　生地黄二钱半　当归去芦，二钱半

上件四味为细末，另研朱砂，水飞如尘，阴干为衣，汤浸蒸饼为丸，如黍米大，每服十五丸，津唾咽之，食后。热淫所胜，治以甘寒，以苦泻之。以黄连之苦寒，去心烦除湿热为君。以甘草、生地黄之甘寒，泻火补气滋生阴血为臣。以当归补其血不足，朱砂纳浮溜之火而安神明也。

四时用药加减法

长夏湿土，客邪大旺，加苍术、白术、泽泻，上下分消其湿热之气，湿热大

胜，主食不消，故食减不知谷味，则加曲以消之。加五味子、麦门冬助人参泻火，益肺气，助秋损也，在三伏中为圣药。

填塞咽喉，阳气不得出，病名曰塞，阴气不得降，病名曰噎。噎塞迎逆于咽喉胸膈之间，令诸经周身阳气不行，令人口开目瞪，气欲绝者，何也？清气在阴，浊气在阳，清浊相干，乱于胸中，是为大悗，夏月加青皮、陈皮、益智、黄柏泄阴火之上逆，或以消痞丸、滋肾丸，各七八十丸则愈，冬月加吴茱萸大热大辛苦之味，以泻阴寒之气则愈。食不消则加炒曲空心，约宿食消尽服之，待少时，以美膳压之，不令胸中停留也。食不下，乃胸中有寒，胃上有寒，或气寒涩滞，加青皮、陈皮、木香，此三味为定法。

冬月加益智仁、草豆蔻仁。夏月少加黄芩、黄连。秋更加槟榔、草豆蔻仁、缩砂仁、白豆蔻仁。如春初犹寒，更少加辛热之剂，以补春气之不足，为风药之佐，益智、草豆蔻可也。

冬月咳嗽者，加不去节麻黄半钱，如秋凉亦加。如春月天温，只加佛耳草、款冬花各三分。若痰嗽久病，肺中伏火者，去人参，防痰嗽增益耳。然调和阴阳血气之际，甘温为必用之药。

脉洪大兼见热证，少加黄芩、黄连、生地黄、甘草。

脉缓，显沉困，怠堕无力者，湿胜也。加苍术、泽泻、人参、白伏苓、五味子。

脉涩，气滞涩者，加当归身、木香、天门冬、青陈皮。觉寒者，加桂枝、黄芪不足病虽见热证，须加寒热药，不宜多，以从权。

头痛有痰，沉重懒倦者，乃太阴痰厥头痛，加半夏半钱，生姜三二分。若更烦乱，如腹中或周身有刺痛，皆血涩不足，加当归身。

胁下急或痛甚，俱加柴胡、甘草、人参。

腹中气上逆者，冲脉逆也。加黄柏三分，黄连二分以泻之。

多唾或唾白沫，胃口上停寒也，加益智仁。如少气不足以息，服正药二三服犹气短促，此膈上及皮表间有寒所遏，当引阳气上升则愈，多加羌活、独活、升麻、柴胡，藁本次之，黄芪倍之。扪之而肌热者，表证也，只服正药一二服，得微汗则已。

躁热，作蒸蒸而热者，肾间伏火上腾也。加黄柏、生地黄各三分。脚膝痿软，行步乏力，或痛，乃肾肝伏热，少加黄柏，空心服。如不愈，更加汉防己半钱则愈，使脚膝中气力涌出矣。

脉缓有痰而痞，加半夏、黄连。

脉弦四肢满闷，便难而心下痞，加黄连、柴胡、甘草。

大便秘燥，心下痞，加黄连、桃仁，少加大黄、当归身。

心下痞，夯闷者，加白芍药、黄连。

心下痞，腹胀，加五味子、白芍药、缩砂仁。如天寒，少加干姜或中桂。

心下痞，觉中寒，加附子、黄连。

心下痞，加黄连、生姜、橘皮，冬月加黄连、木香、藿香叶。

能食而心下痞，加黄连半钱，枳实三分。

胸中气滞，加去白青皮。

嗌痛颔肿，脉洪大面赤者，加黄芩、桔梗、甘草。

耳鸣目黄，颊颔肿，头、肩、臑、肘、臂外后廉痛，面赤，脉洪大者，以羌活、防风、甘草、藁本以通其经血，加黄芩、黄连消其肿，人参、黄芪益元气而泻火邪。如脉紧面白喜嚏，或面色恶者，皆寒也，亦羌活等四味中加之，当泻足太阳也，不用寒药。

小便遗失，肺金虚也，宜安卧养气，以黄芪、人参之类补之。不愈，是有热也，加黄柏、生地黄，切禁劳役。

卧而多惊，小便淋溲者，邪在少阳、厥阴，亦宜太阳经所加之药，更添柴胡半钱。如淋，加泽泻半钱，此下焦风寒合病也。肾肝之病，同一治为俱在下焦，非风药行经则不可，乃受客邪之湿热也，宜升举发散以除之。

头痛加蔓荆子半分，痛甚加川芎二分，顶痛、脑痛加藁本三分，若苦头痛加细辛二分，诸头痛并用此四味足矣。

脐下痛者，加熟地黄三分，不已者，大寒也，其寒从传变中来，加肉桂三分。遍阅《内经》，少腹痛皆寒，非伤寒厥阴之证也。仲景以抵当汤丸主之，乃血结下焦膀胱。

身有疼痛及身重者，湿也，以五苓散主之。如风湿相搏，一身尽痛，加羌活、防风各半钱，升麻、柴胡各半钱，藁本、苍术各一钱，所以然者，为风药也能胜湿，故另作一服与之。肩背痛汗出小便数而欠者，风热乘脾，脾气郁长也，当泻风热则愈，以**人参益肺散**主之。

柴胡　升麻　黄芪各一钱　羌活　防风　人参　甘草各半钱　藁本三分　陈皮半钱　青皮　黄芩　白豆蔻仁各二分

上㕮咀，都作一服，水二盏，煎至一盏，去滓温服，食后。如面色白，脱色气短者不可服。

肩背痛不可回顾者，此手太阳气郁而不行，以风药散之。脊痛、项强，腰似折、项似拔者，此足太阳经不通行，以**通气防风汤**主之。

羌活　独活各一钱　藁本　防风　甘草各半钱　川芎　蔓荆子各三钱

上㕮咀，都作一服，水二盏，煎至一盏，去滓温服，空心。如身重腰沉沉然，经中有寒湿也，更加酒洗汉防己半钱，轻者附子，重者川乌头。

腹中痛不恶寒，加黄芩、芍药。

腹中痛恶寒而脉弦者，小建中汤。如脉沉细者，理中汤之类主之。

腹痛在寒凉时，加半夏、益智、草豆蔻之类。

胃脘当心而痛，气欲绝者，胃虚之极也。俗言心痛①，以**草豆蔻丸**主之。

草豆蔻一钱四分，面裹烧熟，去皮脐，秤　吴茱萸汤洗去苦，焙，秤　益智仁　橘皮　白僵蚕　黄芪　人参各八分　生甘草　炙甘草　当归身　青皮各六分　神曲末　姜黄各四分　桃仁去皮尖，汤浸，七个　泽泻一钱，小便数减半　半夏汤洗七次，一钱　大麦蘖炒黄，钱半　柴胡四分，详胁下痛多少用之

上一十八味，除桃仁另研如泥外，为极细末同研匀，汤浸蒸饼为丸，如桐子大，每服三十丸，热白汤送下，食远。旋斟酌多少用之。

夫脾胃之证，始则热中，终则寒中。阴盛生内寒，厥气上逆，寒气积于胸中，是肾水反来侮土，此谓所胜者妄行也。作中满腹胀，作涎，作清涕，或多溺，足下痛不能任身履地，骨乏无力，喜睡，两丸多冷，时作阴阴而痛，或妄见鬼状，梦亡人，腰、背、胛、眼、腰、脊皆痛，而不渴不泻，不渴不泻则温气去寒独留，寒独留则血凝泣，血凝泣则脉不通，故其脉盛大以涩，曰寒中，当以**白术附子汤**主之。

白术　附子炮，去皮脐　苍术　陈皮　厚朴姜制　半夏汤洗七次　茯苓　泽泻各二两　猪苓去皮半两　肉桂四钱

上件剉如麻豆大，每服五钱，水三盏，生姜三片，同煎至一盏，去滓，食前温服。量病人虚实加减多少。

滑脉生癞疝

丁香楝实丸②　治男子七疝，痛不可忍，妇人瘕聚带下，皆任脉所主阴经也。乃肾肝受病，治法同归于一。

当归去芦，剉碎　附子炮制去皮脐，剉　川楝子剉碎　茴香炒

上四味，各一两剉碎，以好酒三升同煮，酒尽为度，焙干作细末，每秤药末一两，再入下项药。

丁香　木香各二钱　全蝎一十三个　玄胡一两

上四味同为细末，入在前项当归等药末内，拌和酒糊为丸，如桐子大。每服三十丸至一百丸，温酒送下，空心食前。凡疝气带下，皆属于风，全蝎治风之圣

---

① 痛：原缺，据《医学发明》补入。

② 丁香楝实丸：原作"丁香练实丸"。

药，茴香、川楝子皆入小肠经，当归、玄胡和血止痛，疝气、带下皆积寒邪入小肠之间，故以附子佐之，丁香、木香为引导也。

天台乌药散

天台乌药　木香　茴香炒　青皮去白　良姜炒，各半两　槟榔剉，二个　川楝子十个　巴豆七十个

上八味，先以巴豆微打破，同楝实用麸炒，候黑色，豆、麸不用外，为细末。每服一钱，温酒送下。疼甚者，炒生姜热酒下亦得。

茴香楝实丸

川楝子炒　茴香　山茱萸　食茱萸①　吴茱萸汤洗　青橘皮去白　陈橘皮　马蔺花醋炒　芫花各一两

上为极细末，醋糊为丸如桐子大，每服三十丸，温酒送下，食前。量人虚实加减丸数，以利为验。

川苦楝散

木香一两，另为细末　茴香拣净一两，盐一匙，一处炒茴香，黄色，去盐不用　川楝子一两，剉碎，用巴豆一十个，微破皮，与川楝子一处，炒黄，不用巴豆

上件为极细末，每服二钱，温酒一盏调下，空腹。大抵此疾因虚得之，不可以虚而骤用补药。邪之所凑，其气必虚，留而不去，其病则实。故必先涤所蓄之邪，然后补之，是以诸方多借巴豆气者，盖谓此。

泻之则胀已，汗之则疮已

东南二方者，在人则为丙小肠热，甲胆风。小肠与胆皆居其下，其性炎上。其疮外有六经之形证，内无便溺之阻隔，饮食如故，清便自调，知不在里，非疳疮也，止痛疖也。小则为疖，大则为痈。其邪所受下风湿之地，气自外而来，侵加于身者也。经云②："营气不从，逆于肉理，乃生痈肿。"诸痛痒疮，皆属心火。此疮自外而入，是丙小肠左迁入于胆作痛，而非痒也。此二方皆主血，血为病必痛。此元气不足，营气逆行，其疮初出，未有传变，在于肌肉之上，皮毛之间，只于风热六经，所行经络地分出矣，宜泻其风、湿、热。医者只知阴覆其阳则汗也。此宜发汗者，乃湿热郁其手、足少阳，致血脉凝逆，使荣卫周身元气消弱也。其风热郁滞于下，其面色必赫赤而肿，微黯色东方青，埋没之色也。

风木之性上冲，颜色必忿色，其人多怒，其疮之色亦赫赤肿硬，微带黯色。其疮之形势，亦奋然高起，结硬而作痛也。其脉止在左手，左手主表，左寸外洪缓，

---

① 食茱萸：《广雅》名越椒，《本草拾遗》名欓子，《本草图经》名艾子，《本草纲目》名辣子。
② 经云：此处"经"指《黄帝内经》。《素问·生气通天论》曰："营气不从，逆于肉理，乃生痈肿。"

左关洪缓而弦，是客邪在于血脉之上，皮肤之间。宜急发其汗而通其荣卫，则邪气去矣。以**托里荣卫汤**主之。

黄芪半两　柴胡二钱　羌活　防风　当归身各一钱半　连翘二钱　炙甘草　人参各一钱　苍术三钱　生黄芩一钱半　红花　桂枝各五钱

上㕮咀，都作一服，水、酒各一大盏，同煎至一盏，去滓，大温服。

沉香海金砂丸　治一切积聚，脾湿肿胀，肚大青筋，羸瘦恶证。

沉香二钱　海金砂一钱半　轻粉一钱　牵牛头末①一两

上各秤分两，同为细末，研独科蒜如泥为丸，如桐子大。每服三十丸或五十丸，煎百沸灯心通草汤送下，空腹食前，量大小虚实，加减丸数，取利为验。

续随子丸　治通身虚肿，喘闷不快。

人参　汉防己　赤茯苓面蒸　木香　槟榔各半两　续随子　海金砂五钱，另炒苦葶苈四两，纸隔炒

上件为细末，枣肉为丸，如桐子大。每服二三十丸，煎桑根白皮汤送下。

海金砂散　治脾湿太过，通身肿满，喘不得卧，腹胀如鼓。

牵牛一两半，半生半炒　甘遂半两　海金砂半两②

上为细末，每服二钱，煎倒流水一盏调下，食前。得宜利，止后服。

太阴所至为蓄满中满霍乱吐下

木香榻气丸　治中满腹胀，下虚虚损者。

陈皮去白　萝卜子炒，各半两　胡椒　木香　草豆蔻面裹烧，去皮　青皮去白，各三钱　蝎尾去毒，二钱半

上为细末，水糊为丸，桐子大。每服三十丸，温米饮送下，食后。忌服白粥百日，重者一年。小儿麻子大，桑白汤送下十丸，日三服，大人桐子大，四十丸。如阴囊洪肿③水冷，次用沧盐、干姜、白面各三钱，水和交④，摊纸上涂用。

广莪溃坚汤　治中满腹胀，内有积块，坚硬如石，令人坐卧不能，大小便涩滞，上喘气促，面色痿黄，通身虚肿。

厚朴　黄芩　草豆蔻　益智仁　当归各半钱　黄连六分　半夏七分　广莪⑤　红花　吴茱萸　升麻各二分　生甘草　柴胡　泽泻　神曲　青皮　橘皮各三分　如渴，加葛根四分。

---

① 牵牛头末：《本草纲目》言："牵牛子，今多只碾取头末，去皮麸不用，亦有半生半熟用者。"
② 海金砂半两：海金沙后原无剂量，依《医学发明》增加。
③ 洪肿：或应为"红肿"，音近而误。
④ 水和交：或应为"水和胶"，音近而误。
⑤ 广莪：莪术。

上㕮咀，都作一服，水二盏，先浸少时，煎至一盏，去滓，大温服，食前。

导滞通经汤 治脾湿有余及气不宣通，面目手足浮肿。

陈皮 桑白皮 白术 木香 茯苓去皮，各一两

霖雨时加泽泻半两

上㕮咀，每服五钱，水二盏煎至一盏，去渣，大温服，食前。

赤茯苓丸 治脾湿太过，四肢肿满，腹胀喘逆，气不宣通，小便赤涩。

葶苈四两 防己二两 赤茯苓一两 木香半两

上件为细末，枣肉为丸，如桐子大。每服三十丸，煎桑白皮汤送下，食前。

诸脉按之无力，所生病证并治法

六脉中之下得弦细而涩，按之无力，腹中时痛，心胃控睾，阴阴而痛；或大便泄泻，鼻不闻香臭，清浊涕不止，目中泣出，喘喝痰嗽，唾出白沫，腰沉沉苦痛，项背胸皆时作痛，目中流火，口鼻恶寒，时头痛目眩，苦振寒不止；或嗽，或吐，或呕，或哕，则发躁蒸蒸而热，如坐甑中，必得去衣居寒处，或饮寒水则便过，其振寒复至，气短促胸中满闷而痛，必有膈咽不通欲绝之状，甚则目瞪，声闻于外，而泪涕涎痰大作，方过，其发躁，须臾而已，振寒复至，或面白而不泽者，脱血也。悲愁不乐，情惨惨，意悲悲，健忘或善嚏间出，此风热大损寒水，燥金之复也。如六脉细弦而涩，按之空虚，此大寒证，亦伤精气，以辛甘温甘热滑润之剂，以泻西方北方则愈。

姜附汤 治中寒口噤，四肢强直，失音不语，或卒然晕倒，口吐涎沫，状如暗风，手足厥冷或复烦燥。兼治阴证伤寒，大便自利而发热者。

干姜 熟附各二两

上㕮咀，每服四钱，水一盏半煎至七分，去渣温服，或虑此药大燥，即以附子理中汤相继服饵。姜附本治伤寒经下之后，又复发汗，内外俱虚，身无大热，昼则烦燥，夜则安静，不呕不喝，六脉沉伏，并宜服此。不知脉者，更须审之。兼治中脘虚寒，久[①]积痰水，心腹冷痛，霍乱转筋，四肢厥逆。一方附子汤以生用者，名白通汤。加白术倍之，甘草减半，名生附白术汤。治中风湿，昏闷恍惚，腹满身重，手足缓纵，漐漐自汗，失音不语，便利不禁。一方用姜附汤加麻黄、白术、人参、甘草等分，名附子麻黄汤。治中寒湿，昏晕缓弱，腰背强急，口眼喝斜，语声浑浊，心腹膜胀，气上喘急，不能动转，更宜审而用之。

沉香桂附丸

沉香 附子炮去皮脐 干姜炮 良姜剉，炒 官桂去皮 茴香炒 川乌头炮去皮

---

① 久：原作"人"，据《医学发明》改。

脐，剉作小块子如豆大，再炒令黄用　吴茱萸汤浸洗去苦，炒

上各一两为细末，用好醋煮面糊为丸，如桐子大。每服五七十丸，熟米饮送下，空腹食前。日进二服，忌生冷硬物。

十全大补汤　人参　肉桂　川芎　熟地黄　茯苓去皮　白术　甘草　黄芪　当归去芦　白芍药

上件一十味，剉为粗末，每服二钱，水一盏，入生姜三片、枣二枚同煎至七分。去滓温服，不拘时候。

诸胀腹大皆属于热

诸胀腹大，皆属于热，此乃八益之邪有余之证，自天外而入，是感风寒之邪传里，寒变为热，作胃实，日晡潮热，大渴引饮，谵语。是太阳阳明，并大实大满者，大承气下之。少阳阳明微满实者，小承气下之。泄之则胀已，此之谓也。假令痎疟为胀满，亦有寒胀、热胀。是天之邪气，伤暑而得之，不即时发，至秋暑气衰绝而疟病作矣，知其寒也。《局方》用交解饮子者，是也。内虚不足，寒湿令人中满，及五脏六腑俱有胀满，更以脉家寒热多少较之。胃中寒则胀满，浊气在上则生䐜膜。胀取三阳。三阳者，足太阳膀胱寒水，为胀腹暴满，按之不下。取太阳经络者，胃之募也。正同腹满䐜胀，支鬲胠胁，下厥上冒[1]，过在太阴、阳明，胃中寒湿郁遏也。太阴䐜胀，后不利不欲食，食则呕，不得卧，按所说寒胀之多如此。中满治法，当开鬼门，洁净府。开鬼门者，谓发汗也；洁净府者，利小便也。中满者泻之于内，谓脾胃有病，当令上下分消其气。下焦如渎，气血自然分化，不待泄滓秽。如或大实大满，大小便不利，从权以寒热药下之。或伤酒湿面及味厚之物，膏粱之人，或食已便卧，使温热之气不得施化，致令腹胀满，此胀亦是热胀。治热胀分消丸主之。

如或多食寒凉，及脾胃久虚之人，胃中寒则胀满或脏寒生满病，以治寒胀中满分消汤主之。病势大小用药轻重，临时加减，不敢少越耳。

中满分消丸　治中满鼓胀，气胀、水气胀、大热胀。不治寒胀。

黄芩去腐，剉，炒，半两　姜黄　白术　人参去芦　炙甘草　猪苓去黑皮，各一钱　黄连去须，剉，炒，半两　白茯苓去皮　缩砂仁　干生姜各二钱　枳实麸炒黄　半夏汤浸七次，各五钱　厚朴姜制，一两　知母剉炒，四钱　泽泻三钱　陈皮三钱[2]

上细碾茯苓、泽泻、生姜，各为末另秤外，共为极细末，秤入上三味和匀，水浸蒸饼为丸，如桐子大，每服一百丸，焙热，白汤送下寒因热用，故焙热服之。食

---

① 冒：原作"胃"，据《医学发明》改。

② 陈皮三钱：原无剂量，诸抄本同。谨依《医学发明》补充作"三钱"。

远。量病人虚实加减。

中满分消汤　治中满寒胀、寒疝，大小便不通，阴躁，足不收，四肢厥逆，食入反出，下虚中满，腹中寒，心下痞，下焦躁寒沉厥，奔豚不收，并宜服之。

益智仁　半夏　茯苓　木香　升麻各三分　川乌头　泽泻　人参　青皮　当归生姜　麻黄　柴胡　干姜　荜澄茄　黄连各二分　黄芪　吴茱萸　草豆蔻　厚朴各半钱　黄柏半钱，使药，又为热因寒用

上件剉如麻豆大，都作一服，水二大盏，煎至一盏，去滓大温服，食前。大忌房劳，酒、湿、面，生冷硬物。

诸呕吐酸皆属于热

藿香安胃散　治胃虚弱不能饮食，呕吐不待腐熟。

藿香　丁香　人参各二钱半　橘皮半两

上件四味为细末，每服二钱，水一盏，生姜三片，同煎至七分，和滓冷服，食前。

加减二陈汤　治痰饮为患，或呕吐恶心，或头眩心悸，或中脘不快，或发为寒热，或因食生冷，脾胃不和，并宜服之。

丁香一两　半夏　橘红各五两　茯苓三两　炙甘草一两半

上㕮咀，每服四钱，水一盏半，生姜七片，乌梅一个，煎至六分，去渣热服，不拘时候。治痎疾，加草豆蔻一两半，面裹烧熟用。

诸痿喘呕，今立热喘寒喘二方

人参平肺散　治心火刑①肺，传为肺痿，咳嗽喘呕，痰涎壅盛，胸膈痞满，咽嗌不利。

桑白皮一两　知母七钱　炙甘草半两　地骨皮五钱　五味子三百个　茯苓　青皮人参各四钱　陈皮五钱，去白　天门冬去心，四钱

上件㕮咀，水二盏，煎至一盏，去滓温服，食后。

如热甚加黄芩四钱　紫苏叶五钱　半夏五钱，洗

参苏温肺汤　治形寒饮冷伤肺，喘嗽烦心，胸满气不得动畅。

人参　紫苏叶　甘草各五钱　肉桂　五味子　木香各四钱　陈皮去白　白术各六钱　半夏姜制　白茯苓去皮，各半两　桑白皮一两

上件为粗末，每服五钱，水一盏半，生姜三片，同煎至八分，去滓大温服，食后。如冬寒，每服中加不去节麻黄半钱，先洗去沫，下诸药。

---

①　刑：原作"形"，疑形近而误，据文义改。下同。

诸脉有关有格有覆有溢

滋肾丸 治不渴而小便闭，邪热在血分也。

黄柏三两，细剉，酒拌，阴干，秤　知母二两，酒浸，阴干，秤　肉桂一钱半

上二味，气味俱阴，以同肾气，故能补肾而泻下焦火也。桂与火邪同体，故曰：寒因热用。凡诸病在下焦皆不渴也。熟水为丸，百沸汤送下。

清肺饮子 治渴而小便闭，邪热在气分也。

茯苓去皮　猪苓去皮　白术各三钱　泽泻　琥珀　瞿麦　桂各半钱　灯心一分　木通七分　车前子炮，二钱　通草二分　萹蓄七分

上为极细末，每服五钱，水一盏半，煎至一盏，带热服。或剉如麻豆大作汤煎服亦可。《局方》中八正散、仲景五苓散亦宜用。

损其肾者益其精

肾有两枚，右为命门相火，左为肾水，同质而异事也。夫损者，当损何脏而治之？形不足者，温之以气，精不足者，补之以味，气化精生，味和形长。无阴则阳无以化，当以味补肾真阴之虚，而泻其火邪，以封髓丹、滋肾丸、地黄丸之类是也。阴本既固，阳气自生，化成精髓。若相火阳精不足，宜用辛温之剂。世之用辛热之药者，治寒甚之病，非补肾精也。

还少丹 大补心肾脾胃，一切虚损，神志俱耗，筋力顿衰，腰脚沉重，肢体倦怠，血气羸乏，小便浑浊。

干山药　牛膝酒浸一宿，焙干　远志　山茱萸　白茯苓　五味子　巴戟酒浸，去心　石菖蒲　肉苁蓉酒浸一宿，切，焙干　楮实各一两　枸杞一两半　杜仲去皮，姜汁并酒合涂，炙热　舶上茴香各一两　熟地黄一两半

上为细末，炼蜜同枣肉为丸，如桐子大。每服三十丸，温酒或盐汤送下，日三服，食前。五日觉有力，十日精神爽，半月气力颇壮，二十日目明，一月夜思饮食，冬月手足常暖，筋骨壮盛。加减[1]热，加山栀子一两；心气不宁，加麦门冬一两；少精神，加五味子一两；阳弱，加续断一两。常服齿劳[2]，永无瘴疟。妇人服之，暖子宫，姿容悦泽。

补益肾肝丸 治目中溜火，视物昏花，耳聋耳鸣，困倦乏力，寝汗憎风，行步不正，两足欹侧，卧而多惊，脚膝无力，腰已下消瘦。

柴胡　羌活　生地黄炒　苦参　防己炒，各半两　附子炮　肉桂各一钱　当归身三钱

---

① 加减:《古今医统正脉全书》作"如"。
② 劳:《古今医统正脉全书》作"坚"。

上件为细末，熟水为丸，如鸡头大。每服四十丸，温水下，食前。

水芝丸

莲实去皮，不以多少，用好酒浸一宿，猪肚几个，将酒浸莲实，切碎，焙干。

上为极细末，酒糊为丸，如鸡头实大，每服五七十丸，温酒送下，食前。

上部有脉，下部无脉，其人当吐，食伤太阴也。

瓜蒂散

瓜蒂　赤小豆各等分

上二味为细末，每服二钱匕，温浆水调下，取吐为度。

地黄丸　治肾气虚，久新憔悴，寝汗发热，五脏齐损，瘦弱虚烦，骨蒸痿弱，下血。

干山药　山茱萸各四钱　泽泻　牡丹皮　白茯苓各三钱　熟地黄八钱

上为末，炼蜜为丸，如桐子大，每服五十丸，温水送下，空心。

三才封髓丹　降心火，益肾水。

天门冬去心　熟地黄　人参去芦，各半两　黄柏三两　缩砂仁一两半　甘草七钱半，炙①

上件为细末，水糊为丸，如桐子大，每服五十丸。用苁蓉半两切作片子，酒一大盏浸一宿，次日煎三四沸，去滓，送下前丸子，空心。

离珠丹又名神珠丹　治下焦阳虚，脐腹冷痛，足胻寒而逆。

杜仲三两，去丝　萆薢二两　诃子五个　龙骨一两　破故纸炒，三两　朱砂一钱半，研　胡桃一百二十个，去隔皮　缩砂仁半两　巴戟酒浸，去心，二两

上件为细末，酒糊为丸，如桐子大，朱砂为衣，每服二十丸，空心，盐汤温酒下。

天真丹　治下焦阳虚。

沉香　巴戟酒浸，去心　茴香盐炒香，去盐用　萆薢酒浸，炒　胡芦巴炒香　破故纸炒香　杜仲炒去丝　牵牛盐炒香黑，去盐　琥珀各一两　桂半两

上件一十味为细末，用元浸药酒打面糊为丸，如桐子大，每服五十丸至七八十丸，空心温酒下。

八味丸　治肾气虚乏，下元冷惫，脐腹疼痛，夜多旋溺，脚膝缓弱，肢体倦怠，面色痿黄或黧黑，及虚劳不足，渴欲饮水，腰重疼痛，少腹急痛，小便不利，并宜服之。

熟地黄八两　山药　山茱萸各四两　桂去皮，二两　牡丹皮　泽泻各三两　附子

---

① 甘草七钱半炙：原在"去滓，送下前丸子，空心"之后，据《医学发明》调整至前方内。

炮，二两　白茯苓去皮，三两

上件为细末，炼蜜为丸，如桐子大，每服五十丸至七十丸，温酒送下，盐汤亦得，空腹食前。妇人淡醋汤下。

阳事多痿不振，依全方。然夏减桂附一半，春秋三停减一疾去精走，全减桂附，只服六味地黄丸。血虚阴衰，熟地黄为君；精滑，山茱萸为君；小便或多，或少，或赤黄，白茯苓为君；小便淋沥，泽泻为君；心虚，肠胃间积热，心火盛，心气不足，牡丹皮为君；皮肤燥涩，干山药为君。以上但言为君者，其分两用干地黄分两。其干地黄却依立为君，分两同。

幽门不通，上冲吸门不开，噎塞大便燥秘

通幽汤[1]

当归身　升麻　桃仁泥子各一钱　生地黄　熟地黄各五分　红花　炙甘草各一分

上㕮咀，都作一服，水二大盏，煎至一盏，去滓，稍热服，食前。

润肠汤　治大肠燥结不通。

升麻　当归尾　生甘草　煨大黄　桃仁　麻仁　熟地黄各一钱　生地黄二钱　红花三分

上件剉如麻豆大，都作一服，水三盏，先拌药湿，煎至一盏，去滓，带热服，食前。

脚气论

夫脚气之疾，实水湿之所为也。盖湿之害人皮肉筋脉而属于下，然亦有二焉：一则自外而感，一则自内而致。其治法自应不同南方之疾。北方之疾，自内而致者也。南方地下水寒，其清湿之气中于人，必自足始。北方之人常食潼乳，又饮之无节。且潼乳之为物，其形质则水也。酒醴亦然。人之水谷入胃，胃气蒸腾，其气与味宣之于经络，化之为气血。苟元气不充，胃气本弱，饮食自倍，脾胃乃伤，其气与味不得宣畅，旁通水湿之性，润下而致之也。

当归拈痛汤　治湿热为病，肢节烦疼，肩背沉重，胸膈不利，及遍身疼痛，下疰于足胫肿痛不可忍。

羌活半两　人参去芦　苦参酒洗　升麻　葛根　苍术各二钱　炙甘草　黄芩酒洗　茵陈叶酒炒，各五钱　防风去芦　当归身　知母酒洗　黄芩炒　泽泻　猪苓各三钱

---

① 通幽汤：底本等均仅存方药，无功效。

白术—钱半

上咬咀，如麻豆大，每服一两，水二大盏半，先以水拌湿，候少时，煎至一大盏，去滓温服，空心食前，待少时以美膳压之，临卧一服，不须饭压。

羌活导滞汤 治脚气初发，一身尽疼，或肢节肿痛，便溺阻隔，以此药导之，后以当归拈痛汤除之。

羌活 独活各半两 大黄酒煨，一两 防己 当归各三钱 枳实麸炒，二钱

上件咬咀，如麻豆大，每服秤五钱或七钱，水二盏，煎至一盏，去滓温服，以微利则已，量虚实加减。

开结导引丸 治饮食不消，心下痞闷。

橘皮 白术 泽泻 茯苓 麦蘖面 炒曲各一两 干生姜 青皮各半两 枳实麸炒，一两半 半夏汤洗七次，一两

如有积块，加巴豆霜一钱半。

上件为细末，汤浸蒸饼为丸，如桐子大，每服三五十丸至七十丸，温水下，食远。

除湿丹 治诸湿客传，腰膝重痛，足胫浮肿。

槟榔 甘遂 威灵仙 赤芍药 葶苈各二两 乳香 没药各一两，另研 牵牛半两 大戟炒，三两 陈皮去白，四两

上为末，面糊为丸，如桐子大，每服五十丸至七八十丸，温水下，食前，得更衣止后服。如服药，前后忌酒二日。药后，亦忌湿面三两日。食温淡粥补胃尤佳。

淋泄脚气除湿汤 内受湿气，不能外达，淋泄开导，泄越其邪。

威灵仙 防风去芦 荆芥穗 当归去芦 地骨皮 蒴藋叶 升麻去腐 白芍药去皮，以上各一两

上件各剉细末，水二斗，煮至一斗五升，去滓，热泄洗，无时。

枳实大黄汤 治脚气肿痛。

羌活一钱半 当归身一钱 枳实 大黄各半钱

上剉如麻豆大，都作一服，水二大盏半，煎至一盏，去滓，大温服，空心，下利一两行，痛止。

中风有三

《内经》曰：人之气，以天地之疾风名之。故中风者，非外来风邪，乃本气病也。凡人年逾四旬，气衰者，多有此疾。壮岁之际，无有也。若肥盛，则间有之，亦形盛气衰如此。治法和脏腑，通经络，便是治风。然轻重有三：中血脉，则口

眼㖞斜，亦有贼风袭虚伤之者也；中腑，则肢废；中脏，则性命危急。此三者，治各不同。如中血脉，外有六经之形证，则从小续命汤加减及疏风汤治之。中腑，内有便溺之阻隔，宜三化汤或《局方》中麻仁丸通利。外无六经之形证，内无便溺之阻隔，宜养血通气，大秦艽汤、羌活愈风汤治之。中脏，痰涎昏冒，宜至宝丹之类镇坠。若中血脉、中腑之病，初不宜用龙、麝、牛黄。为麝香治脾入肉，牛黄入肝治筋，龙脑入肾治骨。恐引风深入骨髓，如油入面，莫之能出。又不可一概用大戟、芫花、甘遂泻大便，损其阴血，真气愈虚。方列于后。

小续命汤

麻黄去节　人参去芦　黄芩去腐　芍药　炙甘草　川芎　杏仁麸炒，去皮尖　防己　官桂各一两　防风一两半　附子炮，去皮脐，细剉，半两

上除附子、杏仁外，捣为粗末，后入二味令匀，每服五钱，水一盏半，入生姜五片，煎至一盏，去滓，稍热服，食前。

始治中风，不审六经之形证加减，虽治与不治无异也。开则洒然寒，闭则热而闷，知暴中风邪，宜先以加减续命汤随证治之。中风无汗恶寒，**麻黄续命汤**。

麻黄　防风　杏仁

依本方，加一倍，宜针太阳经至阴出血，昆仑举蹻[①]。

中风有汗恶风，**桂枝续命汤**。

桂枝　芍药　杏仁

依本方，加一倍。宜针风府。此二证，太阳中风也。

中风身热无汗，不恶寒，**白虎续命汤**。

石膏　知母一料中各加二两　甘草

依本方，加一倍。

中风身热有汗不恶风，**葛根续命汤**。

葛根　桂枝　黄芩

依本方，加一倍。宜针陷谷，刺厉兑。针陷谷者，去阳明之贼也；刺厉兑者，泻阳明之实也。此二证，阳明中风也。

中风无汗身凉，**附子续命汤**。

附子加一倍　干姜加二两　甘草加三两

宜针隐白穴，去太阴之贼也。此一证，太阴经中风也。

中风有汗无热，**桂附续命汤**。

---

① 举蹻（qiáo）：蹻，同"跷"。举蹻，意为把脚举高。《说文·足部》："蹻，举足行高也。"此处"举蹻"应对仗前文"出血"，疑为捷举手足。《素问·异法方宜论》："其治宜导引按蹻。"有按摩昆仑穴之意。

桂枝　附子　甘草。

依本方，加一倍。宜针太溪。此一证，少阴经中风也。

无此四证，六经混肴，系于少阳、厥阴，或肢节挛痛，或麻木不仁，宜**羌活连翘续命汤**。

小续命八两　羌活四两　连翘六两

上，古之续命，混肴无经，今立分经治疗，又分各经针刺，无不愈也。治法：厥阴之井大敦，刺以通其经；少阳之经绝骨，灸以引其热。此通经引热，是针灸同象，治法之大体也。

疏风汤　治半身不遂，或肢体麻痹，筋骨疼痛。

麻黄去节，三两　益智仁　杏仁炒，去皮，各一两　炙甘草　升麻各五两

上件㕮咀，每服一两，水一小碗，煎至六分。去滓热服。脚登热水葫芦，以大汗出，去葫芦，冬月不可。

中风，外有六经之形证，先以加减续命随证治之，内有便溺之阻隔，复以**三化汤**导之。

厚朴姜制　大黄　枳实　羌活

上剉麻豆大，每服三两，水三升，煎至一升半，终日服之，以微利则已。如内邪已除，外邪已尽，当从愈风汤，以行中道，久服大风悉去，纵有微邪，只从愈风汤加减治之。然治病之法，不可失于通塞，或一气之微汗，或一旬之通利，如此为常治之法也。久之清浊自分，荣卫自和矣。

羌活愈风汤　疗肾肝虚，筋骨弱，语言难，精神昏愦，及治风湿。内弱者，是风热体重也。或瘦而一肢偏枯，或肥而半身不遂，或恐而健忘，喜已多思。思忘之道，皆精不足也。故心乱则百病生，静则万病息。是以此药能安心养神，调阴阳，无偏胜。

羌活　甘草炙　防风去芦　黄芪去芦　蔓荆子　川芎　细辛去苗　枳壳麸炒，去穰　人参去芦　地骨皮去骨　麻黄去根　知母去皮　甘菊　薄荷去枝　枸杞　当归去芦　独活　白芷　杜仲炒，去须　秦艽去芦　柴胡去苗　半夏汤洗，姜制　厚朴姜制　熟地黄　防己以上各二两　芍药去皮　黄芩去腐　白茯苓去皮，各三两　石膏四两　生地黄　苍术各四两　桂一两，泔浸　前胡二两

上剉，每服一两，水二盏，煎至一盏，去滓温服。如遇天阴，加生姜三片煎服。空心一服，临卧再煎滓服，俱要食远。空心一服，噢下二丹丸，为之重剂；临卧噢下四白丸，为之轻剂。立其法，是动以安神，静以清肺。

假令一气而微汗，用愈风汤三两，加麻黄一两，匀作四服，每服加生姜五七片，空心服之，以粥投之，得微汗则佳。如一旬之通利，用愈风汤三两，大黄一

两，亦匀作四服，如前煎，临卧服之，得利为妙。

常服之药，不可失四时之辅，如望春、大寒之后，加半夏二两，柴胡二两通四两，人参二两通四两，谓迎而夺少阳之气也。

望夏之月半，加石膏二两通六两，黄芩二两通五两，知母二两通四两，谓迎而夺阳明之气也。

季夏之月，加防己二两通四两，白术二两，茯苓二两通五两，谓胜脾土之湿也。

初秋大暑之后，加厚朴二两通四两，藿香二两，桂一两通二两，谓迎而夺太阴之气也。

霜降之后望冬，加附子一两，官桂一两，当归二两通四两，谓胜少阴之气也。

二丹丸四白丸方在后，《卫生宝鉴》内附。

得春，减冬所加药，四时加减类此。此药具七情六欲四气，无使五脏偏胜，反不动于荣卫。如风秘则服之，永不燥结。如久泻则服之，能自调适。初觉风气，便能服此药，及新方中天麻丸一料，相为表里，治未病之圣药也。及已病者，更宜常服。无问男子、妇人、小儿、风痫、急慢惊风等病，服之神效。如解利四时伤寒，随四时加减法服之。

中风，外无六经之形证，内无便溺之阻隔，知为血弱，不能养于筋，故手足不能运化，舌强不能言，宜养血而筋自荣也，当以**大秦艽汤**主之。

秦艽　石膏各二两　甘草　川芎　当归　羌活　独活　防风　黄芩　白芍药吴白芷　白术　生地黄　熟地黄　白茯苓各一两　细辛半两

上剉，每服一两，水二盏，煎至一盏。去滓温服，无时。如遇天阴，加生姜七八片。如心下痞，每服一两，内加枳实一钱同煎。

肺寒则面白生痰喘咳嚏唾

半夏温肺汤　治心腹中脘痰水冷气，心下汪洋，嘈杂肠鸣，多唾，口中清水自出，胁肋急胀，痛不欲食。此胃气虚冷所致，其脉沉弦细迟。

细辛　橘皮　桂心　人参　旋覆花　甘草　桔梗　芍药　半夏各半两　赤茯苓三分

上为粗末，每服四钱，水一盏半，生姜七片，煎至八分，去滓温服，食后。

丁香半夏丸　治心下停饮，冷痰，头目眩运，睡卧口中多涎。

槟榔三分　丁香　半夏各一两　细辛　干姜　人参各半两

上为细末，生姜面糊为丸，如桐子大，每服三十丸，生姜汤下，日三。

紫苏饮子　治脾肺虚寒，痰涎咳嗽。

紫苏叶　桑白皮　青皮　五味子　杏仁　麻黄　甘草　陈皮以上各五钱　人参半夏汤洗，各三钱

上㕮咀，每服五钱，水二盏，生姜三片，煎至七分，去滓温服。

肺病面白而不泽，则为脱气、脱血、脱津、脱液、脱精、脱神

巴戟丸　治肝肾俱虚，收敛精气，补真戡阳，充越肌肤，进美饮食。

五味子　川巴戟去心　肉苁蓉　人参　菟丝子　熟地黄　覆盆子　白术　益智仁炒　骨碎补洗去毛　白龙骨　茴香　牡蛎各等分

上为细末，炼蜜为丸，如桐子大，每服三十丸，空心食前米饮送下。此药补精气，止汗。

双和散　补益血气，治虚劳少力。

黄芪　熟地黄　当归　川芎各一两　白芍药三两半　官桂　甘草各三分　人参三钱

上㕮咀，每服五钱，水二盏，生姜三片，肥枣一枚，同煎至八分，去滓温服。大疾之后，虚劳气乏者，以此调治皆验，温而有补。

附子温中丸　治脾胃，顺气化痰，呕吐噎膈，留饮肠鸣，湿冷泄注，辟寒养正气。

附子　干姜　白术各一两　肉桂　炙甘草各五钱　良姜七钱

上为细末，炼蜜为丸，一两作十丸。每服一丸，细嚼。生姜橘皮汤送下，米饮亦得，食前。

五邪相干谓贼、实、微、虚、正也

假令肝病：

实邪，风热相合，风性急，火摇动焰而旋转，其脉弦而紧洪。风热发狂，宜**芎黄汤**。

羌活　川芎　大黄各一两　甘草半两

上㕮咀，每服半两，水二盏，煎至六分，去渣温服。

虚邪，风寒相合，木虑肾，恐拘急，自汗，其脉弦紧而沉，仲景云：风感太阳，移证在太阳经中，桂枝加附子汤主之。

贼邪，风燥相合，血虚筋缩，皮肤皱揭，脉弦浮而涩。仲景云：血虚筋急，桂枝加栝蒌汤主之。

微邪，风湿相合，体重节痛，脏腑洞泄，脉弦长而缓。仲景云：身体疼痛，下痢清谷，急当救里，四逆汤主之。

正邪，中风，目眩头重，叫怒不呦，脉弦紧而长。仲景云：甚则如痫为痉，宜①羌活汤。本草云：羌活主痉主痫，防风、黄芩为佐。小儿为痫，大人为痉。

假令心病：

实邪，热湿相合，愦愦心烦，热蒸不眠，脾经终于心，心经起于心，二经相接，故为湿热，脉浮大而缓，足太阴寄证在手太阳，宜栀豉汤，若痞加厚朴、枳实。

虚邪，热风相合，妄听妄闻耳箫声，胆与三焦之经同出于耳，《铜人》云：刺关冲出血，泻支沟。脉浮大而弦，初小柴胡汤，后大柴胡汤。此证是太阳与少阳为病，前客后主也。

贼邪，热寒相合，胆惕，心悬如饥，神怯恐怖。足少阴与手厥阴相接水中，心经守邪，故神怯怖耳。脉大而沉濡，亦在太阳经中。《内经》曰：心虚则热收于内。黄连附子泻心汤主之。法云：谓热多寒少，以为佐矣。如寒多热少，加附子、干姜佐之。

微邪，热燥相合，过饮歌乐，实为热燥，俗言畅饮也。病人曰：快活、快活，是有声于歌乐也。以意思浆，是无声歌乐也。脉洪大而涩，白虎汤主之，喘则加人参。

正邪，热也，脱阳见鬼，躁扰狂起，脉洪实，一呼四至，是八至脉也，小承气汤主之，谓复不坚大也。

假令脾病：

实邪，湿燥相合，胃中燥屎，腹满坚痛，其脉缓而长涩，是正阳阳明证也，调胃承气汤主之。

虚邪，湿热相合，热陷胃中，肠癖下血，脉中缓。大黄黄连解毒汤主之。

贼邪，湿风相合，呕逆胁痛，往来寒热，脉缓而弦长，小柴胡汤主之。

微邪，湿寒相合，湿与寒交，寒来求湿，身黄而不热，体重而不渴，谓之寒湿。其脉缓沉而滑，术附汤主之。如小便不利者，加茯苓。

正邪，湿自病，腹满时痛，手足自温，其脉沉涩而长。虚痛，桂枝加芍药汤主之；实痛，桂枝加大黄汤。

假令肺病：

实邪，燥寒相合，毛耸皮凉，溲多而清，其脉短涩而沉。此证如秋冬，宜八味丸。若春夏，宜地黄丸。

虚邪，燥湿相合，微喘而痞，便难而痰，其脉浮涩而缓，枳实理中丸主之。

---

① 宜：原作"直"，据《医学发明》改为"宜"。

如喘甚，加人参若便难，加木香、槟榔各半钱，为极细末，煎下理中丸。

贼邪，燥热相合，鼻窒衄衊，血溢血泄，其脉涩而浮大。甚者，桃仁承气汤；微者，犀角地黄汤；极者，抵当汤；微极，抵当丸。

微邪，燥风相合，皮著甲枯，血虚气虚，二脏俱虚，先血后气，其脉浮涩而弦，久养气血药主之。

正邪，燥自病，其气奔郁，皆属于肺，诸燥有声，其脉浮涩而短，列诸嗽药，选而用之。

假令肾病：

实邪，寒风相合，脏不藏散，下利纯清，其脉沉滑而弦。仲景云：少阴证，口燥咽干，下利纯清，大承气汤主之。脉沉弦而迟，四支逆冷者，宜四逆汤等。

虚邪，寒清相合，肾唾多呻，洒浙寒清，无寐。经言：燥化清。其脉沉实而涩，酸枣仁汤主之。

贼邪，寒湿相合，肾为胃关，关闭水溢，关闭不利，水在胃为肿，水在肺为喘，及变诸证。其脉沉缓而大。仲景云：大病瘥后，腰下有水气者，牡蛎泽泻汤主之。

微邪，寒热相合，膀胱热郁，津液枯少，其脉沉濡而大。《内经》曰：水少，干涸也。猪苓汤主之。

正邪，寒自病，寒忿用藏，黑痹经沉，其脉沉濡而滑，黑痹，天麻丸。如证同脉异，微者，脏病也；甚者，脏病也。

淹疾疟病

肝病：面青、脉弦、皮急、多青则痛，形盛胸胁痛，耳聋、口苦、舌干，往来寒热而呕。以上是形盛，当和之以小柴胡汤也。如形衰骨摇而不能安于地，此乃膝筋，治之以羌活汤。《本草》云：羌活为君也。疟证取以少阳。如久者，发为瘅疟，宜以镵针刺绝骨穴，复以小柴胡汤治之。

心病：面赤脉洪身热，赤多则热，暴病壮热恶寒，麻黄加知母石膏黄芩汤主之。此证如不发汗，久不愈，为疟也。淹疾颐肿，面赤身热，脉洪紧而消瘦，妇人则亡血，男子则失精。

脾病：面黄脉缓，皮肤亦缓，黄多则热，形盛，依《伤寒》说，是为湿温。其脉阳浮而弱，阴小而急，治在太阴。湿温自汗，白虎汤加苍术主之。如久不愈，为温疟重暍，白虎加桂枝主之。淹疾肉消。食少无力。故曰热消肌肉。宜以养血凉药。《内经》曰：血生肉。

肺病：面白皮涩，脉亦涩，多白则寒，暴病，涩痒气虚，麻黄加桂枝，令少汗则出也。《伤寒论》云：夏伤于暑，汗不得出，为痓。若久不痊为风疟。形衰面白，脉涩皮肤亦涩，形羸气弱，形淹卫气不足。

肾病：面黑身凉，脉沉而滑，多黑则痹，暴病形冷恶寒，三焦伤也，治之以姜附汤或四逆汤。久不愈为疟，暴气冲上，吐食，夜发，俗呼为之夜疟。太阳经，桂枝证，形衰淹疾，黑瘅羸瘦，风痹痿厥不能行也。

百病在气在血

夫百病昼则增剧，遇夜安静，是阳病有余，乃气病而血不病也。

百病夜则增剧，昼则安静，是阴病有余，乃血病而气不病也。

昼则发热，夜则安静，是阳气自旺于阳分也。

昼则安然，夜则发热烦燥，是阳气下陷入阴中也，名曰热入血室。

昼则发热烦燥，夜则发热烦燥，是重阳无阴也。当亟泻其阳，峻补其阴。

夜则恶寒，昼则安静，是阴血自旺于阴分也。

夜则恶寒，昼则恶寒，是重阴无阳也，当亟泻其阴，峻补其阳。

夜则安静，昼则恶寒，是阴气上溢于阳中也。

夫五脏有邪，各有身热，其状各异，以手扪摸有三法：以轻手扪之则热，重按之则不热，是热在皮毛血脉也；重按之至筋骨之分则热蒸手极甚，轻手则不热，是邪在筋骨之间也；轻手扪之不热，重加力以按之不热，不轻不重按之而热，是在筋骨之上，皮毛血脉之下，乃热在肌肉也。此为三法，以三黄丸通治之，细分之为五等。

肺热者，轻手乃得，但微按全无。是瞥瞥然见于皮毛之上，日西尤甚。乃皮毛之热，其证必见喘咳，洒淅寒热。轻者，泻白散；重者，凉膈散、白虎汤、地骨皮散。

心热者，心主血脉，微按至皮肤之下，肌肉之上，轻手乃得，微按至皮毛之下则热少，加力按之则全不热，是热在血脉也。日中大甚，乃心之热也。其证烦心、心痛、掌中热而哕，以黄连泻心汤、导赤散、朱砂安神丸、清凉饮子。

脾热者，轻手扪之不热，重按至筋骨又不热，不轻不重，在轻手重手之间，热在肌肉，遇夜尤甚。证必怠惰嗜卧，四肢不收，无气以动，泻黄散。

肝热者，重按之肌肉之下，至骨之上，乃肝之热，寅卯间尤甚。其脉弦，四肢满闷，便难转筋，多怒多惊，四肢困热，筋痿不能起于床。泻青丸、柴胡饮子。

肾热者，轻手重手俱不热，如重手按手骨分，其热蒸手如火，其人骨苏苏如虫蚀，其骨困热不任，亦不能起于床，滋肾丸、六味地黄丸。

治病必须求责

假令治病，无问伤寒、畜血、结胸、发黄等诸证，并一切杂证等，各当于六经中求责之。谓如黄证，或头痛腰脊强，恶寒，即有太阳证也。或身热、目痛、鼻干、不得卧，即有阳明证也。余皆仿此。

卷第七 脾胃论

目 录

脾胃盛衰论_{治法并方}

胃中元气盛，则能食而不伤，过时而不饥。脾胃俱旺，则能食而肥。脾胃俱虚，则不能食而瘦。或少食而肥，虽肥而四肢不举，盖脾实而邪气盛也。又有善食而瘦者，胃伏火邪于气分则能食，脾虚则肌肉削，即食㑊也。叔和谓：多食亦肌虚，此之谓也。

夫饮食不节则胃病，胃病则气短。精神少而生大热，有时显火上行，独燎其面。面热，足阳明病。胃病，则脾无所禀受。脾为死阴，不主时也，故亦从而病焉。

形体劳役则脾病，脾病则怠惰嗜卧，四肢不收，大便泄泻。脾既病，则胃不能独行津液，故亦从而病焉。

大抵脾胃虚弱，阳气不能生发，是春夏之令不行，五脏之气不生。脾病则下流乘肾，土克水则骨乏无力，是为骨蚀。令人骨髓空虚，足不能履地，是阴气重叠，此阴盛阳虚之证。汗之则愈，下之则死。若用辛甘之药滋胃，当升当浮，使生长之气旺。言其汗者，非正发汗也，为助阳也。

夫胃病其脉缓，脾病其脉迟，若人当脐有动气，按之牢若痛。乃火乘土位，其脉洪缓，更有身热，心中不便之证。此阳气衰弱不能生发，不当于五脏中用药法治之，当从《脏气法时论》中升降浮沉补泻法用药耳。

如脉缓，怠惰嗜卧，四肢不收，或大便泄泻，此湿胜，从平胃散。若脉弦，气弱自汗，四肢发热，或大便泄泻，或皮毛枯槁、发脱落，从黄芪建中汤。脉虚而血弱，于四物汤中摘一味或二味，以本显证中加之。或真气虚弱，及气短脉弱，从四君子汤。或小便秘涩，赤黄多少，从五苓散去桂，摘一二味加正药中。以上五药，当于本证中随所兼见证加减。

假令表虚自汗，春夏加黄芪，秋冬加桂。如腹中急缩，或脉弦，加防风；急甚加甘草；腹中窄狭，或气短者亦加之；腹满、气不转者勿加。虽气不转，而脾胃中气不和者勿去，但加厚朴以破滞气，然亦不可多用，于甘草五分中加一分可也。腹中夯闷，此非腹胀，乃散而不收，可加芍药收之。如肺气短促，或不足者，加人参、白芍药。中焦用白芍药，则脾中升阳，使肝胆之邪不敢犯也。腹中窄狭及缩急者去之，及诸酸涩药亦不可用。腹中痛者加甘草、白芍药，稼穑作甘，甘者己也。曲直作酸，酸者甲也。甲己化土，此仲景妙法也。腹痛兼发热加黄芩；恶寒或腹中觉寒加桂；怠惰嗜卧有湿，胃虚不能食，或沉困，或泄泻，加苍术；自汗加白术；小便不利，加茯苓，渴亦如之；气弱者，加白茯苓、人参；气盛者，加赤茯苓、缩砂仁；气复不能转运，有热者，微加黄连；心烦乱亦加之；小便少者加猪苓、泽泻；汗多，津液竭于上，勿加之，是津液还入胃中，欲自行也。不渴而小便闭塞不通，加炒黄柏、知母。小便涩者加炒滑石；小便淋漓者，加泽泻。且五苓散治渴而小便不利，无恶寒者不得用桂。不渴而小便自利，妄见妄闻，乃瘀血证，用炒黄柏、知母，以除肾中燥热。窍不利而淋，加泽泻、炒滑石。只治窍不利者，六一散中加木通亦可。心脏热者，用钱氏方中导赤散。中满或但腹胀者，加厚朴；气不顺，加橘皮；气滞，加青皮一、橘皮三。气短，小便利者，四君子汤中去茯苓，加黄芪以补之。如腹中气不转者，更加甘草一半。腹中刺痛或周身刺痛者，或里急者，腹中不宽快者是也。或虚坐而大便不得者，皆血虚也。血虚则里急，或血气虚弱而目睛痛者，皆加当归身。头痛者加川芎，苦头痛加细辛，此少阴头痛也。发脱落及脐下痛，加熟干地黄。

予平昔调理脾胃虚弱，于此五药中加减，如五脏证中互显一二证，各对证加药无不验。然终不能使人完复，后或有因而再至者，亦由督、任、冲三脉为邪，皆胃气虚弱之所致也。法虽依证加减，执方料病，不依《素问》法度耳。是以检讨《难》《素》及《黄帝针经》中说脾胃不足之源，乃阳气不足，阴气有余，当从六气不足，升降浮沉法，随证用药治之。盖脾胃不足，不同余脏，无定体故也。其肝心肺肾有余不足，或补或泻，惟益脾胃之药为切。

经言：至而不至，是为不及，所胜妄行，所生受病，所不胜乘之也。

至而不至者，谓从后来者为之虚邪，心与小肠来乘脾胃也。脾胃脉中见浮大而弦，其病或烦躁闷乱，或四肢发热，或口干、舌干、咽干。盖心生火，小肠主热，火热来乘土位，乃湿热相合，故烦躁闷乱也。四肢者，脾胃也。火乘之，故四肢发热也。饮食不节，劳役所伤，以致脾胃虚弱，乃血所生病。主口中津液不行，故口干、咽干。病人自以为渴，医者治以五苓散，谓止渴燥，而反加渴燥，乃重竭津液以至危亡。经云：虚则补其母。当于心与小肠中，以补脾胃之根蒂也。甘温之药为之主，以苦寒之药为之使，以酸味为之臣佐，以其心主缓，急食酸以收。心火旺则肺金受邪，金虚则以酸补之，次以甘温及甘寒之剂，于脾胃中泻心火之亢盛，是治其本也。

所胜妄行者，言心火旺，能令母实。母者，肝木也。肝木旺，则火之势无所畏惧而妄行也。故脾胃先受之，或身体沉重，走疰疼痛，盖湿热相搏，而风热郁而不得伸，附着于有形也。或多怒者，风热下陷于地中。或目病而生内障者，脾裹血，胃主血，心主脉，脉者血之府也。或云心主血，又云肝主血，肝之窍开于目也。或妄见妄闻，起妄心，夜梦亡人，四肢满闭转筋，皆肝木火盛而为邪也。或生痿，或生痹，或生厥，或中风，或生恶疮，或作肾痿，或为上热下寒，为邪不一，皆风热不得生升长，而木火遏于有形中也。

所生受病者，言肺受土、火、木之邪，而清肃之气伤。或胸满、少气、短气者，肺主诸气，五脏之气皆不足，而阳道不行也。或咳嗽寒热者，湿热乘其内也。

所不胜乘之者，水乘木之妄行，而反来侮土。故肾入心为汗，入肝为泣，入脾为涎，入肺为痰、为嗽、为涕、为嚏，为水出鼻也。一说下元土盛克水，致督、任、冲三脉盛，火旺煎熬，令水沸腾而乘脾肺，故痰涎唾出于口也。下行为阴汗，为外肾冷，为足不任身，为脚下隐痛，或水附木势而上，为眼涩，为眵，为泪，此皆由肺金之虚而寡于畏也。

夫脾胃不足，皆为血病。是阳气不足，阴气有余，故九窍不通。诸阳气根于阴血中，阴血受火邪则阴盛，阴盛则上乘阳分，而阳道不行，无生发升腾之气也。夫阳气走空窍者也，阴气附形质者也。如阴气附于土，阳气升于天，则各安其分也。

今所立方中，有辛甘温药者，非独用也。复有甘苦大寒之剂，亦非独用。以火酒二制为之使，引苦甘寒药至顶，而复入于肾肝之下，此所谓升降浮沉之道，自偶而奇、奇而至偶者也。阳分奇，阴分偶。泻阴火，以诸风药，升发阳气，以滋肝胆之用，是令阳气生，上出于阴分，末用辛甘温药按其升药，使大发散于阳分也，而令走九窍。经云：食入于胃，散精于肝，淫气于筋。食入于胃，浊气归心，淫精于脉；脉气流经，经气归于肺；肺朝百脉，输精于皮毛；毛脉合精，行气于腑。且饮食入胃，先行阳道，而阳气升浮也。浮者，阳气散满皮毛，升者，充塞头顶，则九窍通利也。若饮食不节，损其胃气，不能克化，散于肝，归于心，溢于肺，食入则昏冒欲睡，得卧则食在一边，气暂得舒，是知升发之气不行者此也。饮入于胃，游溢精气，上输于脾，脾气散精，上归于肺。病人饮入胃，遽觉至脐下，便欲小便。由精气不输于脾，不归于肺，则心火上攻，使口燥咽干，是阴气大盛，其理甚易知也。况脾胃病则当脐有动气，按之牢若痛，有是者乃脾胃虚，无是则非也，亦可作明辨矣。

脾胃不足，是火不能生土，而反抗拒，此至而不至，是为不及也。

白术君　人参臣　甘草佐　芍药佐　黄连使　黄芪臣　桑白皮佐诸风药皆是风能胜湿也，诸甘温药亦可

心火亢盛，乘于脾胃之位，亦至而不至，是为不及也。

芍药佐　石膏佐　黄连君　知母佐　黄柏臣　甘草使　生地黄臣　黄芩佐

肝木妄行，胸胁痛，口苦舌干，往来寒热而呕，多怒，四肢满闭，淋溲，便难，转筋，腹中急痛，此所不胜乘之也。

羌活佐　防风臣　升麻使　柴胡君　独活佐　芍药臣　甘草臣　白术佐　茯苓佐　猪苓　泽泻佐　肉桂臣　藁本　川芎　细辛　蔓荆子　白芷　石膏　黄柏佐　知母　滑石

肺金受邪，由脾胃虚弱不能生肺，乃所至受病也。故咳嗽气短，气上，皮毛不能御寒，精神少而渴，情惨惨而不乐，皆阳气不足，阴气有余，是体有余而用

不足也。

人参君　白术佐　白芍药佐　橘皮臣　青皮以破滞气　黄芪臣　桂枝佐　桔梗引用　桑白皮佐　甘草诸酸之药皆可　木香佐　槟榔　五味子佐，此三味除客气

肾水反来侮土，所胜者妄行也。作涎及清涕唾，唾多，溺多而恶寒者是也。土火复之，及三脉为邪，则足不任身，足下痛，不能践地，骨乏无力，喜睡，两丸冷，腹阴阴而痛，妄闻妄见，腰脊背胛皆痛。

白术臣　苍术佐　川乌头臣　干姜君　肉桂佐，去皮，少许　茯苓佐　泽泻使　猪苓佐　附子佐，炮，少许

夫饮食入胃，阳气上行，津液与气入于心，贯于肺，充实皮毛，散于百脉。脾禀气于胃，而浇灌四旁，荣养气血者也。今饮食损胃，劳倦伤脾，脾胃虚则火邪乘之而生大热，当先于心分补脾之源，盖土生于火，兼于脾胃中泻火之亢甚，是先治其标，后治其本也。且湿热相合，阳气日已虚，阳气虚则不能上升，而脾胃之气下流，并于肾肝，是有秋冬而无春夏。春主升，夏主浮，在人则肝心应之，弱则阴气盛，故阳气不得经营。阳本根于阴。惟泻阴中之火，味薄风药升发，以神阳气，则阴气不病，阳气生矣。

假令不能食而肌肉削，乃本病也。其右关脉缓而弱，本脉也。而本部本证脉中兼见弦脉，或见四肢满闭淋溲、便难、转筋一二证，此肝之脾胃病也。当于本经药中加风药以泻之。

本部本证脉中兼见洪大，或见肌热、烦热、面赤而不能食、肌肉消一二证，此心之脾胃病也，当于本经药中加泻心火之药。

本部本证脉中兼见浮涩，或见气短、气上、喘咳、痰盛、皮涩一二证，此肺之脾胃病也，当于本经药中兼泻肺之体及补气之药。

本部本证脉中兼见沉细，或见善恐、欠之证，此肾之脾胃病也，当于本经药中，加泻肾水之浮，及泻阴火伏炽之药。病有逆从，治有反正，除四反治法，不须论之。惟有阳明、厥阴，不从标本，从乎中也。假如时在长夏，于长夏之令中立方，谓正当主气衰而客气旺之时也。后之处方者，当从此法加时令药，名曰**补脾胃泻阴火升阳汤**。

补脾胃泻阴火升阳汤

羌活一两　升麻八钱　柴胡一两半　黄芪一两，臣　人参七钱，臣　甘草一两，炙　黄芩七钱　黄连去须，酒制，半两，炒，为臣为佐　石膏少许，长夏微用，过时去之，从权　苍术一两，去皮，泔浸，剉碎，秤

上件㕮咀，每服秤三钱，水二盏，煎一盏，去滓，大温服，早饭后、午饭前，间日服。服药前，宜减食，宜美食。服药讫，忌语话一二时辰许，及酒、湿面、

大料物之类，恐大湿热之物，复助火邪而愈损元气也。亦忌冷水及寒凉、淡渗之物及诸果，恐阳气不能生旺也。宜温食及薄滋味以助阳气。大抵此法此药，欲令阳气升浮耳。若渗泄淡味，皆为滋阴之味，为大禁也。虽然亦有从权而用。如见肾火旺及督、任、冲三脉旺盛，则用黄柏、知母，酒洗讫，火炒制加之，若分两则临病斟酌，不可久服，恐阴气而为害。小便赤或涩当利之，大便涩当行之，此亦从权也，得利勿再服。此虽立食禁，如无可食之物，一切禁之，则胃气失所养矣，亦当从权而食之，以滋胃也。

肺之脾胃虚论

脾胃之虚，怠惰嗜卧，四肢不收。时值秋燥令行，湿热少退。体重节痛，口苦舌干，食无味，大便不调，小便频数，不嗜食，食不消，兼见肺病，洒淅恶寒，惨惨不乐，面色恶而不和，乃阳气不伸故也。当升阳益胃，名之曰升阳益胃汤。

升阳益胃汤

羌活半两　柴胡三钱　独活半两　防风半两，以其秋旺，故以辛温泻之　白术三钱　人参一两　炙甘草一两　半夏汤洗，一两，此一味脉涩者宜用　泽泻三钱，不淋勿用　黄芪二两　黄连二钱　茯苓三钱。小便利、不渴者勿用　橘皮不去穰，四钱　白芍药五钱。何故秋旺用人参、白术、芍药之类反补肺？为脾胃虚，则肺最受病，故因时而补，易为力也

上咬咀，每服秤三钱，生姜五片，枣二枚去核，水三盏，同煎至一盏，去滓，温服。早饭午饭之间服之。禁忌如前。其药渐加至五钱止。服药后，如小便罢而病加增剧，是不宜利小便，当少去茯苓、泽泻。若喜食，初一二日不可饱食，恐胃再伤，以药力尚少，胃气不得转运升发也。须薄滋味之食，或美食，助其药力，益升浮之气而滋其胃气也。慎不可淡食以损药力，而助邪气之降沉也。可以小役形体，使胃与药得转运升发，慎勿大劳役使复伤。若脾胃得安静尤佳。若胃气稍强，少食果，以助谷药之力。经云：五谷为养，五果为助者，此也。

君臣佐使法

有毒无毒，所治为主。主病者为君，佐君者为臣，应臣者为使。一法力大者为君。凡药之所用，皆以气味为主，补泻在味，随时换气。气薄者为阳中之阴，气厚者为阳中之阳。味薄者，为阴中之阳，味厚者，为阴中之阴。辛、甘、淡中热者为阳中之阳；辛、甘、淡中寒者，为阳中之阴；酸、苦、咸之寒者，为阴中之阴；酸、苦、咸之热者，为阴中之阳。夫辛、甘、淡、酸、苦、咸，乃味之阴阳，又为地之阴阳也。温、凉、寒、热，乃气之阴阳，又为天之阴阳也。气味生成，而阴阳造化之机存焉。一物之内，气味兼有，一药之中，理性具焉。主对治疗，由是而出。

假令治表实，麻黄、葛根；表虚，桂枝、黄芪；里实，枳实、大黄；里虚，人参、芍药；热者，黄芩、黄连；寒者，干姜、附子之类为君，君药分两最多，臣药次之，使药又次之，不可令臣过于君，君臣有序，相与宣摄，则可以御邪除病矣。如阳脉涩，阴脉弦，法当腹中急痛。以芍药之酸于土中泻木[1]为君；饴糖、炙甘草甘温补脾养胃为臣，水挟木势亦来侮土，故脉弦而腹痛，肉桂大辛热，佐芍药以退寒水，姜、枣甘辛温发散阳气，行于经脉皮毛为使，建中之名，于此见焉。有缓、急、收、散、升、降、浮、沉、涩、滑之类非一，从权立法于后。

皮毛、肌肉之不伸，无大热，不能食而渴者，加葛根半两；燥热及胃气上冲，为冲脉所逆，或作逆气而里急者，加炒黄柏、知母；觉胸中热而不渴，加炒黄芩；如胸中结滞气涩，或有热病者，亦各加之。如食少而小便少者，津液不足也，勿利之，益气补胃自行矣。

气弱气短者，加人参。只升阳之剂助阳，尤胜加人参。恶热、发热而燥渴，脉洪大，白虎汤主之；或喘者，加人参；如渴不止，寒水石、石膏各等分，少少与之，即钱氏方中甘露散，主身大热而小便数，或上饮下溲，此燥热也；气燥，加白葵花；血燥，加赤葵花。

如脉弦，只加风药，不可用五苓散；如小便行病增者，此内燥津液不能停，当致津液，加炒黄柏、赤葵花。

心下痞闷者，加黄连一、黄芩三，减诸甘药。不能食，心下软而痞者，甘草泻心汤则愈。痞有九种，治有仲景汤五方泻心汤。

喘满者，加炙厚朴[2] 小便不利者加之，小便利为禁药也。

胃虚弱而痞者，加甘草。

喘而小便不利者，加苦葶苈[3]。

气短气弱而腹微满者，不去人参去甘草，加厚朴，然不若苦味泄之，而不令大便行。如腹微满而气不转加之。

中满者，去甘草，倍黄连，加黄柏，更加三味五苓散少许。此病虽宜升宜汗，如汗多亡阳，加黄芪。四肢肌热烦热肌者，手足之肌肤也，与羌活、柴胡、升麻、葛根、甘草则愈。

鼻流清涕、恶风，或项、背、脊、膂强痛，羌活、防风、甘草等分，黄芪加倍，临卧服之。

---

① 土中泻木：原作"上泻术"，据《脾胃论》改。

② 厚朴：此后注文"小便不利者加之，小便利为禁药也"，《古今医统正脉全书》本《脾胃论》无。详见"苦葶苈"条。

③ 苦葶苈：古今医统正脉全书本《脾胃论》"苦葶苈"句后有"小便不利者加之，小便利为禁药也"，然《四库全书》本《脾胃论》与底本同，虽疑似有误，仍谨依底本，未做改动。

有大热、脉洪大，加苦寒剂而热不退者，加石膏。如脾胃中热，加炒黄连、甘草。

凡治此病脉数者，当用黄柏，或少加黄连，以柴胡、苍术、黄芪、甘草，更加升麻，得汗出则脉必下，乃火郁则发之也。

如证退而脉数不退，不洪大而疾有力者，多减苦药加石膏。如大便软或泄者，加桔梗，食后服之。此药误用，则其害非细，用者旋旋加之。如食少者，不可用石膏，石膏善能去脉数疾。病退脉数不退者，死不治。如不大渴，亦不可用。如脉弦而数者，此阴气也。风药升阳以发火郁，则脉数峻退矣。以上五法，加减未尽，以明大概耳。

分经随病制方

风寒汗出，肩背痛，中风，小便数而欠者，风热乘其肺，使肺气郁甚也。当泻风热，以**通气防风汤**主之。

通气防风汤

柴胡一钱　羌活半钱　升麻一钱　藁本三分　防风半钱　青皮二分　橘皮半钱黄芪一钱　人参半钱　白豆蔻二分　甘草半钱　黄柏二分

上㕮咀，都作一服，水二大盏，煎至一盏，去滓，温服，食后。气盛者宜服；面白脱色，气短者勿服。

小便遗失者，肺气虚也，宜安卧养气，禁劳役，以黄芪、人参之类补之。不愈，当责有热，加黄柏、生地黄。

肩背痛不可回顾，此手太阳气郁而不行，以风药散之。

如脊痛项强，腰似折，项似拔，上冲头痛，乃足太阳经不行也，以**羌活胜湿汤**主之。

羌活胜湿汤

羌活一钱　独活一钱　藁本半钱　防风半钱　蔓荆子三分　川芎二分　炙甘草半钱

上㕮咀，都作一服，水二盏，煎至一盏，去滓，温服，食后。如身重，腰沉沉然，乃经中有湿热也，更加黄柏一钱，附子半钱，苍术二钱。

如腿脚沉重者无力者，加酒洗汉防己半钱，轻则附子，重则川乌头少许，以为引用而行经也。

如卧而多惊，小便淋溲者，邪在少阳、厥阴，亦用太阳经药，更加柴胡半钱；如淋加泽泻半钱，此下焦风寒二经合病也。肾肝之病同一治，为俱在下焦，非风药行经不可也。

如大便后有白脓，或只便白脓者，因劳役气虚，伤大肠也，以黄耆人参汤补之；如里急频见者，血虚也，更加当归。

如肺胀膨膨而喘咳，胸高气满，壅盛而上奔者，多加五味子，人参次之，麦门冬又次之，黄连少许。

如甚则交两手而瞀者，真气大虚也。若气短加黄芪、五味子、人参；气盛加五味子、人参、黄芩、荆芥穗，冬月去荆芥穗，加草豆蔻仁。

如嗌痛颔肿，脉洪大面赤者，加黄芩、桔梗、甘草各半钱。

如耳鸣，目黄，颊颔肿，颈、肩、臑、肘、臂外后廉痛，面赤，脉洪大者，以羌活、防风、甘草、藁本通其经血，加黄芩、黄连消其肿，以人参、黄芪益其元气而泻其火邪。如脉紧者寒也，或面白善嚏，或面色恶，皆寒也，亦加羌活等四味，当泻足太阳，不用连、芩，少加附子以通其脉，面色恶，多悲恐者，更加桂、附。

如便白脓少有滑，频见污衣者，气脱，加附子皮，甚则加米壳。如气涩者，只以甘药补气，当安卧不语，以养其气。

饮食劳倦所伤补中益气汤方并加减已在前《发明》内附。

脾胃虚弱随时为病随病制方

夫脾胃虚弱，必上焦之气不足，遇夏天气热盛，损伤元气，怠惰嗜卧，四肢不收，精神不足，两脚痿软，遇早晚寒厥，日高之后，阳气将旺，复热如火。乃阴阳气血俱不足，故或热厥而阴虚，或寒厥而气虚。口不知味，目中溜火，而视物䀮䀮无所见。小便频数，大便难而结秘，胃脘当心而痛，两胁痛或急缩。脐平周围，如绳束之急，甚则如刀刺，腹难舒伸。胸中闭塞，时显呕哕，或有痰嗽，口沃白沫，舌强，腰、背、胛眼皆痛，头痛时作，食不下，或食入即饱，全不思食。自汗尤甚，若阴气覆在皮毛之上。皆天热之热助本病也，乃庚大肠，辛肺金为热所乘而作。当先救元气，理落庚辛之不足，以**黄芪人参汤**主之。

黄芪人参汤

人参去芦，五分　炙甘草二分　白术五分　黄芪一钱，如自汗过多时更加一钱　橘皮五分，不去白　炒曲三分　五味子九个　苍术半钱，无汗或有汗多更加半钱　升麻六分　麦门冬去心，五分　当归酒洗，二分，用身　黄柏酒洗，三分，以救水之源

上件同㕮咀，都作一服，水二盏，煎至一盏，去滓，稍热服，食远或空心服之。忌酒、湿面、大料物之类及过食冷物。

如心痞闷，加黄连二分或三分。如胃脘当心痛，减大寒药，加草豆蔻仁五分。

如胁下痛，或缩急，加柴胡二分或三分。

如头痛，目中溜火，加黄连二分或三分，川芎三分。

如头目不清利，上壅上热，加蔓荆子三分，藁本二分，细辛一分，川芎三分，生地黄二分。

如气短，精神如梦寐之间，困乏无力，加五味子九个。

如大便涩滞，隔一二日不见者，致食少，食不下，血少，血中伏火而不得润也。加当归身、生地黄各半钱，桃仁三枚汤洗去皮尖，另研。如大便通，所加之药勿再服。

如大便又不快利者，勿用别药，少加大黄煨半钱。如不利者，非血结，血秘而不通也。是热则生风，其病人必显风证，单血药不可复加之，常服黄芪人参汤，药只用羌活半两，防风半两，二味㕮咀，以水四盏，煎至一盏，去滓，空心服之，其大便必大走也，一服便止。

如胸中气滞加青皮皮薄清香可爱者，一分或二分，并去白橘皮倍之，去其邪气。此病本元气不足，惟当补元气，不当泻之。

如气滞大甚，或补药大过，或病人心有忧滞郁结之事，更加木香二分或三分，白豆蔻仁二分，缩砂仁二分或三分，与正药同煎服。

如复痛不恶寒者，加白芍药半钱，黄芩二分，却减五味子。

夫脾胃虚弱，遇六七月间河涨霖雨，诸物皆润，人汗沾衣，身重短气，甚则四肢痿软，行步不正，脚欹，眼黑欲倒，此肾水与膀胱俱竭之状也，当急救之。滋肺气，以补水之上源；又使庚大肠不受邪热，不令汗大泄也。汗泄甚则止津液，则七神无所依。津液相成，神乃自生。津者，庚大肠所主，三伏之义，为庚金受囚也。若正津液，汗大泄，湿令亢甚，则清肃之气止，燥金受囚，风木无可以制。故风湿相搏，骨节烦疼，一身尽痛，亢则害承乃制是也。五月常服五味子，是泻丙火，补庚大肠，益五脏之元气。壬膀胱之寒已绝于巳，癸肾水已绝于午，今更逢湿旺，助热为邪，西方、北方之寒清绝矣。圣人立法，夏月宜补者，补天元真气，非补热火也，令人夏食寒是也。为热伤元气，以人参、麦门冬、五味子生脉。脉者，元气也；人参之甘，补元气、泻热火也；麦门冬之苦寒，补水之源而清肃燥金也；五味子之酸以泻火，补庚大肠与肺金也。

当此之时，无病之人，亦或有二证：或避暑热，纳凉于深堂大厦得之者，名曰中暑。其病必头痛恶寒，身形拘急，肢节疼痛而烦心，肌肤火热无汗，为房室之阴寒所遏，使周身阳气不得伸越，意多以大顺散主之是也。

若行人或农夫，于日中劳役得之者，名曰中热。其病必苦头痛，发燥热，恶热，扪之肌肤大热，必大渴引饮，汗大泄，无气以动，乃为天热外伤肺气，苍术白虎汤主之。

洁古云：动而得之为中热，静而得之为中暑。中暑者阴证，当发散也；中热者阳证，为热伤元气，非形体受病也。若虚损脾胃，有宿痰之人，遇此天暑，将理失所，违时伐化，必困乏无力，懒语气短，气弱气促，似喘非喘，骨乏无力，其形如梦寐，朦朦如烟雾中，不知身所有也，必大汗泄。若风犯汗眼、皮肤，必搐项筋，皮枯毛焦，身体皆重，肢节时有烦疼，或一身尽痛，或渴或不渴，或小便黄涩，此风湿相搏也。头痛或头重，上热壅盛，口鼻气短，气促，身心烦乱，有不生之意，情思惨凄，此阴盛阳之极也。病甚则传肾肝为痿厥。厥者，四肢如在火中为热厥，四肢寒冷者为寒厥。寒厥则腹中有寒，热厥则腹中有热，为脾主四肢故也。若肌肉濡渍，痹而不仁，传为肉痿证。证中皆有肺疾，用药之人当以此调之。气上冲胸，皆厥证也。痿者，四肢痿软而无力也，其心烦冤不止。厥者，气逆也，甚则大逆，故曰厥逆。其厥、痿多相须也。于前已立黄芪人参五味子麦门冬汤中，每服加白茯苓二分，泽泻四分，猪苓一分、白术一分。如小便快利不黄涩者，只加泽泻二分，与二术上下分消其湿。

如行步不正，脚膝痿弱，两足欹侧者，已中痿邪，加酒洗黄柏、知母三分或五分，令二足涌出气力矣。

如汗大泄者，津脱也，急止之，加五味子六个，炒黄柏五分，炒知母三分，不令妨其食，当以意斟酌。若妨食则止，候食进，则再服。三里、气街，以三棱针出血。若汗不减不止者，于三里穴下三寸上廉穴出血。禁酒、湿面。

夫痿者，湿热乘肾肝也，当急去之。不然，则下焦元气竭尽而成软瘫，必腰下不能动，心烦冤而不止也。若身重减，气不短，小便如常，及湿热之令退时，或所增之病气退者，不用五味子、泽泻、茯苓、猪苓、黄柏、知母、苍术、白术之药，只依本病中证候加减；常服药亦须用酒黄柏二分或三分。如更时令，清燥之气大行，却加辛温泻之。若湿气胜，风证不退，眩运、麻木不已，**除风湿羌活汤**主之。

除风湿羌活汤

羌活一两 防风去芦，一钱 柴胡五分 藁本三分 独活五分 茯苓二分 泽泻二分 猪苓去皮，二分 黄芪一钱 炙甘草半钱 橘皮三分 黄柏三分 黄连一分 苍术酒浸去皮，秤一钱 升麻七分 川芎三分，去头痛

上㕮咀，每服秤三钱或五钱，水二盏，煎至一盏，去滓，稍热服，量虚实施用。如有不尽证候，依加减法用之。

夫脉弦、洪、缓，而沉按之中、之下得时一涩，其证四肢满闭，肢节烦疼，难以屈伸，身体沉重，烦心不安，忽肥忽瘦，四肢懒倦，口失滋味，复难舒伸，大小便清利而数，或上饮下便，或大便涩滞不行，一二日一见，夏月飧泄，米谷不化，或便后见血、见白脓，胸满短气，膈咽不通，或痰嗽稠粘，口中沃沫，食入反出，耳鸣耳聋，目中流火，视物昏花，努肉红丝，热壅头目，不得安卧，嗜

卧无力，不思饮食，**调中益气汤**主之。

调中益气汤

升麻二分　黄芪一钱　甘草五分　苍术五分　木香一分或二分　人参五分，有者去之[①]　柴胡二分，二味[②]为气不足，胃气与脾气下留，乃补上气，从阴引阳也　橘皮二分，如腹中气不得运转者，更加一分

上件剉麻豆大，都作一服，水二盏，煎至一盏，去滓，带热服，宿食消尽服之。宁心绝思，药必神效。盖病在四肢、血脉，空腹在旦是也。

如时显热躁，是下元阴火蒸蒸发也，加真生地黄二分，黄柏三分，

如大便虚坐不得，或大便了而不了，腹常逼迫，血虚血涩也，加当归身三分[③]。

如身体沉重，虽小便数多，亦加茯苓二分，苍术一钱，泽泻五分，黄柏三分时暂从权而祛湿也，不可常用，兼足太阴已病，其脉亦终于心中，故显湿热相合而生烦乱。

如胃气不和，加汤洗半夏半钱，生姜三片，有嗽加生姜、生地黄二分，以制半夏之毒。痰厥头痛，非半夏不能除，此足太阳经邪所作也。如无以上证，只服：

黄芪一钱　人参三钱　甘草五分　橘皮酒洗，二分　柴胡二分　升麻二分　苍术五分　黄柏酒洗，二分

上件剉如麻豆大，依前煎服。

如秋冬之月，胃脉四道为冲任脉所逆，并胁下少阳脉二道而反上行，病名曰厥逆。其证气上冲咽不得息，而喘息有音不得卧，加吴茱萸半钱或一钱半，汤洗去苦，观厥气多少而用之。

如夏月有此证者，为大热也。盖此病随四时为寒、热、温、凉也，宜以酒黄连、酒黄柏、酒知母各等分，为细末，熟汤为丸，梧桐子大，每服二百丸，白汤送下，空心服，以食压之。

长夏湿热胃困尤甚用清暑益气汤论

气虚身热，得之伤暑，热伤气故也。有所远行劳倦，逢大热而渴，渴则阳气内伐，内伐则热舍于肾。肾者水脏也，今水不能胜火，则骨枯髓虚，足不任身，发为骨痿。骨痿者，生于大热也。此湿热成痿，令人骨乏无力，故治痿独取于阳明。时当长夏，湿热大胜，蒸蒸而炽，人感之多四肢困倦，精神短少，懒于动作，胸满气促，肢节沉疼，或气高而喘，身热而烦，心下膨闭，小便黄而数，大便溏而频，或痢出黄如糜，或如泔色，或渴或不渴，不思饮食，自汗体重。或汗少者，

---

① 人参五分有者去之：此处言有气者去之。

② 二味：此处指人参、柴胡。

③ 当归身三分：原无剂量，依古今医统正脉全书本《脾胃论》补。

血先病而气不病也，其脉中得洪缓。若湿气相搏，必加之以迟。迟，病虽互换少瘥，其天暑湿令则一也。宜以清燥之剂治之。阳气者，卫外而为固也。炅则气泄。今暑邪干卫，故身热自汗，以黄芪甘温补之为君；人参、橘皮、当归、甘草甘微温，补中益气为臣；苍术、白术、泽泻渗利而除湿；升麻、葛根甘苦平，善解肌热，又以风胜湿也。湿胜则食不消而作痞满，故炒曲甘辛，青皮辛温，消食快气。肾恶燥，急食辛以润之，故以黄柏苦辛寒，借甘味泻热补水，虚者滋其化源，以人参、五味子、麦门冬酸甘微寒，救天暑之伤于庚金为佐，名曰**清暑益气汤**。

清暑益气汤

黄芪一钱，汗少减半钱　人参半钱　升麻一钱　泽泻半钱　苍术泔浸，一钱　炙甘草三分　葛根二分　五味子九个　白术半钱　神曲炒，半钱　麦门冬去心，三分　黄柏酒洗二分或三分　当归身三分　橘皮半钱　青皮去白，二分半

上件同㕮咀，都作一服，水二大盏，煎至一盏，去滓，大温服，食远。剂之多少，临卧斟酌。此病皆由饮食劳倦，损其脾胃，乘天暑而病作也。但药中犯泽泻、猪苓、茯苓、灯草、通草、木通淡渗利小便之类，皆从时令之旺气，以泻脾胃之客邪，而补金水之不及也。此正方已是从权而立之。若于无时病湿热脾旺之证，或小便已数，肾肝不受邪者误用之，必大泻真阴，竭绝肾水，先损两目也。复立变证加减法于后。

心火乘脾，乃血受火邪，而不能外发，阳气伏于地中，地者人之脾也，必用当归和血，少用黄柏以益真阴。

脾胃不足之证，须少用升麻，乃足阳明太阴引经之药也。使行阳道，自脾胃中右迁，少阳行春令，生万化之根蒂也。更少加柴胡，使诸经右迁，生发阴阳之气，以滋春之和气也。

脾虚，缘心火亢甚而乘其土也。其次，肺气受邪，为热所伤，必须用黄芪最多，甘草次之，人参又次之，三者皆甘温之阳药也。脾始虚，肺气先绝，故用黄芪之甘温，以益皮毛之气而闭腠理，不令自汗而损其元气也；上喘、气短、懒语，须用人参以补之；心火乘脾，须用炙甘草以泻火热，而补脾胃中元气，甘草最少，恐资满也。若脾胃之急痛，并脾胃太虚，腹中急缩，腹皮急缩者，却宜多用之。若从权，加升麻以引之，恐左迁之邪坚盛，卒不肯退，反行阴道，故使引阳道上行，若中满者，去甘草；咳甚者，去人参。如口干、嗌干者，加葛根。

血虚以人参补之，阳旺则能生阴血也，更加当归和血。又宜加黄柏，以救肾水。盖甘寒泻热火，火减则心气平安。如烦乱犹不能止，少加黄连以去之。

如气浮心乱，则以朱砂安神丸镇固之。如心下痞，亦少加黄连。气乱于胸，为清浊相干，故以橘皮理之，能助阳气之升，又助甘辛为用也。

长夏湿土客邪大旺，可从权加苍术、白术、泽泻，上下分消其湿热之气。湿气大胜，主食不消化，故食减，不知谷味，加炒曲以消之。复加五味子、麦门冬、人参，泻火益肺气，助秋损也，此三伏中长夏正旺之时药也。

随时加减用药法

浊气在阳，乱于胸中，则腹满闭塞，大便不通。夏月宜少加酒洗黄柏大苦寒之味，冬月宜加吴茱萸大辛苦热之药以从权，乃随时用气，以从权乃随时用气，以泻浊气之不降也。借用大寒之气于甘药中，故曰甘寒泻热火也，亦须用发散寒气，辛温之剂多，黄柏少也。

清气在阴者，乃人之脾胃气衰，不能升发阳气，故用升麻、柴胡助辛甘之味，以引元气之升，不令飧泄也。

堵塞咽喉，阳气不得出者曰塞；阴气不得下降者曰噎。夫噎迎逆于咽喉胸膈之间，令诸经不行，则口开、目瞪、气欲绝，当先用辛甘气味俱阳之药，引胃气以治其本，加堵塞之药以泻其标也。寒月阴气大助阴邪于外，于正药内加吴茱萸，大热大辛苦之味，以泻阴寒之气。暑月阳盛，则于正药中加青皮、陈皮、益智、黄柏，散寒气，泻阴火之上逆；或以消痞丸合滋肾丸。滋肾丸者，黄柏、知母，微加肉桂，三味是也；或更以黄连别作丸；二药各七八十丸，空心约宿食消尽服之。待少时，以美食压之，不令胃中停留也。

如食少不饥，加炒曲。

如食已心下痞，别服橘皮枳术丸。

如脉弦，四肢满闭，便难而心下痞，加甘草、黄连、柴胡；如腹中气上逆者，是冲脉逆也，加黄柏三分，黄连一分半以泄之。

如大便闭燥，心下痞，加黄连、桃仁，少加大黄、当归身。

如心下痞，夯闷①，加白芍药、黄连。

如心下痞，腹胀，加五味子、白芍药、缩砂仁；如天寒，少加干姜或中桂。

如心下痞，中寒者，加附子、黄连。

如心下痞，呕逆者，加黄连、生姜、橘皮；如冬月，加黄连，少入丁香、藿香叶。

如口干嗌干，加五味子、葛根。

如胁下急或痛甚，俱加柴胡、甘草。

如胸中满闷郁郁然，加橘皮红、青皮、木香少许。

如头痛有痰，沉重懒倦者，乃太阴痰厥头痛，加半夏半钱，生姜二分或三分。

---

① 夯（hāng）闷：夯，本意为用来敲打地基，使其结实的工具。夯闷，指闷满且有密实感。

如腹中或周身间有刺痛，皆血涩不足，加当归身。

如哕，加五味子多，益智仁①。

如食不下，乃胸中胃上有寒，或气涩滞，加青皮、陈皮、木香，此三味为定法；冬天，加益智仁、草豆蔻仁；夏月，少用，更加黄连；秋月，气涩滞，食不下，更加槟榔、草豆蔻仁、缩砂仁，或加白豆蔻仁；如三春之月，食不下，亦用青皮少，陈皮多，更加风药，以退其寒覆其上；如初春犹寒，更少加辛热，以补春气之不足，以为风药之佐，益智、草豆蔻皆可也。

如脉弦者，见风动之证，以风药通之。

如脉涩，觉气涩滞者，加当归身、天门冬、木香、青皮、陈皮。有寒者，加桂枝、黄芪。

如胸中致塞，或气闭闷乱者，肺气涩滞而不行，宜破滞气者，青皮、陈皮，更少加木香、槟榔；冬月，加吴茱萸、人参，致塞因外寒所遏，必寸口脉弦或微紧，乃胸中大寒也。若加之舌上白胎滑者，乃丹田有热，胸中有寒，加黄柏、生地黄，勿作寒证治之。

如秋冬天气寒凉而腹痛者，加半夏，或益智，或草豆蔻之类。

如发热，或扪之而肌表热者，此表证也，只服补中益气汤一二服，得微汗则凉矣。

如脚膝痿软，行步乏力，或疼痛，乃肾肝中伏湿热，少加黄柏，空心服之，不愈，更增黄柏，加汉防己半钱，则脚膝中气力如故也。

如多唾，或唾白沫，胃口上停，寒也，加益智仁。

如少气不足以息者，服正药二三服；气犹短促者，为膈上及表间有寒所遏，当引阳气上伸，加羌活、独活，藁本最少，升麻多，柴胡次之，黄芪加倍。

肠澼下血论

如饮不节，起居不时者，阴受之。阴受之则入五脏，入五脏则腹满闭塞，下为飧泄，久为肠澼。夫肠澼者，水谷与血另作一泒滒②出也。今时值长夏，湿热大盛，正当客气胜而主气弱也，故肠澼之病甚，以**凉血地黄汤**主之。

凉血地黄汤

熟地黄半钱　知母剉，炒，一钱　青皮不去穰，半钱　槐子炒，半钱　当归半钱　黄柏去皮，剉，炒，一钱

上咬咀，都作一服，用水一盏，煎至七分，去滓，温服。如小便涩，脐下闷，

---

① 如哕……益智仁：《古今医统正脉全书》本《脾胃论》此句作"如哕，加五味子多，益智仁少"。

② 泒滒（gūjī）：表音词。形容水受压力而向外排出的声音。

或大便则后重，调木香、槟榔细末各半钱，稍热服，空心或食前。如里急后重，又不去者，当下之。如有传变，随证加减。

胃虚不能食，而大渴者，不可用淡渗之药止之，乃胃中元气少故也，与七味白术散补之。

发热恶热，大渴不止，烦躁，肌热不欲近衣，其脉洪大，按之无力者，或无目痛鼻干者，非白虎汤证也，此血虚发躁，当以黄芪一两，当归身二钱，上咬咀，水煎服。

如大便闭塞，或里急后重，数至圊^①而不能便，或少白脓，或少有血，慎勿利之，以**升阳除湿防风汤**举其阳，则阴气自降矣。

升阳除湿防风汤

苍术泔制，四两　防风二钱　白术一钱　白茯苓一钱　白芍药一钱

上件咬咀，除苍术另作片子，水一碗半，煮至二大盏，内诸药，同煎至一大盏，去滓，稍热服，空心食前。

调理脾胃治验治法用药若不明升降浮沉差互反损论 ^②

予病脾胃久衰。体重肢节疼痛，大便泄并下者三，而小便闭塞。以升阳风药治之。羌活、独活、柴胡、升麻各一钱，防风根截半钱，炙甘草根截半钱，同咬咀，水四中盏，煎至一盏，去滓，稍热服即愈。

白枢判素有脾胃虚损证，目疾时作，面目睛俱黄，小便或黄或白，大便不调，饮食减少，气短上气，怠惰嗜卧，四肢不收。六月中，目疾作，以泻肝散下数行，而前疾增剧。予谓大黄、牵牛，虽能除湿热，而不能走经络，下咽不入肝经。大黄苦寒，重虚其胃，牵牛味辛能泻气，重虚肺本，嗽大作。盖标实不去，本虚愈甚，适当暑雨，黄证增剧。于脾胃肺中泻外经中之湿热，制**清神益气汤**主之而愈。

清神益气汤

防风三分　生姜五分　苍术三分　茯苓二分　泽泻三分　升麻二分

此药能走经，除湿热而不守，故不泻本脏，补肺与脾胃本中气之虚弱。

橘皮二分　青皮一分　人参半钱　甘草生，二分　白术二分　白芍药二分

此药皆能守本而不走经。不走经者，不滋经络中邪；守者，能补脏之元气。

五味子三分　麦门冬二分　人参二分　黄柏一分

---

① 圊（qīng）：意为厕所，茅厕。

② 调理脾胃治验治法用药若不明升降浮沉差互反损论：原无，据《脾胃论》补。

此药去时令浮热湿蒸。

上件剉如麻豆大。都作一服，水二盏，煎至一盏，去滓，稍热，空心服。

范郎中素有脾胃证，时显颊躁，胸中不利，大便不通。以药利数行，复添吐逆。食不能停，痰唾稠黏，涌出不止，眼黑头旋，恶心烦闷，气短促上喘，无力不欲言。心神颠倒，目不敢开，如在风云中。头苦痛如裂，身重如山，四肢厥冷，不得安卧。予谓胃气已损，复下两次，则重虚其胃，而痰厥头痛作矣。制**半夏白术天麻汤**主之。

半夏白术天麻汤

天麻半钱　人参五分　白术一钱　苍术半钱　半夏汤洗七次，一钱半　橘皮一钱半　黄芪半钱　白茯苓半钱　泽泻半钱　炒曲一钱　干姜三分　黄柏二分　大麦蘖面一钱半

上件㕮咀。每服半两，水二盏，煎至一盏，去滓，带热服，食前。此头痛苦甚，谓之足太阴痰厥头痛，非半夏不能疗。眼黑头旋，非天麻不能除；黄芪甘温，泻火补元气；人参甘温，泻火补中益气；二术甘苦温，除湿补中益气；泽泻、茯苓利小便导湿；橘皮苦温，益气调中升阳；曲消食，荡胸中滞气；大麦蘖面宽中助胃气；干姜辛热，以涤中寒；黄柏大苦寒，酒洗以主冬天少火在泉发躁也。

一贫士病脾胃虚弱，气促憔悴，因与**人参芍药汤**。

人参芍药汤

人参三分　黄芪一钱　五味子五个　白芍药一钱　炙甘草一钱　当归身三分　麦门冬二分[①]

上件㕮咀，分作二服，每服水一盏八分，煎至一盏，去滓，稍热服。既愈，冬居旷室，卧热炕而吐血数次。予谓此人久虚弱，脐有形，而有大热在内，上气不足，阳气外虚，当补表之阳气，泻里之虚热。冬居旷室，衣服复单薄，是重虚其阳，表有大寒，壅遏里热，火邪不得舒伸，故出于口。因思仲景太阳伤寒，当以麻黄汤发汗，而不与之，遂成衄血，却与之立愈，与此甚同。因与**麻黄人参芍药汤**。

麻黄人参芍药汤

麻黄一钱，去其外寒　桂枝半钱，以补表虚　白芍药一钱　炙甘草一钱，补肺　黄芪一钱　麦门冬三分　五味子二个，安其肺气　当归身半钱，和血养血　人参三分，益三焦元气不足而实其表也

---

① 麦门冬二分：原无剂量，依《古今医统正脉全书》本《脾胃论》增加。

上件㕮咀，都作一服，水三盏，煮麻黄，令沸去沫，至二盏，入余药同煎至一盏，去滓，热服，临卧。

升阳散火汤

治男子妇人四肢发热，肌热，筋痹热，骨髓中热，发困，热如燎，扪之烙手，此病多因血虚而得之，或胃虚过食冷物，抑遏阳气于脾土，火郁则发之。

升麻　葛根　独活　羌活各半两　防风二钱半　柴胡八钱　炙甘草三钱　人参半两　白芍药半两　生甘草二钱

上件㕮咀，每服秤半两，水三大盏，煎至一盏，去滓，稍热服。忌寒凉之物。

安胃汤

治饮食汗出，日久心中虚，风虚邪，令人半身不遂，见偏风痿痹之证，当先除其汗，慓悍之气按而收之。

黄连净，半钱　五味子去子　乌梅去核　生甘草各半钱　熟甘草三分　升麻梢二分

上㕮咀，分作二服，每服水二盏，煎至一盏，去渣，温服，食远。湿面大料物宜忌。

清胃散

治因服补胃热药而致上下牙痛不可忍，牵引头脑满热，发大痛，此足阳明别络入脑也。喜寒恶热，此阳明经中热盛而作也。

升麻一钱　牡丹皮半钱　当归身三分　生地黄三分　净黄连六分，不好，加二分，夏月倍加之

上为细末，都作一服，水一盏半，煎至七分，去滓，放冷服。

清阳汤

治口㖞颊腮急紧，胃中火盛，必汗不止而小便数也。

升麻二钱　葛根一钱半　黄芪二钱　当归身二钱　红花一分　苏木半钱　炙甘草一钱　桂枝一分　生甘草半钱　酒黄柏一分

上㕮咀，都作一服，酒三大盏，煎至一盏三分，去滓，稍热服，食前，服讫以火熨摩紧结处即愈。夫病口㖞筋急者，是筋脉血络中大寒，此药以代燔针劫刺。破恶血以去其凝血，内作泄冲脉之火炽。

胃风汤

治虚风证，能食，麻木，牙关急搐，目内蠕瞤，胃中有风，面肿。

香白芷一钱二分　升麻二钱　葛根一钱　苍术一钱　炙甘草一钱半　柴胡三分　藁

本三分　蔓荆子一分　羌活三分　黄柏三分　麻黄半钱，不去节　当归身一钱　草豆蔻三分　枣四枚　干生姜三分

上剉如麻豆大，分二服，每服水大盏内二，煎至一盏，去滓，热服，食后。

阳明病湿胜自汗

调卫汤

治湿胜自汗，补外气虚弱，表不任外寒。

黄芪一钱　麻黄根一钱　生甘草半钱　猪苓二分　羌活七分　麦门冬三分　当归梢半钱　生地黄三分　生黄芩半钱　五味子七个　苏木一分　红花一分　半夏半钱，汤洗七次用

上㕮咀，如麻豆大，作一服，水二盏，煎至一盏，去滓，稍热服。中风证必自汗，汗多不得重发汗，故禁麻黄而用根节也。

湿热成痿肺金受邪

六七月之间，湿令大行，子能令母实而热旺，湿热相合而刑庚大肠，故寒凉以救之。燥金受湿热之邪，绝寒水生化之源，源绝则肾亏，痿厥之病大作，腰以下痿软，瘫痪不能动，行走不正，两足欹侧，以**清燥汤**主之。

清燥汤

黄芪一钱半　黄连净，一分　苍术一钱　五味子九个　白术半钱　橘皮半钱　人参三分　麦门冬二分　当归身二分　生地黄二分　曲二分　白茯苓三分　泽泻半钱　猪苓二分　酒黄柏一分　柴胡一分　升麻三分　炙甘草二分

上㕮咀，如麻豆大，每服半两，水二盏半，煎至一盏，去滓，稍热空心服。

助阳和血补气汤

治眼发后，上热壅，白睛红，多眵泪，无疼痛而瘾涩难开，此服苦寒药太过，而真气不能通九窍也。故眼昏花不明，宜助阳和血补气。

防风七分　黄芪一钱　炙甘草半钱　蔓荆子三分　当归身酒洗，半钱　香白芷二分　升麻七分　柴胡五分

上㕮咀，都作一服，水一盏半，煎至一盏，去滓，热服，临卧，避风处睡，忌风寒及食冷物。

升阳汤

治一日大便三四次，溏而不多，有时泄泻，腹中鸣，小便黄。

黄芪三钱　甘草二钱　升麻六分　柴胡三分　橘皮三分　益智仁三分　当归身三分
红花少许

上㕮咀，分作二服，每服水二大盏，煎至一盏，去滓，稍热服。

升阳除湿汤

治脾胃虚弱，不思饮食，肠鸣腹痛，泄泻无度，小便黄，四肢困弱。

陈皮三分　升麻　柴胡　神曲　防风各半钱　苍术一钱　甘草三分　羌活半钱
大麦蘗面三分，如胃寒脐鸣者加　泽泻五分　猪苓三分　益智仁半钱　半夏半钱　生姜
三片　枣二个，同煎至半服之，非常肠鸣不用

上㕮咀，作一服，水三大盏，煎至一盏，去滓，空腹服。

益胃汤

治头闷，劳动则微痛，不喜饮食，四肢怠堕，躁热气短，口不知味，肠鸣，
大便微溏、黄色，身体昏闷，口干不喜食冷。

黄芪二分　甘草二分　黄芩三分　当归梢半钱　苍术一钱半　陈皮五分　升麻半钱
柴胡三分　人参三分　白术三分　半夏二分　益智仁三分

上㕮咀，作一服，水二大盏，煎至一盏，去滓，稍热服，食前，忌饮食失节，
生冷硬物、酒、湿面。

生姜和中汤

治食不下，口干虚渴，四肢困倦。

柴胡二分　藁本半钱　羌活七分　升麻三分　苍术一钱　黄芩二钱，生用　酒黄芩
二分　葛根半钱　生甘草一分　炙甘草一分　橘皮二分　人参半钱　白术半钱

上㕮咀，作一服，水二盏，生姜五片，枣二枚，擘开，同煎至一盏，去滓，
稍热服之，食前。

强胃汤

治因饮食劳倦所伤，腹胁满闷，短气，遇春口淡无味，遇夏虽热而恶寒，常
如饱，不喜食冷物。

黄芪一两　半夏三钱　人参三钱　草豆蔻二钱　黄柏半钱　曲一钱半　陈皮一钱
生姜一钱半　升麻一钱　柴胡一钱　甘草半钱　当归身一钱

上㕮咀。每服三钱，水二大盏，煎至一盏，去滓，温服，食前。

温胃汤

治服寒药多，致脾胃虚弱，胃脘痛。

益智仁二钱　缩砂仁二分①　甘草二分　姜黄三分　白豆蔻仁三分　陈皮七分　泽泻三分　干生姜三分　黄芪七分　厚朴二分

上为极细末，每服三钱，水一盏，煎至半盏，温服，食前。

和中丸②

橘红一钱　人参一钱　干木瓜二钱　干生姜一钱　炙甘草三钱

上为细末，蒸饼为丸，如桐子大，每服三五十丸，温水送下，食前。

论饮酒过伤

夫酒者大热有毒，气味俱阳，乃无形之物也。若伤之，止当发散，汗出则愈矣。其次莫如利小便。二者乃上下分消其湿。今之酒病者，往往服酒癥丸大热之药下之，又有用牵牛、大黄下之者，是无形元气受病，反下有形阴血，乖误甚矣。酒性大热以伤元气，而复重泻之，况亦损肾水。真阴及有形阴血俱为不足，如此则阴血愈虚，真水愈弱，阳毒之热大旺，反增其阴火，是以元气消止，折人长命，不然则虚损之病成矣。酒疸下之，久久为黑疸，慎不可犯，以葛花解酲汤主之。

葛花解酲汤

治饮酒太过，呕吐痰逆，心神烦乱，胸膈痞塞，手足战摇，饮食减少，小便不利。

白豆蔻仁半两　缩砂仁半两　葛花半两　木香半钱　橘皮一钱半，去白　白术二钱　干生姜二钱　莲花青皮去穰，三分　白茯苓一钱半　猪苓去皮，一钱半　泽泻二钱　神曲炒，二钱　人参去芦，一钱半

上为极细末，秤和匀，每服三钱匕，白汤调下，但得微汗，酒病去矣。

除湿散③

治伤马牛羊乳酪水，一切冷物。

半夏汤洗七次，三钱　车前子炒香，半两　神曲炒黄色，一两　炙甘草二钱　红花二钱　茯苓七钱　干生姜三钱　泽泻半两

上同为极细末，每服三钱匕，白汤调下，食前。

---

① 缩砂仁二分：原无剂量，依《古今医统正脉全书》本《脾胃论》增加。

② 和中丸：底本无功效。药目录中作"久虚"（见附录三），《古今医统正脉全书》本《脾胃论》作"补胃进食"。

③ 除湿散：此方不见于各版本《脾胃论》，反见于《内外伤辨惑论》，后文所列诸方亦有出自《内外伤辨惑论》者，不再出注。

五苓散

治伤寒温热表里未解，头痛发热，口燥咽干，烦渴饮水，或水入即吐，心中淡淡，停湿在内，小便不利。及汗出表解，烦渴不止，宜服之，又治霍乱吐利，躁渴引饮，太阳证入本之下药也。

泽泻二两五钱　猪苓一两五钱　茯苓一两五钱　白术一两五钱　桂一两

上为细末。每服二钱，热汤调服，不计时候，服讫，多饮热汤，有汗出即愈。又治瘀热在里，身热黄疸，浓煎茵陈蒿汤调下，食前服之。疸发渴，及中暑引饮，亦可用水调服之。治伤冷饮者，五苓散三钱或四钱匕加生姜煎服之。治伤食兼伤冷饮者，煎五苓散送半夏枳术丸。治伤冷饮不恶寒者，腹中亦不觉寒，惟觉夯闷身重，饮食不化者，或小便不利，煎去桂五苓散，依前斟酌服之。膀胱遗热于小肠，则为口糜，以导赤散调五苓散服之。

易张先生枳术丸

治痞，消食，强胃。

枳实麸炒黄色，去穰，一两　白术二两

上同为极细末，荷叶裹烧饭为丸，如桐子大，每服五十丸，多用白汤下，无时。白术者，本意不取其食速化，但又令人胃气强，不复伤也。

橘皮枳术丸

治老幼元气虚弱，饮食不消，或脏腑不调，心下痞闷。

橘皮一两　枳实麸炒去穰，一两　白术二两

上件为细末，荷叶烧饭为丸，如桐子大，每服五十丸，温水送下，食远。

半夏枳术丸

治因冷食内伤。一方加泽泻一两，为小便淋

白术二两　枳实麸炒，二两　半夏汤洗七次，焙干，二两

上同为极细末，荷叶裹烧饭为丸，如桐子大，每服五十丸，白汤送下。如食伤，寒热不调，每服加二黄丸十丸。

木香干姜枳术丸

破除寒滞气，消寒饮食。

木香三钱　干姜五钱，炮　枳实一两，炒　白术一两半

上为细末，荷叶烧饭为丸，如桐子大，每服三五十丸，温水送下，食前。

木香人参生姜枳术丸

开胃进食。

木香三钱　人参三钱半　干生姜二钱半　枳实一两，炒　白术一两半　橘皮四钱

上为细末，荷叶烧饭为丸，如桐子大。每服三五十丸，温水送下，食前。

曲蘗枳术丸

治为人所勉劝强食之，致心腹满闷不快。

神曲炒，一两　麦蘗面炒，一两　枳实炒，一两　白术二两

上为细末，荷叶烧饭为丸，如桐子大，每服五十丸，温水送下，食远。

木香枳术丸

破滞气，消饮食，开胃进食。

木香一两　枳实炒，一两　白术二两

上为细末，荷叶烧饭为丸，如桐子大，每服五十丸，温水送下，食远。

三黄枳实丸

治伤肉食湿面辛辣味厚之物，填塞闷乱不快。

黄芩二两　黄连酒洗，一两　大黄一两，湿纸煨　神曲炒，一两　枳实麸炒，半两
白术一两　橘皮一两

上为细末，汤浸蒸饼为丸，如绿豆一倍大，每服五十丸，白汤下。

蠲饮枳实丸

逐饮清痰，导滞清膈。

枳实炒，去穰　半夏汤洗　陈皮去白，各二两　黑牵牛半斤，取头末三两

上为细末，水煮面糊为丸，如桐子大，每服五十丸，生姜汤下，食后。

木香化滞汤

治因忧气，食湿面，结于中脘，腹皮底微痛，心下痞满，不思饮食，食之不散，常常痞气。

柴胡四钱　木香三钱　橘皮三钱　甘草炙，半两　半夏一两　红花半钱　当归梢二钱　草豆蔻仁五钱　枳实麸炒去穰，一钱

上剉如麻豆大，每服五钱，水二大盏，生姜五片，同煎至一盏，去滓，稍热服，食远。忌酒、湿面。

丁香烂饭丸

治食伤太阴，又治卒心胃痛。

丁香一钱　丁香皮三钱　炙甘草二钱　甘松三钱，去土称　缩砂仁三钱　益智仁三钱　京三棱一钱，炮　广茂一钱，炮　香附子半两　木香一钱

上为细末，汤浸蒸饼为丸，如绿豆大，每服三十丸，白汤送下，或细嚼亦可，不拘时候。

草豆蔻丸

治秋冬伤寒冷物，胃脘当中而痛，上支两胁，膈咽不通。

草豆蔻湿面裹煨，去皮取仁，一两　大麦蘖面炒黄，半两　神曲炒黄，半两　白术一两　生黄芩半两　枳实麸炒，二两　半夏汤洗七次，日干，半两　橘皮二钱　青皮二钱干生姜二钱　炒盐半钱

上为极细末，汤浸蒸饼为丸，如绿豆一倍大，每服五十丸，白汤下。

除湿益气丸

治伤湿面，心腹满闷，肢体沉重。

枳实炒一两　白术一两　萝卜子炒熟，凉，去入凉秽气，半两　黄芩生用，一两　神曲炒，一两　红花三分

上为极细末，荷叶烧饭为丸，如绿豆大，每服五十丸，白汤送下。

上二黄丸

治伤热食痞闷，兀兀欲吐，烦乱不安。

黄芩二两　黄连净，酒洗，一两　升麻三钱　柴胡三钱　甘草二钱

上为细末，汤浸蒸饼为丸，如绿豆大，每服五七十丸，白汤送下。

枳术导滞丸

治伤湿热之物，不得施化，而作痞满，闷乱不安。

茯苓　黄芩　白术　黄连净，各三钱　泽泻二钱　枳实麸炒，去穰　炒曲各五钱大黄一两

上为细末，汤浸蒸饼为丸，如桐子大，每服五七十丸，温水下，食远。

枳实栀子大黄汤

治大病瘥后，伤食劳复。

枳实一个，麸炒，去穰　栀子三个半，肥者　豉一两二分，伴绵裹

上以清浆水二盏，空煮退八分，内枳实、栀子，煮取八分，下豉，再煮五六

沸，去滓，温服，覆令汗出。若有宿食，内大黄如薄棋子五六枚，同煎。食膏粱之物过多，烦热闷乱者，亦宜服之。

白术丸

治伤豆粉、湿面、油腻之物。

白术一两　半夏汤洗七次，一两　橘皮去穰，七钱　神曲炒，一两　枳实炒，一两一钱　黄芩半两　白矾枯，三分

上为细末，汤浸蒸饼为丸，如绿豆一倍大，每服五十丸，白汤下，量所伤加减服。素食多用干姜，故加黄芩以泻之。

木香见睍丸

治伤生冷硬物，心腹满闷疼痛。

巴豆霜半钱　京三棱煨，一两　神曲炒，一两　石三棱去皮根，一两一钱　木香二钱[①]　香附子半两，炒　升麻　柴胡各三钱　草豆蔻面煨烧熟取仁，半两

上为细末，汤浸蒸饼为丸，如绿豆一倍大，每服一二十丸，加减温白汤下。

三棱消积丸

治伤生冷硬物，不能消化，心腹满闷。

京三棱炮　广茂炮，各七钱　青橘皮　陈橘皮各五钱　丁皮　益智各三钱　炒曲七钱　巴豆和皮米炒黑焦，去米，五钱　茴香炒，半两

上为细末，醋打面糊为丸，如桐子大，每服十丸，至二十丸，温生姜汤下，食前。量虚实加减，如更衣，止后服。

备急大黄丸

疗心腹诸卒暴百病。

大黄　干姜　巴豆各一两，去皮

上须精新好药，捣罗蜜和，更捣一千杵，丸如小豆大，服三丸，老小量之。若中恶客忤，心腹胀满卒痛，如锥刀刺痛，气急口噤，停尸卒死者，以暖水若酒服之。或不下，捧头起，令下咽，须臾瘥；未，更与三丸，以腹中鸣转，即吐下便愈。若口已噤，亦须拆齿灌之令入，尤妙。忌芦笋、猪肉、冷水、肥腻。又名独行丸，皆急剂也。妇人有胎不可服。

---

① 木香二钱：原无"木香"2字，据江户抄本增加。梅南书屋本《东垣十书·内外伤辨惑论》同为"木香二钱"。

神应丸

治因一切冷物冷水及潼乳、酪水，腹痛肠鸣，米谷不化。

巴豆　杏仁　干姜　百草霜各半两　丁香　木香各二钱　黄蜡一两

上先将黄蜡，用好醋煮去滓秽，将巴豆、杏仁同炒黑，烟尽，研如泥，将黄蜡再上火，入小油半两，溶开入在杏仁、巴豆泥子内同搅，旋下丁香、木香等药末，研匀搓作挺子，油纸裹了，旋丸用，每服三五十丸，温米饮送下，食前，日三服。

如脉缓体重自利，乃湿气胜也，以五苓散、平胃散加炒曲相合而服之[①]，名之曰对金饮子。

益胃散

治服寒药过多，或脾胃虚弱，胃脘痛。

白豆蔻仁三钱　益智仁六钱　缩砂仁　甘草各二钱　姜黄三钱　陈皮七钱　泽泻三钱　黄芪七钱　干生姜三钱　厚朴　人参各二钱

上为细末，每服三钱，水一盏，煎至七分，温服，食前。

如脉弦，恶寒腹痛，乃中气弱也。以仲景小建中加黄芪，钱氏异功散加芍药，选而用之。如渴甚者，以白术散，葛根倍之二方俱在后附。

升阳顺气汤

治因饮食不节，劳役所伤，复满闷，短气。遇春口淡无味，遇夏虽热，犹有恶寒，饥则常如饱，不喜食冷物。

升麻　柴胡各一钱　黄芪一两　半夏三钱，汤洗　人参三钱　陈皮一钱　甘草半钱　草豆蔻二钱　神曲炒，一钱半　当归身一钱　黄柏半钱

上㕮咀，每服三钱，水二大盏，生姜五片，煎至一盏，去滓，温服，食前。

宽中进食丸

滋形气，喜饮食。

草豆蔻五钱　缩砂仁二钱半　半夏七钱　大麦蘖面炒，五钱半　枳实麸炒，去穰，四钱　神曲炒，五钱半　炙甘草一钱半　干生姜二钱半　橘皮二钱半　木香一钱　白术三钱　白茯苓三钱　猪苓生皮，二钱半　泽泻　人参　青皮　槟榔各二钱半

上为细末，汤浸蒸饼为丸，如桐子大，每服三十丸，米饮汤下，食远。

和中丸

治病久虚弱，厌厌不能食，而脏腑或秘或溏，此胃气虚弱也。常服则和中理

---

① 合而服之：原缺此4字，据元抄本增加。

气，消痰去湿，厚肠胃，进饮食。

厚朴姜制，一两　白术一两二钱　半夏汤洗七次，一两　陈皮去白，八钱　槟榔四钱五分　枳实麸炒，三钱半　木香二钱半　炙甘草三钱半

上为细末，生姜自然汁浸蒸饼为丸，如桐子大，每服三五十丸，温水送下，食前或食远。

异功散

治脾胃虚冷，腹鸣，腹痛，自利，可思饮食。

人参　茯苓　白术　甘草　橘皮各半钱

上为粗散，每服五钱，水二大盏，生姜三片，枣二枚，同煎至一盏，去滓温服，食前。先用数服，以正其气。

厚朴汤

治脾胃虚寒，心腹满，及秋冬客寒犯胃，时作疼痛。

厚朴姜制，一两　橘皮去白，一两　甘草炙　干姜各五钱　茯苓去皮，一两

戊火已衰，不能运化，又加客寒，聚为满痛，散以辛热，佐以苦甘温，以淡泄之，扶持胃气以期平也。

上为粗散，每服五钱，水二盏，生姜三片，同煎至一盏，去滓，温服，食前。忌一切冷物。

交泰丸

升阳气，泻阴火，调营气，进饮食，助精神，宽腹中，除怠堕嗜卧，四肢不收，沉困懒倦。

厚朴去皮剉炒，三钱，秋冬加七钱　知母四钱，一半炒，一半酒炒，此之一味春夏所宜，秋冬去之　柴胡去苗，一钱半　人参去芦，一钱　黄连去须，六钱，秋冬减一钱半　酒煮苦楝三钱　肉桂去皮，一钱　白茯苓三钱　皂角水洗，煨去皮弦，六钱　紫菀去苗，六钱　缩砂仁三钱　小椒炒去汗并闭目，去子，一钱半　川乌头炮去脐皮，四钱半　干姜炮制，三分　巴豆霜五分　白术一钱半　吴茱萸汤洗七次，五钱

上除巴豆霜另入外，同为极细末，炼蜜为丸，如桐子大，每服十丸，温水送下，虚实加减。

神保丸

治心膈痛，腹痛，血痛，肾气痛，胁下痛，大便不通，气噎，宿食不消。

木香　胡椒各二钱半　干蝎七个　巴豆十个，去皮、油、心、膜，研

上件四味为末，汤浸蒸饼为丸，如麻子大，朱砂三钱为衣，每服五丸。心膈痛，

柿蒂、灯心汤下。腹痛，柿蒂、煨姜煎汤下。血痛，炒姜醋汤下。肾气、胁下痛，茴香酒下。大便不通，蜜汤调槟榔末一钱下。宿食不消，茶、酒、浆、饮任下。

雄黄圣饼子

治一切饮食所伤。心腹满而不快此药与煮黄丸相似。

巴豆一百个，去油、心、膜　雄黄半两　白面一十两，重罗

上为细末，共面和匀，用新水和作饼如手大，以浆水煮，煮至浮于水上，漉出，控，旋看硬软捣作剂，丸如桐子大，捻作饼子，每服五七饼子加至十饼十五饼。嚼破一饼，可利一行茶酒任下，食前。

感应丸

治虚中积冷，气弱有伤，停积胃脘，不能传化；或因气伤冷，因饥饱食，饮酒过多，心下坚满，两胁胀痛，心腹大疼，霍乱吐泻，大便频，后重迟涩，久痢赤白，脓血相杂，米谷不消，愈而复发。又治中酒吐逆痰逆，恶心喜唾，头旋，胸膈痞闷，四肢倦怠，不欲饮食。又治妊娠伤冷，新产有伤，若久有积寒，吃热药不效者，并悉治之。又治久病形羸，荏苒岁月，渐致虚弱，面黄肌瘦，饮食或进或退，大便或秘或泄，不拘久新积冷，并皆治之。

巴豆七十个，去皮、心、膜、油，研　木香一两半　杏仁一百四十个，汤浸去皮尖，另研　干姜炮制，一两　肉豆蔻去皮，三十个　丁香一两半　百草霜二两

上除巴豆粉、百草霜、杏仁三味外，余四味为细末，与三味同拌，研令细，用好蜡匮和，先将蜡六两溶化作汁，绵滤净，更以好酒一升于银、石器内煮溶，滚数沸倾出，候酒冷，其蜡自浮于上，取蜡秤用丸。春夏修合用清油一两于铫内熬令沫散香熟，次下酒煮蜡四两同化作汁，就锅内乘热拌和前药末。秋冬修合用清油一两半，同煎煮熟作汁剂药，分作小铤子，以油绢裹之，旋丸服。

白术安胃散

治一切泻痢，无问脓血相杂，里急窘痛，日夜无度。又治男子小肠气痛，及妇人脐下虚冷，并产后儿枕块痛，亦治产后虚弱，寒热不止者。

茯苓　白术各一两　五味子半两[①]　乌梅取肉半两，炒　车前子一两　米壳三两，去顶穰，醋蜜一宿，炒

上为末，每服五钱，水一盏半，煎至一盏，去滓温服，空心。

当归和血散

治肠澼下血，湿毒下血。

槐花　青皮各六分　当归身　升麻各一钱　荆芥穗六分　川芎四分　熟地黄　白术

---

① 五味子半两：底本无剂量，据《脾胃论》补。

各六分

上为细末，每服二三钱，清米饮汤调下，食前。

诃梨勒丸

治休息痢，昼夜无度，腥臭不可近，脐腹撮痛，诸药不效。

椿根白皮一两　诃子半两，去核秤　母丁香三十个

上为细末，醋面糊丸，如桐子大，每服五十丸。陈米饮汤入醋少许送下，日三。

脾胃　右关所主其脉缓　如得：

弦脉　风邪所伤，甘草芍药汤、黄芪建中汤之类，或甘酸之剂皆可用之。

洪脉　热邪所伤，三黄丸、泻黄散丸、调胃承气汤，或甘寒之剂皆可用之。

缓脉　本经太过，湿邪所伤，平胃散加白术、茯苓，五苓散，或除湿淡渗之剂皆可用之。

涩脉　燥热所伤，异功散加当归，四君子汤加熟地黄，或甘温甘润之剂皆可用之。

沉细脉　寒邪所伤，益黄散、养胃丸、理中汤，如寒甚则加附子，甘热之剂皆可用之。

前项方论，乃常道也，有变则更之。

胃风汤

治大人小儿风冷乘虚入客肠胃，水谷不化，泄泻注下，胁肋虚满，肠鸣疼痛，及肠胃湿毒，下如豆汁，或下瘀血，日夜无度，并宜服之。

人参　白茯苓　芎䓖　桂　当归　白芍药　白术以上各等分

上为粗散，每服二钱，水一大盏，入粟米数粒，同煎至七分，去滓，稍热服，空心食前，小儿量力减之。

三黄丸

治丈夫妇人三焦积热，上焦有热，攻冲眼目赤肿，头项肿痛，口舌生疮；中焦有热，心膈烦躁，不美饮食；下焦有热，小便赤涩，大便秘结。五脏俱热，即生痈疖疮痍。及治五般痔疾，粪门肿痛，或下鲜血。

黄连　黄芩　大黄以上各一两

上为细末，炼蜜为丸，如桐子大，每服三十丸，用热水送下，如脏腑壅实，加服丸数，小儿积热亦宜服之。

白术散

治虚热而渴。

白术　人参　木香　白茯苓　甘草炒　藿香叶以上各一两　干姜二两

上为粗末，每服三钱至五钱，水一大盏，煎至五分，温服。如饮水者多煎与之，无时；如不能食而渴，洁古倍加葛根；如能食而渴，白虎汤加人参与服之。

加减平胃散

治脾胃不和，可思饮食，心腹、胁肋胀满刺痛，口苦无味，胸满短气，呕哕恶心，噫气吞酸，面色萎黄，肌体瘦弱，怠堕嗜卧，体重节痛，常多自利，或发霍乱，及五噎八痞，膈气反胃。

厚朴姜制炒二两二钱　苍术泔浸，制　陈橘皮三两二钱　甘草炒，二两

上为细末，每服二钱，水一盏，入生姜二片，干枣二枚，同煎至七分，去滓温服；或去姜、枣，带热服，空心食前，入盐一捻，沸汤点服亦得。常服调气暖胃，化宿食，消痰饮，辟风寒冷湿四时非节之气。

如小便赤涩，加白茯苓、泽泻。

如米谷不化，饮食多伤，加枳实。

如胸中气不快，心下痞气，加枳实、木香。

如脾胃困弱，不思饮食，加黄芪、人参。

如心下痞闷腹胀者，加厚朴，甘草减半。

如遇夏，则加炒黄芩。

如遇雨水湿润时，加茯苓、泽泻。

如遇有痰涎，加半夏、陈皮。

凡加时，除苍术、厚朴外，依例加之，如一服五钱，有痰用半夏半钱。

如嗽，饮食减少，脉弦细，加当归、黄芪，用身。

如脉洪大缓，加黄芩、黄连。

如大便硬，加大黄三钱，芒硝二钱，先嚼麸炒桃仁烂，以药送下。

导气除燥汤

治饮食劳倦，而小便闭塞不通，乃血涩致气不通而窍涩也。

知母三钱，酒洗剉　黄柏四钱，酒洗剉　滑石二钱　泽泻三钱　茯苓二钱

上为细末，每服半两，水三盏，煎至一盏，去渣，稍热服，空心。如急，不拘时候。

丁香茱萸汤

治胃虚呕哕吐逆，膈咽不通。

丁香五钱　吴茱萸一钱　黄芪二钱　人参一钱　草豆蔻仁一钱　炙甘草　柴胡　橘

皮　半夏各五分　当归身一钱半　升麻七分　干生姜二分　苍术二钱　黄柏二分

上到如麻豆大，每服半两，水二盏，煎至一盏，去滓，稍热服，食前，忌冷物。

草豆蔻丸

治脾胃虚而心火乘之，不能滋荣上焦元气，遇冬肾与膀胱之寒水旺时，子能令母实，致肺金大肠相辅而来克心乘脾胃，此大复其仇也。大胜必大复，故皮毛、血脉、分肉之间，元气已经于外，又大寒、大燥二气并乘之，则苦恶风寒，耳鸣，及腰背相引胸中而痛，鼻息不通，不闻香臭，额寒脑痛，目时眩，目不欲开，腹中为寒水反乘，痰唾沃沫，食入反出，常痛，及心胃痛，胁下急缩，有时而痛，腹不能努，大便多泻而少秘，下气不绝或肠鸣，此脾胃虚之极也。胸中气乱，心烦不安，而为霍乱之渐。膈咽不通，噎塞，极则有声，喘喝闭塞。或日阳中，或暖房内稍缓，口吸寒风则复作。四肢厥逆，身体沉重，不能转侧，头不可以回顾，小便溲而时躁，此药主秋冬寒凉，大复气之药也。

草豆蔻仁一钱四分，面裹烧熟，用仁　吴茱萸八分，汤洗去苦，焙干　橘皮八分　益智仁八分　白僵蚕八分或六分　生甘草六分　熟甘草六分　青皮六分　桃仁汤洗，去皮尖，七分　泽泻一分，小便数减半　黄芪八分　半夏一钱，汤洗　神曲四分　人参八分　麦蘖面炒，一钱半　姜黄四分　当归身六分　柴胡二分或四分，详胁下多少用

上一十八味，同为细末，桃仁另研如泥，一处研匀，汤浸蒸饼为丸，如桐子大，每服三五十丸，白汤送下，斟酌加减。

神圣复气汤

治复气，乘冬足太阳寒气，足少阴肾水之旺，子能令母实，手太阴肺实反来侮土，火木受邪，腰背胸膈闭塞，疼痛善嚏，口中涎，目中泣，鼻中流涕，或如息肉，不闻香臭，咳嗽痰沫，上热如火，下寒如冰，头作阵痛，目中流火，视物䀮䀮，耳鸣耳聋，头并口鼻或恶风寒，喜日阳，夜卧不安，常觉痰寒，膈咽不通，口失味，两胁缩急而痛，牙齿动摇不能嚼物，阴汗，前阴冷，行步欹侧，起居艰难，掌中寒，风痹麻木，小便数而昼多，夜频而欠，气短喘喝，少气不足以息，卒遗失无度。妇人白带，阴户中大痛，牵心而痛，黎黑失色，男子控睾牵心腹阴阴而痛，面如赭色，食少，大小便不调，烦心，霍乱，逆气，里急而腹皮色白，后出余气，腹不能努，或肠鸣，膝下筋急，肩胛大痛，皆此寒水来复火土之仇。

柴胡一钱，到　藁本八分　防风半钱，到　羌活一钱，到　干姜炮为末，一钱三分　人参半钱　甘草八分，到　升麻七分，到　半夏汤洗七次，七分　白葵花五朵，去心，细

剪　当归身六分，酒洗，剉　郁李仁五分，另研泥　里附子炮制去皮脐，一分

上件用水五盏，同煎至二盏，入：

黄芪一钱　草豆蔻仁面裹烧熟，去皮，一钱　橘红五分

上入在内，再煎至一盏，再入下项药：

黄柏三分，酒浸　黄连酒浸　枳壳　生地黄酒洗，各三分

以上四味，预一日，另用新水浸，又以：

华细辛根二分　川芎细末，三分　蔓荆子三分

预一日用新水半大盏，分作二处浸此三味，并黄柏等煎正药作一大盏，不去滓入此浸者药，再上火煎至一大盏，去滓稍热服，空心。又能治啮颊、啮唇、啮舌、舌根强硬等证如神。忌肉汤，宜食肉，不助经络中火邪也。大抵肾与膀胱经中有寒，元气不足者皆宜服之。于月生月满时，隔三五日一服。如病急，不拘时分。

卷第八　洁古家珍

方论与东垣《机要》内相同者，于此不复重附；所不同者，附于此

目　录

风门

风者，百病之始，善行而数变。行者，动也。风本为热，热胜则风动，宜以静胜其躁，养血是也。治须少汗，亦宜少下。多汗则虚其卫，多下则损其荣。治其在经，虽有汗下之戒，而有中脏中腑之分。中腑者，宜汗之；中脏者，宜下之。此虽合汗下，亦不可过也。汗多则止阳，下多则止阴。止阳则损其气，止阴则损其形。初谓表里不和，须汗下之；表里已和，是宜治之在经也。其中腑者，面显五色，有表证而脉浮，恶风恶寒，拘急不仁，或中身之后，或中身之前，或中身之侧，皆曰中腑也，其治多易。中脏者，唇吻不收，舌不转而失音，鼻不闻香臭，耳聋而眼瞀，大小便秘结，皆曰中脏也，中脏之病难治也。六腑不和，留结为痈；五脏不和，九窍不通。无此乃在经也。初证既定，宜以大药养之，当顺时令而调阴阳，安脏腑，而和荣卫，少有不愈者也。风中腑者，先以加减续命汤随证发其表。如兼中脏，则大便多秘涩，宜以三化汤通其滞。初证已定，别无他变，以大药和治之。大抵中腑者，多着四肢；中脏者，多滞九窍。虽中腑者，多兼中脏之证，至于舌强失音，久服大药能自愈也。有中风湿者，夏月多有之，其证身重如山，不能转侧，宜除风胜湿去热之药，如不可，用针灸治之。

小续命汤治八风、五痹、痿厥等疾，以一岁为总，六经为别。春夏加石膏、知母、黄芩；秋冬加桂、附、芍药。六经细分加减方在《发明》内附。

大秦艽汤方在《发明》内

三化汤方在《发明》内

羌活愈风汤方在《发明》内

四白丹方在《宝鉴》内

二丹丸方在《宝鉴》内

天麻丸行荣卫，壮筋骨方在《元戎》方中。

如风痫病不能愈者，吐论后厚朴丸治之。

如中风自汗，昏冒发热，不恶风寒，不能安卧，此是风热烦，泻青丸主之。

如小便不利，不可以药利之。既以自汗，则津液外亡，小便自少。若利之，使荣卫枯竭，无以制火，烦热愈甚，当俟热退汗止，小便自行也。

破伤风

羌活防风汤方在《机要》中。

白术防风汤、芎黄汤、大芎黄汤、羌活汤、防风汤、蜈蚣散、左龙丸、独活汤又名羌活汤、当归地黄汤，以上数方皆在《机要》中。

白术汤 治破伤风，大汗不止，筋挛搐搦。

白术　葛根　芍药各一两　升麻　黄芩各五钱　甘草二钱半

上㕮咀，每服一两，水煎服，无时。

江鳔丸 治破伤风惊而发搐，脏腑秘涩，知病在里，可用下之。

江鳔锉，炒　野鸽粪炒　白僵蚕各半两　雄黄一两　蜈蚣一对　天麻一两

上为细末，分作三分，二分用烧饭为丸，桐子大，朱砂为衣。一分入巴豆霜二钱半，亦以烧饭为丸，桐子大。每服朱衣丸二十丸，加巴豆霜丸一丸，第二服二丸，加至利为度，再服朱衣丸，病愈止。

没药散 治刀箭伤，止血定痛。

定粉①一两　风化大灰②一两　枯白矾三钱，另研　没药另研　乳香另研，各一钱

各研为细末，和匀掺上。

厉风论

此疾非止肺脏有之，以其病发于鼻，从俗呼为肺风也。鼻准肿赤胀大而为疮，乃血随气化也。气既不施，则血为之聚。血既以聚，则使肉烂而生虫也。生虫者，厥阴主之，以药缓疏之，煎局方升麻汤下泻青丸，余病各随经治之。

凌霄散 治疬风。

蝉壳　地龙炒　白僵蚕　全蝎各七个　凌霄花半两

上为极细末。每服二钱，酒调下，于浴室内常在汤中住一时许，服药效。

伤寒论

治伤寒之法，并诸方加减。如：芍药汤、麻黄汤、麻黄附子细辛汤、白术汤、羌活散、九味羌活汤、石膏散、柴胡散、黄芪汤、川芎汤并论、苍术白虎汤、桔梗汤、大神术汤，以上数方皆在《难知》内。

黄芪解肌散 治妇人妊娠伤风自汗。

人参　黄芪　当归　川芎　炙甘草各五钱　芍药六钱　加苍术、生地黄亦可。

上为粗末。每服五钱，水煎温服，无时。

咳嗽论

秋伤于湿，冬必咳嗽。大抵素秋之气，宜清而肃。反动之，则气必上卫而为咳，甚而动于脾湿，发而为痰也。其有痰也，寒少而热多。假令湿在肝经，谓之风痰。湿在心经，谓之热痰。湿在脾经，谓之湿痰。湿在肺经，谓之气痰。湿在肾经，谓之寒痰。宜随证而治之。咳而无痰者，以辛甘润其肺；咳而嗽者，治痰为先。故从南星、半夏胜其痰，而咳嗽自愈也。

---

① 定粉：铅粉。
② 风化大灰：或为风化硝。

水煮金花丸 治风痰咳嗽，其脉弦，面青，四肢满闷，便溺秘涩，心多躁怒。《局方》川芎防风丸亦可。

南星一两，生用　半夏一两，生用　天麻五钱　雄黄二钱　白面三两

上为细末，滴水为丸。每服五十丸至百丸，先煎浆水沸，下药煮令浮为度，捞出淡浆水浸，另用生姜汤下。

小黄丸 治热痰咳嗽，其脉洪而面赤，烦热心痛，唇口干燥，多喜笑。

南星汤洗，一两　半夏汤洗，一两　黄芩一两

上为细末，姜汁浸蒸饼为丸，桐子大。每服五七十丸，生姜汤下，食后。小柴胡汤加半夏亦可。

白术丸 治痰湿咳嗽，脉缓，面黄，肢体沉重，嗜卧不收，腹胀而食不消。《局方》中防己丸亦可。

南星汤洗　半夏汤洗，各一两　白术一两半

上为细末，汤浸蒸饼为丸，如桐子大。每服五七十丸，生姜汤下，食后。

玉粉丸 治气痰咳嗽，脉涩，面白，气上喘促，洒淅寒热，悲愁不乐。

南星汤洗　半夏洗，各一两　橘皮去白，二两

上为细末，汤浸蒸饼为丸，桐子大。每服三十丸，人参生姜汤下，食后。《局方》中桔梗汤亦可。

姜桂丸 治寒痰咳嗽，脉沉，面色黧黑，小便急痛，足寒而逆，心多恐怖。

南星洗　半夏洗，各一两　官桂一两，去粗皮

上为细末，蒸饼为丸，桐子大。每服三五十丸，生姜汤下，食后。

《局方》中胡椒理中丸、仲景吴茱萸汤亦可。

如心下痞闷者，加枳实五钱。

如身热甚者，加黄连五钱。

如体重，加茯苓、白术各一两。

如气逆上者，加苦葶苈五钱。

如气促者，加人参、桔梗各五钱。

如浮肿，加郁李仁、杏仁各五钱。

如大便秘，加大黄五钱。

如痰而能食者，大承气汤微下之。

如痰而不能食者，厚朴汤主之。

夏月嗽而发寒热者，谓热嗽。小柴胡汤三两，加石膏七钱，知母三钱。

冬月嗽而发寒热者，谓之寒嗽。小青龙汤加杏仁。

水煮金花丸 治有痰而泄痢不止，甚则呕而欲吐，利下而不能食，由风痰羁绊脾胃之间。

半夏一两，洗　天南星一两，洗　天麻半两　寒水石烧存性，一两　雄黄二钱半
白面六两　一方改寒水石为轻粉少许

上为末，滴水为丸，桐子大。每服百丸，先沸浆水，内下药煮，令浮为度，漉出，生姜汤下，食前。

吐论

吐论并桔梗汤、木香散、厚朴丸，具在《机要》中。

青镇丸　治上焦吐，头发痛而有汗，脉弦。

柴胡一两　黄芩七钱半　甘草五钱　半夏一两半，洗　青黛二钱　人参五钱

上为细末，姜汁浸蒸饼为丸，桐子大。每服五十丸，生姜汤下。

白术汤　治胃中虚损，及痰吐者。

半夏曲半两　白术一钱　槟榔二钱半　木香　炙甘草各一钱　茯苓二钱

上为末，每服二钱，生姜汤调下，食前。

金花丸　治吐食而脉弦者，由肝乘于脾而吐，乃由脾胃之虚，宜治风安脾。

半夏洗，一两　槟榔二钱　雄黄一钱半

上为末，姜汁浸蒸饼为丸，桐子大，生姜汤下。小儿另丸。

紫沉丸　治中焦吐食，由食积与寒气相假，故吐而痛。

半夏曲一钱　代赭石三钱　缩砂仁二钱　乌梅去核，二钱　杏仁去皮尖，一钱　丁香　槟榔各二钱　沉香　木香　白术各一钱　橘皮五钱　肉豆蔻　巴豆霜各半钱

上为末，入巴豆霜令匀[①]，醋糊为丸，桐子大。每服三十丸，食后生姜汤下。

木香白术散　治呕而吐食，谓特实紧强，是以腹中痛，当和之。又名丁香半夏汤。

木香　丁香各一钱　半夏曲一两　白术五钱　槟榔二钱　茯苓五钱　炙甘草四钱

上为末，浓煎芍药生姜汤调下一二钱。

热论

论曰：有表而热者，谓之表热；无表而热者，谓之里热。有暴热者，病在心肺；有积热者，病在肾肝。治暴热者，《局方》雄黄解毒丸；积热者，《局方》妙香丸。暴热心肺上喘者，谓之高喘，木香金铃散主之。上焦热而烦者，大黄散主之。脏腑秘者，牛黄散主之。有上焦热而无他证者，桔梗汤主之。有病久憔悴，发热盗汗，谓之五脏齐损，此热劳骨蒸之病也。瘦弱虚烦，肠癖下血，皆蒸劳也。治法宜养血益阴，热能自退。此谓不治而治也，钱氏地黄丸主之。

---

① 匀：原作勾，疑形近而误。

木香金铃散

大黄半两　金铃子三钱　木香三钱　轻粉少许　朴硝二钱

上为末，柳白皮汤调下，食后服三钱或四钱，以利为度，喘止则已。

大黄散　治上焦虚烦燥热，不能睡卧。

栀子仁　大黄　郁金各半两　甘草二钱半

上为末，每服三四钱，水煎，食后，微利则已。

牛黄散　治上焦热，脏腑秘结。

大黄一两　白牵牛头末[①]，五钱

上为细末。有厥冷，用酒调下三钱；无厥冷而手足烦者，蜜汤调下。

牛黄膏方在《机要》中

疟论

论与桂枝羌活汤、麻黄芫活汤、麻黄桂枝汤、桂枝黄芩汤，前数方具在《机要》中。

白芷汤　治疟身热目痛，热多寒少，脉长，睡卧不安。先以大柴胡汤下之，微利为度。如下过，余邪未尽，当服此以尽其邪。

白芷一两　知母一两柒钱　石膏四两

上为末，水煎。

桂枝石膏汤　治疟，先寒后热，热多寒少。

桂枝五钱　石膏　知母各一两半　黄芩一两

上为末，分三服，水煎。

桂枝芍药汤　治疟寒热大作，汗出不愈，知为热也。此阳盛阴虚，当实内治外，恐久而传入阴经也。

桂枝三钱　黄芪　知母　石膏　芍药各一两

上为末，水煎。

雄黄散　治久疟不能食，胸中郁郁欲吐而不能吐者，宜此吐之。

雄黄　瓜蒂　赤小豆

上为细末，每服半钱，温水调下，以吐为度。

麻黄黄芩汤　治太阳证，夜发昼瘥。

麻黄去节与根　黄芩去心　炙甘草各半两　桂二钱半

上㕮咀，每服一两，水三盏，煎服。

---

① 头末:《本草纲目》言："牵牛子，今多只碾取头末，去皮麸不用，亦有半生半熟用者。"

眼论

眼论并散热饮子具在《机要》中。

地黄汤　治眼久病昏涩，因发而久不愈者。

防风　羌活　黄芩　黄连　地黄　当归　人参　茯苓各等分

上为粗末，水煎，食后服。

宣毒散　治目发赤肿痛，毒气侵睛胀痛。

盆硝　雄黄　乳香　没药各等分

上研细末，每服少许，鼻内嗅之。

嗅药

薄荷叶二钱　青黛一钱　石膏一钱　芒硝　川芎各半钱　细辛二钱　蔓荆子三分

上为细末。鼻内嗅之。

当归汤　治肾水补益及瞳子散。

当归身二钱　黄连酒洗　黄芩各二钱　生地黄三钱，酒洗，阴干　炙甘草三钱　柴胡一两　白芍药二钱

上㕮咀，水煎，临卧服。

柴胡散　明目，益肾水。

柴胡　羌活　防风　生地黄　芍药　甘草各等分

上㕮咀，水煎，临卧服之。

拈痛散　治两额角痛，目睛痛，时见黑花，及目赤肿痛，脉弦，欲作内障也。得之于饥饱劳役。

柴胡一两半　炙甘草七钱半　瓜蒌根二两　当归　黄芩四两，一半剉炒火色，一半酒湿过日干　生地黄一两

上㕮咀，每服三钱，水一盏半，生姜三片，枣一枚，临卧热服。

如小便不利，加茯苓、泽泻各半两。

点眼药　除皆退翳，截赤定疼。

当归二钱　黄连一两　防风一钱半　细辛半钱　生甘草一钱

上剉如豆大，水一大碗，文武火熬，滴水中不散为度，入去末熟蜜少许点用。

衄血证

门冬饮子　治衄血不止。

麦门冬去心　生地黄等分

上剉，水煎。

五黄丸　治衄血不止，大便结燥者下之。

大黄五钱　芒硝三钱　甘草一钱　生地黄三钱　栀子一钱　黄芩一钱　黄连一钱半

上为细末，炼蜜为丸，桐子大，温水下。

生地黄汤　诸见血无寒，衄血、吐血、溺血皆治之。

生地黄　熟地黄各五钱　枸杞子三钱　地骨皮二钱　甘草一钱　天门冬　黄芩各一钱　黄芪一钱半　芍药二钱

上剉，水煎服，无时。

如脉微，身凉，恶风，每一两加桂半钱。吐血多有此证。

消渴证

论曰：消渴疾，三焦受病，有上消，有中消，有肾消。上消者，上焦受病，又谓之高消，肺也。多饮水而少食，大便如常，或小便清利，知其燥在上焦也，治宜流湿以润燥。消中者，胃也，渴而饮食多，小便赤黄，经曰"热能消谷"，知其热在中也，治法下，至不欲食而愈。肾消者，病在下焦，初发为膏淋，谓淋下如膏油之状，至病成而面色黧黑形瘦，而耳焦，小便浊而有脂液，治法宜养血，以肃清分其浊而愈也。治上焦高消而不欲多食，小便清利，宜小柴胡汤，或小柴胡加白虎汤，或钱氏地骨皮散加芍药、黄芪、石膏、黄芩、桔梗之类是也。

人参石膏汤　治高消，上焦燥渴，不欲多食。

人参半两　石膏一两二钱　知母七钱　甘草四钱

上为粗末，水煎，食后。

东垣加黄芩、杏仁。

顺气散　消中者，热在胃而能饮食，小便黄赤，以此下之，不可多利，微微利至不欲食而愈。

厚朴制，一两　大黄四钱　枳实二钱

上剉，水煎，食远服。

茴香汤　治肾消，病在下焦，初证小便如膏油之状。

茴香炒　苦楝炒，各等分

上为细末，每服三钱，温酒一盏调服，食前。

化水丹　治手足少阴渴饮不止，或心痛者。

川乌头大者，四个，炮去皮脐　炙甘草二两　牡蛎二两，生用　蛤粉六两，用厚者，炮

上为细末，醋浸蒸饼，少糊为丸，桐子大。每服十丸十五丸，新水下。心痛者，醋汤下，其疾立愈。

疮疡论

论并内疏黄连汤、内托复煎散、当归黄芪汤、木香散、回疮金银花散、雄黄散，数方具在《机要》中。

当归散　治诸疮已破、未破，炘肿痛甚不可忍。

当归　黄芪　栝蒌　木香　黄连等分

上为末，水煎服，无时。

如痛而大便秘者，加大黄。

乳香散　治疮口痛甚。

滑石一两　乳香　没药各五钱　脑子①少许　寒水石一两，烧红

上各研为细末。同和匀，掺疮口上。

膏药方

清油半斤　当归半两　杏仁四十九个，去皮尖　桃柳枝各四十九枝，各长四指　新绵一叶

又桃、柳枝二大枝，用绵裹药系于一枝上，外一枝搅，于铁器内煎成，入黄丹三两一处熬，水中滴成珠子为度。

化坚汤　治疮难消，又不能作脓，神效。

地骨皮一两　木香半两　穿山甲二钱半，炮　麝香一字

上为细末，温酒调下。及治小儿癞疮后，生痛肿，以米汤调下。

消毒散　治丁疮，毒气入腹，昏闷不食。

丁香　乳香各一钱　蝉壳　管仲②　紫花地丁各半两

上为细末，温酒调下。

接骨丹　治打扑伤损皮骨者。

苏木一钱，极细末　定粉一钱　南硼砂另研　半两钱③烧红，醋碎为末，各一钱

上为末，同匀作一服，煎当归酒调，三二服，痛止勿服。

巴戟汤　治从高坠下，及打扑内损，昏冒嗜睡，不能饮食，此谓血闭及脏腑不通。

巴戟去心，半两　当归　地黄　芍药　川芎各一两　大黄半两

上为粗末，水煎，以利为度。

出箭头方

角蛴螬不计多少，全用　乳香　麝香不计多少

---

① 脑子：或为龙脑。
② 管仲：蔷薇科植物亮叶委陵菜的根或带根全草。
③ 半两钱：秦半两，优于自然铜。

上研为极细末，拨动箭头，掺药于疮口内。

无名方一[①]　治男子妇人阴部湿淹疮。

五倍子细研，五钱　白矾—钱　铜绿少许　轻粉—字　乳香半钱

上为极细末，洗净掺之。

无名方二[②]　治项侧少阳经中疙瘩，不辨肉色，不问大小，及日月深浅，或赤硬肿痛。

生山药—挺，去皮　蓖麻子—个

上捣烂摊在帛上贴之，如神。

保安汤　治疮托里，或已成者，速溃。

瓜蒌新者一个，去皮，火焙　没药通明者，一钱研　金银花　甘草　生姜各半两

上为细末，用好无灰酒三升于银石器内煎至一升，分作三盏，三次饮尽。病微者，只一服。如托里药不能发散，必作疮者，用此。

没药散　治杖疮，止疮痛，令疮不移。

蜜陀僧　没药　乳香各—两　干胭脂一两半　腻粉半两

上为细末，次入龙脑少许，若多更妙。烧葱与羊骨髓生用，同研如泥，摊在绯帛上贴。

接骨丹敷贴药

天南星四两　木鳖子三两　没药半两　官桂—两　乳香半两

上为细末，生姜一斤，去皮烂研，取自然汁，入米醋少许，白面为糊，同调摊纸上，贴伤处，以绵系之，用笓[③]子笓定，麻索子缠。

痔疾证

盖为三焦相火盛而制阳明燥金，故木相侮木，主生五虫，所以肠[④]中有虫也。因多食热物，脾生大热。若泻三焦火，热退则使金得气而制木，木既受制，则五虫不生而自愈矣。

苍术泽泻丸

苍术去皮，四两　泽泻　枳实各二两　地榆—两　皂角子—两，炮存性　秦艽二两

上为末，烧饭为丸，桐子大。食前温水下。

白术丸

白术四两　泽泻二两　地榆　枳实麸炒　皂角子各一两，烧存性

---

① 无名方一：原无方名，以"无名方一"代之。
② 无名方二：原无方名，以"无名方二"代之。
③ 笓（pí）：意为竹或荆柳编织的障碍物。作动词音 bì，意为排列、编排。
④ 肠：原写作"赐（赐）"，疑为形近而误，据文义改。

上为细末，烧饭为丸，桐子大，米饮或白汤或温酒下。

五倍子散　治小儿脱肛。

五倍子　地榆各等分

上为细末，每服半钱、一钱，米饮调下，空心。

虚损证

论与四君子汤、八物汤、牛膝丸、八味丸、和胃丸具在《机要》中。

人参黄芪汤

人参二钱　黄芪三钱　白术一钱　陈皮去白，一钱　甘草半钱，炙　当归二钱　茯苓一钱

上㕮咀，水煎，空心热服。胃热不能食者，加姜、枣煎。

益气丸　治语言多，损气，懒语，补上益气。

麦门冬去心　人参各二钱　橘皮去白　桔梗　炙甘草各半钱　五味子一钱，去子

上为极细末，水浸油饼为丸，如鸡头仁①大。每服一丸，细嚼津唾咽下。

泻痢证

论曰：如病泻而恶风增寒，是太阴传少阴也。若用除湿，白术、茯苓；安脾，芍药加官桂；破血，黄连也。大肠经气不宣通，宜加槟榔、木香。上焦不和，治以生姜、橘皮；中焦不和，治以芍药、当归、茯苓、官桂；下焦不和，寒微以轻热药，热甚以重寒药。如大便虚滑久不愈，太阴传少阴，为痢，为贼邪，宜以厚朴枳实汤治之。

白术散　治四肢懒倦，小便不利，大便走，沉困，饮食减少。

白术　芍药　茯苓各等分

上为末。水煎。

如发热或恶热，或腹不痛，而脉疾，加黄芩为主。

如未见脓血而恶寒，乃太阴而传少阴，加黄连为主，桂枝佐之。

如腹痛甚者，加当归，倍芍药。

如见白脓，加黄芩为主。

如见血，加黄连为主，桂枝、当归佐之。

肉豆蔻丸　治肾泄久不愈，脉沉细无力者，效。

破故纸炒　肉豆蔻面裹煨，各等分

上为末，枣肉为丸，桐子大，米饮下，空心。

---

①　鸡头仁：芡实。

槐花散　治血痢久不止，腹中不痛，不里急后重。

青皮　槐花　荆芥穗各等分

上为末，水煎，空心热服。

当归导气汤　治脓血痢无度，小便不通，腹中痛。

当归一钱　甘草一分半　芍药一钱　青皮七钱　槐花七分　生地黄一钱半或二钱，酒浸阴干

上为末，水煎，食前温服。

如后重，加木香、槟榔各三分，泽泻半钱。

如小便利，去泽泻。

水肿证

如水肿因以气为肿者，加橘皮。

如因以湿为肿者，煎防己黄芪汤，调五苓散。方在《活人》

如因热为肿者，八正散。方在《宝鉴》中

如以热燥于肺为肿者，乃绝水之源也，当清肺除燥，水自生矣，于栀子豉汤中加黄芩。

如热在下焦，阴消使气不得化者，当益阴而阳气自化，黄柏内加黄连是也。

如鼓胀之病，治之以鸡矢醴酒调服。

如水胀之病，当开鬼门，洁洁净府也。

白茯苓汤主之。

白茯苓　泽泻各二两　郁李仁五钱

上㕮咀，作一服，水一碗，煎至一半，入生姜自然汁服，无时，后用。

白术丸

白术　泽泻各等分

上为细末，煎服。或为丸，煎茯苓汤下之。末治之法，黄芪芍药建中之类，以调养之。忌房室、鱼酒等物。

楮实子丸　治水气鼓胀，洁净府。

楮实子一斗五升，熬成膏　白丁香一两半　茯苓二两

上为末，用楮实子膏为丸，桐子大。服至小便清利及腹胀消为度，后服中治调养药，疏启其中，五补七宣，即其理也。

大戟散　治水肿腹大，如鼓，或遍身皆肿。

大戟　白牵牛头末　木香各等分

上为细末，每用三钱，以猪腰子一对，批开掺药在内，烧熟，空心食之。如食左腰子塌左臂，右腰子塌右臂。如肿不能全去，于腹绕脐涂甘遂细末，饮甘草

水少许，其肿尽去。

胎产论

论在《机要》中。

大抵外和于荣卫，内则调于清便，同伤寒坏证治之。

加减四物方在《元戎》中 **黄龙汤** **二黄散**方在《机要》中

地黄当归汤 治妇人有孕胎痛。

当归一两 熟地黄二两

上为末，作一服，水三升，煎至一升半，去滓，顿服之。

半夏汤 治胎干而不能产。

半夏曲一两半 大黄五钱 桂七钱半 桃仁三个，微炒

上为粗末，先服四物汤一二服，次服半夏汤，生姜三片，水煎。

增损柴胡汤 **秦艽汤**方在《机要》中

如产后风气在表，面目四肢浮肿，宜《局方》中七圣丸，白汤下，日加，以利为度。

如浮肿添喘嗽，加木香、槟榔倍之，谓气多也。

如浮肿加头痛昏冒，加羌活、川芎，谓风多也。

如只浮肿，依七圣丸本方服之。

三之一汤 治产后虚劳，虽日久，而脉盛浮疾。

柴胡八钱 黄芩 人参 半夏洗 甘草炒 川芎 芍药 熟地黄 当归各三钱

上为粗末，依小柴胡汤煎服。

如日久虚劳，微有寒热，脉沉而迟，宜柴胡四物汤方在《元戎》。

三分散方在《机要》中 **十全散**方在《发明》中 **血风汤**方在《机要》中

加减羌活汤 治产后头痛，血虚、气弱、痰厥，皆能头痛。

羌活 川芎 防风 附子炒 熟地黄各一两 白芷一两半 石膏二两半 细辛二钱 当归五钱 甘草五钱，炒 苍术去粗皮，一两半

上为粗末。每服一两，水煎服，无时。

如有汗者，是气弱头痛也。前方中加芍药三两，桂一两半，生姜煎。

如痰癖头痛，加半夏三两，茯苓一两半，生姜煎。

如热头痛，复加白芷三两，石膏三两，知母一两半。

如寒厥头痛，加天麻三两，附子一两半，生姜煎。

荆芥散 治产后血风，眩晕，精神昏昧。

荆芥穗一两三钱 桃仁五钱，炒，去皮尖

上为细末，温水调下三钱。

如微喘，加杏仁炒，去皮尖，甘草炒，二钱半，同煎。

立效散 治产前证，胎不动，如重物所坠，腹冷如冰。

川芎　当归各等分

上为细末。水煎，食前大温服。

枳壳汤 治妇人胎漏下血，及因事下血。

枳壳麸炒，去穰　黄芩各半两　白术一两

上为末，水煎，食前温服，

诸六合汤其方在《元戎》方中

苦楝丸 治带下赤者，热入小肠；白者，热入大肠。皆任脉经虚也。

苦楝碎，酒炒　茴香炒　当归各等分

上为细末，酒糊为丸。每服五十九，空心温酒下。

匀气散 治胁痛。

山栀子　熟地黄　茯苓　细辛　桂　川芎各等分

上为末，羊脂煎服。

小儿四时用药

假令春分前，风寒也，宜用地黄、当归、羌活、防风，或地黄丸、泻青丸，相间服是也。

春分后，风热也，羌活、防风、黄芩，或泻青丸，用导赤散下之。

立夏之后，热也，宜三黄丸、导赤散。

夏至后，湿热也，导赤散、泻黄散合而服之。或黄芩、甘草、白术、茯苓之类，为胜湿去热也。

立秋后，宜益黄散，陈皮、厚朴、人参、木香之类是也。

秋分之后，泻白散。

立冬之后，地黄丸主之，谓肾不受泻也。

黄芪汤 治小儿咳嗽，喘逆，身热，鼻干燥者，是热入肺经，为客热。

黄芪一两　人参二钱半　地骨皮五钱　桑白皮二钱　甘草二钱半

上㕮咀，水煎，放温，时时温清。

人参荆芥散 治身热痰嗽，胸膈不利，宜下膈去热。

人参半两　荆芥穗一两　大黄二钱

上为细末，水煎，调槟榔、木香细末半钱，轻粉一字，乳后服。

如身热潮热，宜服清凉饮子，去大黄。三服之后，一两日却入大黄，服之令疏利则愈，不可便先动脏腑。

杂方

生地黄饮子　见血无寒，衄血、吐血、下血、溺血，皆属于热。

生地黄　熟地黄　枸杞子　地骨皮　黄芪　天门冬　芍药　甘草　黄芩各等分

上㕮咀，每服一两，水一盏半，煎至一大盏，去滓温服。如脉微，身凉，恶风，每一两加桂半钱。吐血者，多有此证。

黑地黄丸　治男子、妇人面无血色，食少嗜卧，肢体困倦。

苍术一斤　熟干地黄半斤　干姜炮，夏月五钱，冬月一两，春秋七钱

上为末，水煎面糊为丸，桐子大。每服五十丸，温水下，食远。

一上散　治蝎蜇痛。

半夏一字，生用，为细末　雄黄一字，另研　巴豆一个，去皮，研如泥

上三味，同和匀，上之。

治小便淋涩经验：**葵花散**

葵花根洗净，剉，水煎三五沸，服之立愈。

失笑散　治肾肿。

荆芥穗一两　朴硝二两

上为粗末。萝卜、葱同煎，汤淋洗。

百杯丸　治酒停腹中，膈气痞满，面色黄黑，将成癖疾，饮食不进，日渐肌瘦。如饮酒者，先收此药，百杯不醉，亦无诸痰。

生姜一斤，去皮，切作片子，盐二两淹一宿，焙干　红皮①三两，去白，秤　广茂炮，三钱　干姜三两　益智仁二十个　丁香五十个　甘草二钱，炙　京三棱炮，三钱　缩砂仁三十个　木香　茴香炒，各一钱　白豆蔻仁三十个

上为细末，炼蜜为丸，每一两作五丸，朱砂为衣，生姜汤下，细嚼，无时。

麻仁丸　治风秘，大便不通。

枳壳麸炒，去穰　川芎各等分　麻仁泥子减半

上为细末，炼蜜为丸，桐子大，温水下，食前。

黑白散　治大头病，如神。

黑乌蛇酒浸　白花蛇去头尾，酒浸　雄黄二钱　大黄煨，半两

上为极细末，每服一二钱，白汤调下，无时。

白茯苓陈皮丸　治脾胃虚弱，六脉俱弦而指下虚，食少，而渴不止，心下痞，腹中或痛或窄狭如绳，束之急，小便不利，大便不调，精神短少。此药专治大渴

---

①　红皮：安息香科红皮，以叶、根入药。祛风除湿，理气止痛。主治胃气痛，外用治风湿关节痛。

不止，腹中窄狭，而食减少神，效。

白茯苓　陈皮　干生姜　人参各—两

如脉弦，或腹中急甚，加甘草三钱，炙，秋减姜一半。

上为末，炼蜜为丸，如弹子大。每服一丸，白汤煎化下，食空。

厚朴丸　凡脏腑之秘不可一例治疗，有虚秘，有实秘。胃实而秘者，能饮食，小便赤，当以麻仁丸、七宣丸之类主之。胃虚而秘者，不能饮食，小便清利，此汤主之。实秘，物也；虚秘，气也。

厚朴姜制，三两　白术五两，剉　半夏曲二两　枳实麸炒，一两　陈皮去白，三两　甘草炙，三两

上为粗末，水煎，温服，空心。

无比散　治咽喉。

青黛　白僵蚕　甘草　马牙硝　板蓝根　紫河车　薄荷　桔梗各等分

上为细末，干掺，炼蜜为丸，噙化亦可。

利肺汤　脉中少有力，浮则似止，胸中元气不及也。

人参　麦门冬　沉香　白豆蔻　五味子　益智　丁香　川芎之类是也

黄连汤　治因服热药过多，小便不利，诸药莫能效者，或脐下闷痛不可忍。

黄连炒　黄柏炒　甘草各等分

上㕮咀，水煎温饮之，食前。

如昼不通，加知母。

此药助阴，使气得化则通矣。

穿结药　大实大满，心胸高起，气塞不通者，为结也。

蟾酥　麝香　轻粉　巴豆少许，另研

上再研至细，以儿孩儿乳汁为丸，黍米大二粒，姜汤下，无时。

接花树法

石硫黄　榆白皮面各—两　白及　白蔹各半两

上为用之。

海蛤丸　治癞疝。

海蛤醋淬三遍　当归　海金沙　腻粉　硇砂各一钱　海藻　粉霜[1]各半两　水蛭二十一个，炒　青黛　滑石　乳香各一钱　朱砂二钱，为衣　地胆[2]二十一个，去头足翅

上为细末，盐煮面糊为丸，如小豆大，朱砂为衣。每服十丸，煎灯草汤，空心服之。小便下冷浓恶物，乃效。却以黄连、紫河车、板蓝根各二钱，煎汤漱口，以救牙齿，去板蓝根，加管仲。

---

① 粉霜：水银霜。《品汇精要》言："以汞粉转升成霜，故曰粉霜。"

② 地胆：为芫青科昆虫地胆的干燥全虫。《本草纲目》言："治疝积疼痛，余功同斑蝥。"

雄黄丸　治时疾不相染。

雄黄一两，研　赤小豆炒熟　丹参　鬼箭羽各二两

上为细末，炼蜜为丸，桐子大。每日空心以温水下五丸，可与病同床，传着衣服，亦不相染矣。

柿钱散　治吃逆。

柿钱　丁香　人参各等分

上为细末。水煎，食后服。

解毒丸[①]　善治男子妇人及小儿一切积热不解，停留作毒，上焦壅热，咽喉不利，口干多渴，伏暑困闷，霍乱不宁或山岚瘴气及食毒、酒毒，吐逆不定，游风稚毒，迷惑昏困，不省人事，烦发燥，赤目口疮，善解四时伤寒之疾，发散瘟疫毒邪之气，及四方人不伏水土，一切诸毒，并皆解之。常服此药，补真益气，化毒除风，神效不可细述。

滑石　黄芩　贯众　茯苓　山栀子　干姜　草龙胆　大豆　青黛　甘草　薄荷　寒水石各一两　益智仁　缩砂仁　大黄　山豆根　生地黄　桔梗　百药煎　紫河车　粉花豆粉也　马勃　板蓝根　黄药子各半两

上为细末，炼蜜为丸，如弹子大。每服一丸，新汲水化下，细嚼，或噙化亦得，小儿半丸。如妇人血晕不省，生姜薄荷水磨下一丸。

珍珠粉丸　治白淫、梦泄、遗精，及滑出而不收。

黄柏一斤，新瓦上烧令通赤，炒匀　真蛤粉一斤

上为细末，滴水丸，桐子大。每服一百丸，空心温酒下，阳盛乘阴，故精泄也。黄柏降火，蛤粉咸而补肾阴也。

治牙寒痛

露蜂房　小椒去目，炒，各等分

上为粗末，煎漱，禁语言。

取䶧

风化石灰一两　花咸[②]半两

上为细末，上三次。如天色冷，温用。

无名方三[③]　治偏头痛连睛痛。

石膏　黍粘子炒

上为末，茶酒调下，食前。

---

①　解毒丸：此方名底本不清晰，功效亦不全，据自适斋抄本补充。并《证治准绳·类方》第八册"蛊毒补"中名为洁古之方。

②　花咸：花盐，精制的细而洁白的盐。

③　无名方三：原无方名，以"无名方三"代之。

干洗头药

甘松　百药煎　五倍子　川芎　薄荷　香白芷　草乌头　藿香　毛香^①

上为末。掺发上，揉搓，木梳梳之。

出刀青方

水蛭　鸡子一枚掐开小头，内水蛭，以皮兜盖合封者，直至水蛭食尽鸡青，干尽自死

眼稍赤药

黄连三钱　白矾三钱，飞　铜绿半钱　密陀僧一钱　轻粉少许

上为极细末，少少贴之。

又方

黄丹　白矾各等分

上为末，如前方用。

---

① 毛香：麝香。在冬、春季猎取雄麝，连腹皮割下麝香囊，阴干，称为"毛香"。

卷第九　海藏老人此事难知

目　录

解利两感神方大羌活汤

天之邪气，感则害人五脏，以是知内外两感，腑脏俱病，欲表之，则有里，欲下之，则有表，表里既不能一治。故云两感者不治，然所禀有虚实，所感有浅深，虚而感之深者必死，实而感之浅者，犹或可治，治之而不救者有矣，未有不治，而获生者也，余尝用此，间有生者，十得二三，故立此方，以待好生之君子用之。

羌活　独活　防己　防风　黄芩　黄连　苍术制　白术　甘草炒　川芎　细辛各三钱　知母　生地黄各一两

上㕮咀，每服秤半两，水二大盏，煎至一盏半，去滓得清药一大盏，热饮之。不解再服三四，解之亦可，病愈则止，若有余证，并依仲景随经法。

辨阴阳二证

阴证　身静，重语无声气难布息，目睛不了了，鼻中呼不出吸不入，往来口与鼻中气冷，水浆不入，大小便不禁，面上恶寒有如刀刮。

阳证　身动，轻语有声，目睛了了，鼻中呼吸出入能往而能来，口与鼻中气皆热。

身表凉　知在阴经也。名曰阴证。

身表热　知在阳经也。名曰阳证。

伤风　鼻中气出粗，合口不开，肺气通于天也。

伤食　口无味，液不纳，鼻息气匀，脾气通于地也。

外伤　一身尽热，先太阳也，从外而之内者，先无形也。

内伤　手足不和，两胁俱热，如火先少阳也，从内而之外者，先有形也。

内外俱伤　人迎气口俱盛，或举按皆实大，表发热而恶寒，腹不和而口液，此内外俱伤也凡诊则先扪手心背，手心热则内伤，手背热则外伤，次以脉别之。

太阳证

太阳证，头项痛，腰脊强，发热恶寒无汗，脉尺寸俱浮而紧，是病发于阳，阳者卫也。麻黄汤主之，是阳经卫药也，开腠理使阳气伸泻，此药为卫实也。

太阳证，头项痛，腰脊强，发热恶风自汗，脉尺寸俱浮缓者，是荣也，桂枝汤主之。是阴经荣药也，闭卫气使阴气不泄，此药为卫虚则设也。

伤寒见风脉，伤风见寒脉，二证大青龙汤主之。易老用桂枝麻黄各半汤后，改用九味羌活汤。

发热恶寒自汗脉缓，发热恶风无汗脉缓。此二证，易老元用桂枝二麻黄一汤，后亦改用九味羌活汤，无论有汗无汗，悉宜服之。

易老解利法九味羌活汤

经云：有汗不得服麻黄，无汗不得服桂枝，若差则其变不可胜言。故立此法，使不犯三阳禁忌，解表神方。

羌活—两半治太阳肢节痛。君主之药也，然非无为主也，却乱反正之主也。故大无不通，小无不入，关节痛非此不治。

防风—两半治一身尽痛。卒伍卑下之职，一听君命将令，而行随所使，引之而至。

苍术—两半别有雄壮上行之气，能除湿，下安太阴，使邪气不内传之于足太阴脾。

细辛五钱治足少阴肾苦头痛。

川芎—两治厥阴头痛在脑。

白芷—两治阳明头痛在额。

生地黄—两治少阴心热在内。

黄芩—两治太阴肺热在胸。

甘草—两能缓里急调和诸药，故有国老之称。

以上九味，虽为一方，然亦不可执，执中无权，犹执一也。当视其经络前后左右之不同，从其多少大小轻重之不一，增损用之，其效如神。咬咀，水煎服，若急汗热服，以羹投之，若缓汗温服，而不用汤投之也。

脉浮而不解者，先急后缓。

脉沉而不解者，先缓后急。

九味羌活汤不独解利，治杂病有神。中风行经者，加附子。中风秘涩者，加大黄。中风并三者合而成痹等证，各随十二经上下内外，寒热温凉，四时六气，加减补泻用之，炼蜜作丸亦可加生地黄各半，治两感伤寒如神。用豆淋酒煎治破伤风。

太阳证误汗误下误利小便诸变

太阳病，下之，其脉促，不结胸，此为欲解也。

脉浮者必结胸。

脉紧者必咽痛。

脉弦者必两胁拘急。

脉细数者头痛不止。

脉沉紧者必欲呕。

脉沉滑者胁热痢。

脉浮滑者必下血。

太阳病，反下之，因而腹满时痛者，属太阴也，桂枝加芍药汤。

太阳病，下之，大实痛者，阳明胃也，桂枝加大黄汤。

太阳入本，热而渴，小便或利或不利，宜五苓散。此太阳入本，下药也，当服不服，必就阳明燥火，戊胃发黄，故有调胃承气证。不当服而服，小便强利，津液重亡，是为犯本而成血证。轻则桃仁承气汤，重则抵当汤。

阳明证误汗误利小便诸变

阳明证若发汗利小便，竭其津液，则生畜血证。

发汗多畜血上焦，为衄。

利小便多畜血下焦，为发狂。

身热，目痛，鼻干，恶热，自汗，脉尺寸浮长，**白虎汤**主之。

石膏四钱，辛寒入肺　知母一钱半，苦寒入肾　甘草一钱，炙　粳米一合半，二味之甘居中，挽二药上下不相离，同煎

上粗散五钱匕，水一盏半，煎至八分，米熟为度，去滓温服。

自汗大出，身表如水，脉疾而细小及疟疾，但寒不热者，**白虎加桂汤**主之。

石膏四两　知母三两　甘草一两炙　粳米二合　官桂一两半

上粗末，同前煎服。

如中暑自汗微恶寒者，亦宜服之。

老幼虚人伤寒五六日，昏冒[①]谵语，小便或淋或涩或烦而不得眠，白虎加栀子汤主之。

白虎汤内加栀子一钱半。

煎服同前。

辛苦之人动而伤暑，身热脉洪大，火胜伤气也，白虎加人参汤主之。大渴者依前白虎汤内加人参一钱半。

煎服同前。

安闲之人静而伤暑，恶寒，脉沉疾，不渴，湿盛伤形也。白虎加苍术汤主之。依前白虎汤内加苍术一钱半。

煎服同前。

凉膈散　治上焦热甚，阳明少阳气中之血药也。

山栀子仁一两　连翘　黄芩　薄荷各一两半　大黄半两　芒硝半两

去六经中热减大黄、芒硝，加桔梗、甘草各半两。一法加防风。

上为粗末，服一两水二盏，同竹叶七片煎至一盏，去滓，入蜜少许，食后服。

---

① 昏冒：原作"昏胃"，据《此事难知》改。

加生姜煎亦得。

治肺金邪热，咳嗽有痰者，加半夏。

凉膈与四物汤各半服，能益血泻热。名双和散。

钱氏去连翘加藿香、石膏，为泻黄散。

栀子豉汤　烦者气也，燥者血也。气主肺，血主肾，烦躁者懊恼不得眠也。

肥栀子十个擘碎，以治肺烦　香豉四合以治肾燥

分作二服，每服五钱，水二盏，煎至八分，去滓温服，得快吐，止后服。

如少气虚满者，加甘草一两。

如呕哕者，加生姜，橘皮。

如下后腹满而烦，栀子厚朴枳实汤。

如下后身热微烦，栀子甘草干姜汤。

如有宿食而烦，栀子大黄汤。

阳明发痓有三

下之早而发，失下而发，胃热胃烂而发，大抵戊助手少阴心火入手太阴肺也。阳证阴证皆有痓论，在《略例》内，《元戎》内附。白虎汤、泻心汤、调胃承气汤选而用之。

太阳阳明，大承气汤；少阳阳明，小承气汤；正阳阳明，调胃承气汤。

大承气汤　治大实大满。大满则胸腹胀满，状若合瓦。大实则不大便也。痞满燥实四证俱备则用之，杂病则进退用之。

大黄酒浸去皮半两治不大便，地道不通。酒上行，引大黄至巅而下。

厚朴姜制，一两治腹胁膜胀满。

枳实麸炒，五钱治心下痞，按之良久气散痛缓，此并主心下满，乃肝之气盛也。

芒硝半两治腹中转而矢气，内有燥屎。味辛寒，燥以润之，芒硝味辛，以润肾燥。今人不用辛字只用咸字，咸能软坚。

上剉如麻豆大，以水二大盏，先煮厚朴枳实至一大盏，下大黄煮至六分，去滓，内硝，煎一二沸，温服。利，止后服。

小承气汤　痞实满可服，腹中无转矢气。

大黄半两或一两，不用酒浸　厚朴制五钱　枳实三钱，炒

煎服同前。

仲景治杂病用此，名曰三物厚朴汤。

调胃承气汤　治实而不满，腹中转失气，有燥屎，不大便而谵语。燥实坚三证见，可用。

大黄酒浸一两，邪气居高，非酒不能至。譬如物在高巅，人迹之所不及，射以取之。故用酒浸引而上之也。用生大黄苦泻峻下，则必遗高之分邪热也。是以愈后或目赤或喉闭，或头肿及膈之上热疾生矣。

甘草炙，半两以甘缓之。

芒硝以辛润之，以咸软之。

煎服同前。

以上三法不可差也。若差则无者生之，有者遗之。假令调胃承气证用大承气下之则愈，后元气不复，以其气药犯之也。大承气证用调胃承气下之，则愈后神痴不清，以其气药无之也。小承气证若用芒硝下之，则或下利不止，变而成虚矣。

大柴胡汤 治有表复有里，或脉浮，或头痛，或恶风，或恶寒，四证或有一二尚在者，过经不解是也。或谵言，或妄语，或直手扬视，此皆里之急者也。欲汗之，则里证已急，欲下之，则表证仍在，故以小柴胡中药调和三阳，使不犯三阳禁忌。以芍药下安太阴，令邪气不内。以大黄去地道不通。以枳实去心下痞闷，或湿热自利。若表里证已急者，通宜大柴胡汤。

柴胡四两　黄芩　芍药各一两半　半夏一两二钱半，汤洗　枳实半两，麸炒　大黄半两

上剉如麻豆大，每服五钱，生姜四片，枣一枚，水一盏半，煮至八分，去滓温服，以利为度，未利再服呕家虽有阳明证，不可下，宜大柴胡去大黄。

少阳证

少阳证，胸胁痛，往来寒热而呕，或咳而耳聋，脉尺寸俱弦，忌发汗，忌利小便，忌过大便，故名三禁汤。宜和解，**小柴胡汤**主之。

柴胡四两　半夏一两二钱半，太阳　黄芩一两半，阳明　人参一两，太阴　甘草一两半　姜枣辛甘发散

上剉如麻豆大，每服五钱，生姜四片，枣一枚，水一盏半，煮至八分，去滓，温服，日三。

如腹中痛，去黄芩加芍药。

如心下悸，小便不利者，去黄芩加茯苓二两。

如胸中烦不呕者，去半夏、人参，加栝蒌实四分之二。

如渴者去半夏加人参。

瓜蒌根二两。

如胁下痞硬，去枣加牡蛎。

如不渴，外有微热者，去人参加桂枝一两半，温覆微汗，愈。

如咳嗽者，去人参加五味子一两二钱半，干姜一两亦去枣子、生姜。

如寒热往来，经水不调，去半夏，加秦艽、芍药、当归、知母、地骨皮、牡丹皮、川芎、白术、茯苓。

如妇人虚劳发热，加蛤蚧、赤茯苓。

如小柴胡汤与四物汤各半，名调经汤。

无孕呕者加半夏。

无汗者加柴胡。

恶寒者加桂。

有汗者加地骨皮。

嗽者加紫菀。

通经者，加京三棱、广茂。

劳者加鳖甲。

如妇人伤寒，经水适来适断，发热恶寒，夜则谵语，此为热入血室，故寒热如疟，小柴胡汤主之。

刺期门。

如伤寒过经不解，胸胁满而呕，晡发潮热，加芒硝一两。

如平旦发热，热在行阳之分，肺气主之。故用白虎汤以泻气中之火。

如日晡潮热，热在行阴之分，肾气主之。故用地骨皮散以泻血中之火。

太阴证

太阴证，腹满咽干，手足自温，自利不渴，腹满时痛，脉尺寸俱沉细。以其脏有寒故也，当温之，宜四逆辈。仲景理中丸，易老人参黄芪汤，量其轻重，或温或热，人之强弱，虚实所可宜者，选而用之。脉浮者可发汗，宜桂枝汤。若下之早，必胸下痞结。

如中脘痛，理中、建中、黄芪汤之类。

如脐腹痛，四逆、真武、附子汤之类。

如少腹小腹痛，重则正阳散、回阳丹之类，轻则当归四逆汤之类。

如杂症而痛，四物苦楝汤、酒煮当归丸、增损当归丸之类。

如夏腹痛，肌热恶寒，脉洪疾，手太阴、足阳明主之，黄芩芍药汤。

如秋腹痛，肌寒恶寒，脉沉疾，足太阴、足少阴主之，桂枝芍药汤。

如四时腹痛，芍药甘草汤主之。

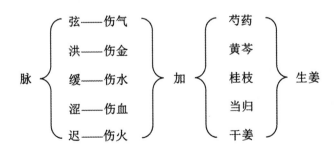

脉
- 弦——伤气
- 洪——伤金
- 缓——伤水
- 涩——伤血
- 迟——伤火

加
- 芍药
- 黄芩
- 桂枝
- 当归
- 干姜

生姜

如腹不满者加枣，若满者不加。

如中满勿食甘，二药用甘引至满所 {
脾虚满黄芪汤，芍药停湿

脾实满平胃散，苍术泄湿
}

如大便秘，实痞：厚朴，枳实。

如大便利，虚痞：芍药，陈皮。

海藏云：

中脘痛者属脾土。

脐腹痛者属少阴。

少腹小腹厥阴分。

三部殊途细酌斟。

太阴中土主理中。

少阴四逆真武同。

厥阴宜当归四逆。

重则回阳霹雳攻。

少阴证

少阴证，口燥舌干而渴，脉尺寸俱沉。

沉迟则四逆汤。

沉疾则大承气汤疾而无力者不可下。

如大热而脉反细小，不可下，宜泻心汤。

如身凉无汗，体沉或体轻，脉沉，有头痛，不厥，宜麻黄附子细辛汤。

走无形证

如身热而烦躁不宁，大小便自利，其脉浮洪而无力，按之全无者，附子泻心汤主之。

走有形证

如上吐下泻不止，当渴反不渴，其脉微细而弱者，理中汤主之。

渴而沉疾有力者，五苓散主之。

如发热，脉沉当汗者。

微汗之麻黄附子甘草汤。

缓汗之麻黄附子细辛汤

体沉加防己、苍术，乃胜湿也。

体轻加石膏、知母，乃胜热也。

如咽痛者

热者甘草汤。

寒热者桔梗汤。

寒者半夏汤。

如脉沉细而迟弦，通脉四逆汤。

不渴者四逆汤。

若渴者猪苓汤。

如脉沉细而迟涩，白通汤。

口中和者当温。

口中干燥者当下。

一物黄连泻心汤　易老随证加减例于后。

烦者加栀子。

燥者加香豉。

呕者加半夏。

满者加甘草。

腹痛加芍药。

脉迟者加附子。

下焦寒者加干姜。

大便硬加酒浸大黄。

用干姜附子先煎令熟，使热不僭也。后另煎黄连，与黄连姜附同用。

少阴渴逆者，失下也。阴消将尽，阳逆上行，使阴不纳也。或舌弯，言语不正，反昏冒与咽痛者，少阴也。速下之，大承气汤。若阳极，脉微将尽者，不宜下，宜泻心汤。凉膈去硝清肺亦可。

饮水多，心下痞，渴，别无恶候者，五苓散主之。

甘桔汤　加减例于后。

咳逆气者加陈皮。

咳嗽者加知母、贝母。

咳发渴者加五味子。

唾脓血者加紫菀。

肺痿者加阿胶。

面目肿者加茯苓。

呕者加生姜、半夏。

少气者加人参、麦冬。

肤痛者加黄芪。

目赤者加栀子、黄连。

咽痛者加鼠粘子、竹茹。

声不出加半夏、桂枝。

疫毒头肿者加鼠粘子、大黄、芒硝。

胸痛膈不利加枳壳。

心胸痞满加枳实。

不得眠者加栀子。

发癍者加防风、荆芥。

酒毒者加葛根、陈皮。

少阴，心惊悸，邪热入阴，肾水秉心，是以心悸，是水犯火也。不当治水与火，治在于木，故仲景用**四逆散**调之。

柴胡　枳实　芍药　甘草先以甘草茯苓汤导其湿亦可。

厥阴证

厥阴证，烦满，囊缩，大小便不通，发热引饮，腹满，脉尺寸俱微缓。

脉沉疾，按之有力者为阳，阳则当下，宜大承气汤。

脉沉迟，按之无力者为阴，阴则当温，宜四逆汤，更宜速灸之。

阴脉之剂

正阳散

附子一两炮，坼去皮脐　干姜炮，二钱半　甘草二钱半，炙黄　麝香一钱，细研，治胀急痞满风毒，味辛温　皂荚二两，酥炙黄，去皮弦子。味辛咸，治诸风，利九窍，疗腹，腹满及囊结

上为极细末，每服二钱，水二盏，煎至五分，和滓温服，无时。

回阳丹

硫黄半两，细研。味酸温，大热，治心腹疾，积聚邪气，冷癖在胁，咳逆上气，脚冷弱无力　木香半两，味辛温，疗肌中偏寒，主气不足，行药之精　荜澄茄半两，味辛温，治皮肤风，心腹气胀　干蝎半两，味甘辛，治一切风　吴茱萸半两，汤浸，干炒。味辛温，大热，主温中，逐风邪，诸冷实不消，气逆，利五脏　附子半两，炮坼，去皮脐　干姜二钱半，炮坼

上为细末，酒糊为丸，梧桐子大，生姜汤下，每服三五十丸，并二三服，以热酒投之，覆衣取汗。

自汗者

太阳自汗桂枝汤。

阳明自汗白虎汤。

少阴自汗四逆汤。

六经渴者

太阳渴，脉浮，无汗者，五苓散、滑石之类。

阳明渴，脉长，有汗者，白虎汤、凉膈之类。

少阳渴，脉弦而呕者，小柴胡加栝萎根汤。

太阴渴，脉细，不欲饮。纵饮，思汤，不思水。

少阴渴，脉沉，自利者，猪苓汤、三黄汤之类。

厥阴渴，脉微，引饮者，少少与之。

痉证从风治

发汗太多因致痉，身热，足寒，项强，恶寒，头热，面赤，目脉赤，头摇口噤，背反张者，痉病也，属太阳。

若头低视下，手足牵引，肘膝相构，阳明痉也。

若一目或左或右邪视，并一手一足搐搦^①者，少阳痉也。汗之，止之，和之，下之。各随其经，可使必已。

若发热无汗，反恶寒者，名刚痉，宜**麻黄加独活防风汤**。

麻黄去节　桂枝各一两　甘草半两　杏仁二十五个，去皮尖　独活　防风二味各一两

上细剉，每服一两，水三盏，煮至一盏半，去滓，温服。

若发热，自汗而不恶寒者，名柔痉，宜**桂枝加川芎防风汤**。

桂枝　芍药　生姜三味各一两半　甘草　防风　川芎各一两　大枣六枚

上细剉，每服一两，水三盏，煎至一盏半，去滓，温服。

若发热，脉沉而细者，附太阴也，必腹痛，宜**桂枝加芍药防风防己汤**。

又宜**小续命汤**。

桂枝一两半　防风　防己各一两　芍药三两　生姜一两半　大枣六枚

上煎服同前。

若发汗过多，发热，头面摇，卒口噤，反背反张者，太阳兼阳明也。宜去风养血，**防风当归散**主之。

防风　当归　川芎　地黄各一两

上剉，每服一两，水三盏，煮至二盏，去滓，温服。

---

① 搐搦（chùnuò）：肌肉不自觉地抽动，系瘈疭之俗称。类同抽搐。

如无汗者，葛根汤主之。

如有汗者，桂枝加葛根。

若汗下后不解，乍静乍躁，目直视，口噤，往来寒热，脉弦者，少阳风痉，宜**小柴胡加防风汤**。

柴胡二两　人参五钱　半夏制，六钱　黄芩三钱　生姜　甘草各七两半　防风一两
枣三个

上剉，每服一两，水三盏，煮至一盏半，去滓，温服。

附子散　治阴痉，手足厥。

筋脉拘急，汗出不止，头强，头摇，口噤。

桂心二钱　附子一两，炮　白术一两　川芎三钱　独活半两

上为末，每服三钱，水一盏，枣一枚，煎至五分，温服。

桂心白术汤　治阴痉，手足厥冷，筋脉拘急，汗出不止。

白术　防风　甘草　桂心　附子　川芎各等分

上为末，每服五钱，水二盏，生姜五片，枣二枚，同煎至七分，去滓，温服。

附子防风散　治阴痉闭目。

面手足既逆，筋脉拘急，汗出不止。

白术　防风　甘草　桂心　附子　干姜　柴胡　茯苓　五味子

上为末，每服三钱，水二盏，生姜四片，同煎，去滓，温服。

八物白术散　治阴痉一二日，面肿，手足厥冷，筋脉急，汗不出，阴气内伤。

白术　茯苓　五味子　桂心　麻黄　良姜　羌活　附子

上为末，每服四钱，水一大盏，生姜五片，同煎至五分，去滓，温服，无时。
无论有汗无汗，药内并下，药中揔加羌活。

栝蒌桂枝汤　有汗者，柔也。其证备，身体强几几，然脉反沉迟。

栝蒌根二两　桂枝□两　芍药三两　甘草二两，炙

上为末，每服五钱，水二小盏，生姜七片，枣二枚，煎至一盏，去滓，温服。
汗不出，食顷，啜热粥发之。

桂枝加葛根栝蒌汤　有汗者，柔也。

桂枝芍药各□　葛根　栝蒌根各二钱半

上为末，煎服同前，加羌活。

金匮葛根汤　无汗者，刚痉也。无汗而小便反少，气上冲胸，口噤，不得语。

葛根四两　麻黄去节，三两　桂枝二两　生姜三两　甘草二两　芍药二两[①]　枣二十
个，擘

---

① 芍药二两：原无剂量，据《金匮要略》补。

上㕮咀，以水一斗，先煮麻黄、葛根一二沸，去上沫，纳诸药，煮取三升，去滓服。

妇人新产，血气痉者，**举卿举败散**。汗后中风，发搐亦然。

荆芥穗不以多少，火微炒　炒大豆黄卷熟以酒沃之，去黄卷

取汁调细末三五钱，和滓饮之，轻者一服愈，重者三服，其效如神。

海藏治法

神术汤

苍术　防风　甘草

治风湿，恶寒，脉紧，解利无汗。

治刚痉加羌活、独活、麻黄。

白术汤

白术　防风　甘草

治风湿，恶风，脉缓，解利有汗。

治柔痉加桂心、黄芪、白术。

太阳阳明加川芎、荆芥穗。

正阳阳明加羌活、酒大黄。

少阳阳明加防风、柴胡根。

热而在表者，加黄芩。

寒而在表者，加桂枝、黄芪、附子。

热而在里者，加大黄。

寒而在里者，加干姜、良姜、附子。

以上数经，寒热当以脉别之。

发黄四证

方在《元戎》拾遗内附，阴黄在《略例》内附

有畜血发黄，太阳传本也。

有结胸发黄，下之早，太阳阳明本也。

有湿热发黄，阳明与太阴也。

有寒湿发黄，少阳与太阴也。

海藏云：

当汗不汗即生黄，

当汗汗多因致痉。

不当汗而若汗之，

畜血定应无改易。

汗多或有变亡阳，

阴证脉候须仔[①]细。

若大便自利而黄者，茵陈栀子黄连三味汤。

色如熏黄，乃湿病也，一身尽疼。

色如橘子黄，乃黄病也，一身不疼。

干黄，燥也。小便自利，四肢不沉重，渴而引饮者，栀子柏皮汤。

湿黄，脾也。小便不利，四肢沉重，似渴不欲饮者，大茵陈蒿汤。

往来寒热，一身尽黄者，小柴胡加栀子汤。

伤冷中寒，脉弱，气虚，变而为阴黄者，仲景理中汤加茵陈蒿服之。

发热，渴，小便不利，茵陈蒿汤调五苓散服之。

欲发黄者，急用瓜蒂散搐入鼻中，出黄水，甚验。

茵陈蒿汤　太阳。

茵陈蒿一两半　大黄二分　栀子十个

上剉如麻豆大，每服一两，水三盏，先煮茵陈减一半，内二味，煮八分，去滓，温服，日三服。小便利如皂角汁，色正赤，一宿腹减，黄从小便中出也。

麻黄连翘赤小豆汤　太阳、阳明、少阳三经也。

麻黄　连翘各一两　赤小豆半两

上剉如麻豆大，每服一两，水三盏，煮至一盏，去滓，温服。

栀子柏皮汤　属阳明、少阳也。

大黄　柏皮各二两　栀子十五个

上剉如麻豆大，每服一两，水三盏，煮至一盏，去滓，温服。

畜血证

血谛证

古人虽有轻重之殊，而无上下之别，今分作上、中、下三等。以衄血、唾血、呕血分为上部；血结胸中为中部；畜血下焦为下部。夫既有三部之分，故药亦随而轻重之也。

汗多者，为衄血。脉浮，灸之者，咽燥为唾血。当汗不汗，热入于里者，为呕血，为吐血。此血在上也，犀角地黄汤主之。凉膈散加生地黄亦可，然衄、唾、呕吐俱在上，亦当以轻重分之。

大凡血证，皆不饮水，惟气证则饮水，宜谨之。此证足太阴所主，脾所不裹，

---

① 仔：原作"子"，疑音近而误。

越而上行，所以有呕血、吐血之候也。

实者犀角地黄汤，胸中，手不可近也。

犀角屑如无，以升麻代，一两　生地黄二两　芍药八钱　牡丹皮一两

上为粗末，水煎服，热多者，加黄芩。

升麻与犀角性味主治不同，何以升麻代之？以是知引入阳明也，兼治疮疹太盛。

云岐子犀角地黄汤　寸芤，血在上焦。

生地黄二两　黄芩一两半　黄连一两　大黄半两

上㕮咀，水二盏，秤一两，煎至一盏，去滓，食后服之。

虚者黄芩芍药汤，治虚家不能饮食，衄血，吐血。

黄芩　白芍药　甘草

一法加生姜、黄芪。

上二药，治伤寒衄血，吐血，呕血。

桃仁承气汤　治血结胸中，心下，手不可近，为中部畜血。

无寒热，胸满，嗽水不欲咽，喜忘，昏迷，其人如狂。

桃仁半两　大黄一两　甘草二钱半　桂三钱　芒硝三钱

上㕮咀，每服一两，水二盏，生姜七片，煎至一半，去滓，入硝化开，食后服。

若牙齿等蚀，数年不愈，当作阳明畜血治之。此汤细末炼蜜丸，桐子大，服之。好饮过者，多有此疾，屡服有效。

仲景抵当汤并丸　即脐下手不可近，畜血下部也其人发狂，少腹满硬，小便自利，大便反黑。如狂者在中，发狂者在下。

大黄半两　水蛭炒制，半两　虻虫三钱，去翅足　桃仁三钱

上剉，每服五钱，水二盏，煎至七分，去滓，温服。

如用丸，炼蜜丸之。

生地黄丸　病人七八日后，两手脉沉迟细微，肤冷，脐下满，或狂，或燥，大便实而色黑，小便自利者，此畜血证具也。若年老及年少气虚弱者，宜此方主之。

生地黄自然汁一升，如无生地黄，只用生干地黄二两　干漆半两，炒烟欲尽　生藕自然汁半升，如无藕，用刺蓟汁半升，如无刺蓟汁，用刺蓟末一两　蓝叶一握，切碎，干者用末半两　虻虫二十个，去翅足，麸内炒黄　水蛭十个，炒　大黄一两，剉如骰子大　桃仁半两，研碎

上一处，入水三升半，同慢火熬及二升以来，放冷，分三服，投一服。至半日许，血未下，再投之。此地黄汤比抵当汤丸其势甚轻。如无地黄与藕汁，计升数添水同煎。抵当汤丸恐用之太过，有不止损血之候，故立此汤。

衄不可汗者，盖为脉微也。

脉紧者，浮者，麻黄汤主之。

脉浮缓者，桂枝汤主之。

脉已微者，犀角地黄汤主之。

衄涕血出于肺

犀角　升麻　栀子　黄芩　芍药　豉　生地黄　紫参　丹参　阿胶　硫黄

咯唾血出于肾

天门冬　紫菀　知母　贝母　桔梗　百部　熟地黄　麦门冬　远志　泽泻
牡蛎　黄柏　干姜　肉桂

痰涎血出于脾

葛根　黄芪　黄连　芍药　当归　沉香　甘草

呕吐血出于胃

实者犀角地黄。

虚者小建中加黄连。

结胸证

大结胸，不按而痛，陷之深。

麻黄证，脉浮紧，而反下之，是犯卫气，则为正结胸。以其在无形，故陷之高也。无汗下之，而成太阳阳明证，犯至高者，故大喘，陷胸丸主之。

小结胸，按之而痛，陷之浅。

桂枝证，脉浮缓，而反下之，是犯荣气，则为结胸，心下痞。以其在有形，故陷之低也。汗之过半，下之独成阳明证，犯在里者，故喘，大陷胸汤主之。

小结胸无大热，陷之轻。

无大热，头汗出，汗之已，多下之，而成少阳阳明证。犯之轻者，故微喘，小陷胸主之。

水结胸者

水结心下，五苓散、枳术汤宜用之。

上项五药，具在后《保命集》内，大抵大陷胸汤治实热，陷胸丸兼喘，小陷胸汤兼痞。

应汗而水潠[1]，热却而益烦，肉上粟起，欲饮不渴，先文蛤后五苓，变为寒实也。虽云三物陷胸，莫若白散，亦可用桔梗、巴豆、贝母也。

---

[1]　水潠（xùn）：《说文新附·水部》：“潠，含水喷也。”水潠即口中喷出水或液状物。

霍乱证

本自胃经，或因寒饮，或因饮水，或伤水毒，或感湿气，冷热不调，水火相干，阴阳相搏，故转筋挛痛，经络乱行，暴热吐泻。中焦，胃气所主也。察其色脉，随经标本，此治霍乱吐泻之法也。

如头痛，发热，邪自风寒而来。中焦为寒热相半之分，邪稍高者居阳分，则为热，热多饮水者，五苓散以散之。

如邪稍下者，居阴分，则为寒，寒多不用水者，理中丸以温之。

如吐利后有表者，解之。汗出厥者，温之。

如既吐且利，小便利，大汗出，内寒外热者，亦温之。

如吐下后，汗出，厥逆不解，脉欲绝者，四逆等汤治之。

如吐泻转筋，身热，脉长，阳明本病也，宜和中。四君子汤，平胃散，建中汤。

四君子汤

茯苓　白术　人参　黄芪各一两

上剉如麻豆大，每服一两，水三盏，生姜五片，煎至一盏，去滓，温服。

如吐泻转筋，头痛，自汗，脉浮者，四君子加桂五钱主之。

如吐泻转筋，头痛，无汗，脉浮者，四君子加麻黄五钱主之。

如吐泻转筋，胁下痛，脉弦者，**宜建中加木瓜柴胡汤**。

平胃加木瓜五钱亦可也。

桂枝二两半　芍药三两　甘草一两　胶饴半升　生姜一两半　大枣六枚　木瓜五钱　柴胡五钱

上剉如麻豆大，每服一两，水三盏，煮至一盏半，去滓，下胶饴两匙，煎化服。

如吐泻后，大小便不通，胃中实痛者，四君子汤加大黄一两主之。

如吐泻转筋，腹中痛，体重，脉沉而细者，**宜四君子加芍药高良姜汤**。

四君子四味各一两　芍药　良姜各五钱

同前煎服。

如吐泻，霍乱，四肢拘急，脉沉而迟者，**宜四君子加姜附厚朴汤**。

四君子四味各一两　生姜　附子　厚朴炮制，各三钱

同前煎服。

如吐泻转筋，四肢厥冷，脉微缓者，**宜建中加附子当归汤**。

桂枝一两　当归三钱　芍药二两　甘草半两　胶饴半升　生姜一两半　附子三钱，炮　大枣六枚

同前煎服。

伤寒表里缓急辨

解利伤寒之法，当先明表里。表里既见，则治之缓急亦不可不知也。盖三阳之表当急，而里当缓。三阴之表当缓，而里当急。经曰：在皮者，汗而发之。是表之表，汗之当急者也。有曰：渍形以为汗，是里之表，汗之当缓者也。假令太阳证始得，头痛，腰脊强，脉浮，无汗，里和，此汗之当急者也，故麻黄汤主之。少阴证始得，发热，脉沉，里和，无汗，此汗之当缓者也，故麻黄附子细辛汤主之。至于在表之里，则下之当缓。在里之里，则下之当急。其类虽多，可推而知也。

表之表：**麻黄汤**

麻黄去节根，五钱　桂心去皮，三钱　甘草炒黄，二钱　杏仁去皮尖，十枚

上㕮咀，都作一服，水煎。

假令得肝脉，其外证善洁，面青，善怒，其三部脉俱浮而弦，恶寒，里和，谓清便自调，麻黄汤内加羌活、防风各三钱。以其肝主风，是胆经受病。大便秘，或泄下赤水无数，皆为之里不和也。

假令得心脉，其外证面赤口干，喜笑，其脉寸尺俱浮而洪，恶寒，里和，谓清便自调，麻黄汤内加黄芩、石膏各三钱。以其心主热，是小肠经受病也。

假令得脾脉，其外证面黄，善噫，善思，善味，其脉尺寸俱浮而缓，里和，恶寒，麻黄汤内加白术、防己各三钱。以其脾主湿，是胃经受病也。

假令得肺脉，其外证面白，善嚏，悲愁不乐，欲哭，其脉尺寸俱浮而涩，里和，恶寒，麻黄汤内加桂，生姜各三钱。以其肺主燥，是大肠经受病也。

假令得肾脉，其外证面黑，善恐欠，其脉尺寸俱沉，里和，恶寒，麻黄汤内加附子、生姜各三钱。以其肾主寒，是膀胱经受病也。

以上五证，皆表之表，谓在皮者，汗而发之。所当急也，皆为腑受病矣。

表之里

且表之里者，下之当缓。谓随脏表证。外显脉尺寸俱浮，而复有里证。发热饮水，便利赤色，或泄下赤水，按之内实，或痛，麻黄汤内去麻黄、杏仁，随脏元加药，同分作五服，每下一证。初一服，加大黄半钱，邪尽则止。若邪未尽，第二服加大黄一钱。邪又未尽，第三服加大黄一钱半。邪未尽，又加之，邪尽则止。此谓先缓而后急。是表之里者，下之当缓也。

里之表：**麻黄附子细辛汤**

麻黄半两，去根节　附子一钱二分半，炮坼　细辛半两，去苗土

上㕮咀，都作一服，水煎。

假令得肝脉，其内证满闷，淋溲便难，转筋，其脉尺寸俱沉而弦，里和，恶

寒，即肝经受病也。此汤内加羌活、防风各三钱。

假令得心脉，其内证烦躁，心痛，掌中热而哕，其脉尺寸俱沉而洪，里和，恶寒，即心经受病也。此汤内加黄芩、石膏各三钱。

假令得脾脉，其内证腹胀满，食不消，怠惰，嗜卧，其脉尺寸俱沉而缓，里和，恶寒，即脾经受病也。此汤内加白术、防己各三钱。

假令得肺脉，其内证喘咳，洒淅寒热，其脉尺寸俱沉而涩，里和，恶寒，即肺经受病也。此汤内加生姜、桂各三钱。

假令得肾脉，其内证泄如下重，足胫寒而逆，其脉尺寸俱沉，里和，恶寒，即肾经受病也。此汤内加附子、生姜各三钱。

以上五证，皆里之表，宜渍形，以为汗所当缓也，皆为脏受病也。

里之里

且里之里者，下之当急。谓脏内证已显，尺寸脉俱沉，复有里者，谓大小便秘涩，或下赤水，或泄无数，不能饮食，不恶风寒，发热引饮。其脉俱沉，或按之而内痛，此谓之里实，宜速下之。麻黄附子细辛汤内去麻黄，与随脏元加药同，分作三服，每下一证。初一服，加大黄三钱，邪尽则止。若邪未尽，第二服加大黄二钱。邪又未尽，第三服加大黄一钱。此先急而后缓，谓里之里者，下之当急也。

太阳证，九味羌活汤。

无汗用苍术。

有汗用白术方在前。

白术汤　治伤风寒，上解三阳，下安太阴。神方。

白术二两，如汗之，改苍术，防风二两，去芦秤。

上㕮咀，水煎。

若发热引饮，加黄芩，生甘草一两。

若头痛，恶风者，加羌活散三钱半。

羌活散

羌活一两半，如鞭节　川芎七钱　细辛二钱半，去芦

若身热、目痛者，加石膏汤四钱。

石膏汤

石膏二两，乱绞者　知母半两　白芷七钱

若腹中痛者，加芍药散三钱。

芍药散

白芍药二两，酸涩者　中桂半两，去皮

若往来寒热而呕者，加柴胡散三钱。

柴胡散

柴胡一两，去苗须　半夏半两，姜制

若心下痞者，加枳实一钱。若有里证者，加大黄一钱，次二钱，又三钱，邪去止之。

有汗无汗四时宜用

经言：有汗不得服麻黄，无汗不得服桂枝。然春夏汗孔疏，虽有汗，不当用桂枝，宜黄芪汤以和之。秋冬汗孔闭，虽无汗，不当用麻黄，宜川芎汤以和之。春有汗，脉微而弱，恶寒者，乃太阳证，秋冬之脉也，亦宜黄芪汤。无汗亦宜川芎汤。秋冬有汗，脉盛而浮，发热，恶热者，乃阳明证，春夏之脉也，亦宜黄芪汤。无汗亦宜川芎汤。

有汗者，皆可黄芪汤，无汗皆可川芎汤。

黄芪汤　有汗则能止之。

黄芪　白术　防风各等分

上㕮咀，水煎五七钱，饮清温。若汗多恶风甚者，加桂枝一二钱匕。

川芎汤　无汗则能发之。

川芎　羌活　制苍术各等分

上㕮咀，水煎五七钱，饮清热。若汗少恶寒甚者，加麻黄一二钱匕。

法曰：五脏之脉，寸关尺也。今言尺寸者，阴阳也。如阳缓而阴急者，表和而里①病也。如阴缓而阳急者，里和而表病也。

立夏至立秋，处暑之间伤寒者，身多微凉，有自汗，四时沉重，谓之湿温，又谓之温淫，宜**苍术石膏汤**。

苍术半两　石膏三钱　知母一钱半　甘草一钱

上为粗末，作一服，水煎，温服。

身热，脉洪，无汗，多渴者，热在上焦，**宜桔梗汤**。

甘草　桔梗　连翘　栀子　薄荷　黄芩

上为粗末，竹叶水煎，秘者加大黄。

通解四时伤寒，**大神术汤**。

苍术四两，制　羌活　防风　川芎各一两　黄芩　枳壳一作枳实　甘草各半两　白芷一两半　石膏二两　细辛三钱　知母七钱

上㕮咀，石膏为细末，入药水煎。欲汗之，热服。汤投，春倍防风、羌活，夏倍黄芩、知母，季夏淫雨倍术、白芷，秋加桂五钱，冬加至一两亦可。以意消

---

① 里：原作"重"，据《素问病机气宜保命集·解利伤寒论》改。

息，随证增损。非发热而渴，不可用石膏、知母。非里实心下，不可用枳实也。

内伤论并治法

药方俱在《阴证略例》中

缓急辨

经云：治主以缓，治客以急，所当知也。

诸有表证，当汗。脉浮，急汗之。脉沉，缓汗之。

诸有里证，当下。脉浮，缓下之。脉沉，急下之。

三阳，汗当急，而下当缓。

三阴，汗当缓，而下当急。

主为病，则缓去之。

客为病，则急去之。

胸中气病，自病也。为主，治当缓。

胸中血病，他病也。为客，治当急。

上无形，下入腹中，即为客也，治当急。

下有形，上入胸中，即为主也，治当缓。

岁之六气主也。

司天在泉，间气客也。

补上治上，制以缓，不犯血药，便为之缓，非缓慢之缓也。

补下治下，制以急，不犯气药，便为之急，非急速之急也。

热在至高之分，故用轻剂，从高而按，治从缓也。若急服之，上热未退，而中寒复生矣。若人有形，当下之者，候其急，从权可也。

伤寒传至五六日间，渐变神昏不语，或睡中独语一二句，目赤，唇焦干，不饮水，稀粥与之则咽，终日不与则不思，六脉细数而不洪大，心下不痞，腹中不满，大小便如常，或传至十日已来，形貌如醉人。医见神昏不已，多用承气汤下之，则误矣。盖不知此热传手少阴心经也。本太阳经伤风，谓风为阳邪，阳邪伤卫，阴血自燥，热畜膀胱，壬病逆传于丙，丙丁兄妹，由是传心，火迫而熏肺，所以神昏也。谓肺为清肃之脏，内有火邪，故令神昏，宜栀子黄芩黄连汤。若脉在丙者，导赤散。脉在丁者，泻心汤。若误用凉膈散，乃气中之血药也。如右手寸脉沉滑有力者，则可用之。或用犀角地黄汤者，近于是也。此解阳明经血中热之药也。若脉浮沉俱有力者，是丙丁中俱有热也，可以导赤散与泻心汤合半服之，则宜矣。

汗吐利下

病在天之无形，当汗。病在天之有形，当吐。病在地之无形，当利小便。病在地之有形，当过大便。经言[1]：亡血虚家不可吐。在脉尺中按之有力，当吐之。若尺中按之无力，即不可吐。以其阳气下陷于阴中，为阴所遏。故吐之，使阳气得以上升也。

浮可下者，外有六经之形证。

沉可汗者，内无便溺之阻隔。

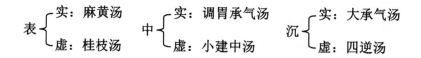

疟疾论

暑之为病，以疟舍于荣卫之间，得秋之风寒所伤而后发。亦有非暑感。

风寒而得者，邪并于阳则发热，邪并于阴则发寒。并则病作，离则病止。在气则发之早，在血则发之宴。浅则日作，深则间之。或在头项，或在腰脊，虽上下远近之不同，在太阳一也，从乎中治。中治者，少阳也。

《素问》六经疟候汤液足经

太阳疟，令人腰痛，头重，从背起，先寒后热，熇熇[2]喝喝然，热止汗出，难已。羌活加生地黄汤。小柴胡加桂汤。

阳明疟，令人先寒，洒淅洒淅，甚久乃热，热去汗出，喜日月火光，气乃快然。桂枝二白虎一汤。黄芩芍药加桂枝汤。

少阳疟，令人身体解㑊，寒不甚，热不甚，恶见人，见人心惕惕然，热多汗出，小柴胡汤主之。

太阴疟，令人不乐，好太息，不嗜食，多寒热汗出，病至则善呕，呕已乃衰。小建中汤。异功汤。

少阴疟，令人闷，吐甚，多寒热，热多寒少，欲开户牖而处。其病难已。小柴胡加半夏汤。

厥阴疟，令人腰痛，少腹满。小便不利如癃状，非癃也。数便意，恐惧，气不足，腹中悒悒。四物玄胡苦楝附子汤。

---

① 经言：此处经言，出处不详，疑出自《仲景伤寒补亡论》。
② 熇（hè）熇：火势猛烈。

《素问》五脏疟证汤液方在《活人》

肝疟，令人色苍苍然，太息，其状若死者。四逆汤。通脉四逆汤。

胃疟，令人疸病，善饥而不能食，食而腹满，腹大。理中汤。理中丸。

心疟，令人烦心甚，欲得清水，反寒多不甚热。桂枝加黄芩汤。

脾疟，令人寒，腹中痛，热则肠中鸣，鸣已汗出。小建中汤。芍药加甘草汤。

肺疟，令人心寒，寒甚热，热间善惊，如有见者。桂枝加芍药汤。

肾疟，令人洒洒，腰脊痛宛转，大便难，目眴眴 [①] 然，手足寒。桂枝加当归芍药汤。

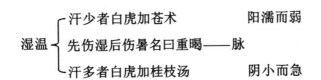

湿温 ┌ 汗少者白虎加苍术　　　　阳濡而弱
　　　├ 先伤湿后伤暑名曰重暍──脉
　　　└ 汗多者白虎加桂枝汤　　　阴小而急

　　　　　　　　　↗先伤寒　　后伤热
身热脉虚　　自汗恶寒　中暑也　白虎加桂汤
身热脉浮　　自汗欲睡　湿温也　白术防己汤
　　　　　　　　　↘先伤风　　后伤口

若先饮冷，后伤暑者，五苓散主之。此必心下痞，浓生姜汤调服佳。或四君子汤调中亦可。中和后或小便不利，或茎中痛。

蒲黄三钱　滑石五钱　生甘草一钱

为细末，热水调下。

韩氏微指

病人两手脉浮数而紧，名曰伤寒。若关前寸脉力小，关后尺脉力大，虽不恶风，不自汗，此乃阴气已盛，先见乎脉也。宜投药和之表之也。

调脉汤　阳明少阳也。

葛根一两　防风半两　前胡七钱半　炙甘草半两

上为末，每服五钱，水二盏，生姜一块如枣大，拍破，同煎。如寸脉依前力小，加枣三个，同煎服。

葛根柴胡汤　阳明少阳也。

葛根一两半　柴胡一两　芍药　桔梗　甘草各五钱

---

① 眴（xuàn）眴：眼花。

上为末，每服五钱，水二盏，生姜一块，葱白三寸，同煎服。

薄荷汤　阳明也。

薄荷一两　葛根　炙甘草　防风各半两　人参七钱半

上为末，水煎服。

防风汤　阳明也。

防风一两　炙甘草四钱　旋覆花　桔梗各半两　制厚朴七钱半

上为末，生姜一块，加荆芥穗五七个，同煎。

六物麻黄汤　太阳阳明也。

麻黄去节，一两　葛根七钱半　人参半两　炙甘草半两　苍术去皮，七钱半

上为末，枣二个，同煎服。后犹恶风，加荆芥穗七钱，丁香皮半两。

七物柴胡汤　太阳少阳也。

柴胡二两　苍术　荆芥穗　麻黄去节，各一两　炙甘草七钱　加当归一两

上为末，生姜一块，枣三枚，葱白三寸，同煎。

发表汤　太阳也。

麻黄去节，一两半　苍术　舶上丁香皮各七钱半　炙甘草　人参　当归各半两　加桂枝五钱

上为末，生姜一块，枣三枚，同煎服。

五积散^①　治阴经伤寒，脾胃不和及感寒邪。

白茯苓　厚朴　芍药　当归　麻黄去节　干姜炮，减半　半夏洗七遍，各三两　官桂减半　人参　川芎各二两　甘草二两半　白芷四两　枳壳五两，汤浸，去穰，麸炒黄　陈皮八两，不去白　苍术二十四两，新者　桔梗十二两

上除枳壳、肉桂外，其余并一处，生为粗末于大镬^②内，用文武火炒令黄熟，不得焦。用纸摊在床上，候冷入枳壳，官桂末和匀。入磁盒盛，每服二钱，水一盏，生姜三片同煎。

若伤寒，加葱白一茎，豆豉七粒同煎，连服出汗。

若脾胃不和，内伤冷食，浑身疼痛，头昏无力，胸膈不利，饮食不下，气脉不和，四肢觉冷，或睡里虚惊，至晚心躁困倦。即入盐少许同煎。

若阴经伤寒，手足逆冷及虚汗不止，脉细疾，面青呕逆，更宜加附子同煎。加减多少并在临时。

人参汤　治伤寒七八日，汗后心烦躁渴。

人参　黄芩　柴胡　葛根各一两　山栀子仁　甘草炙，各半两

---

① 五积散：江户抄本自"五积散"至"防风汤"均缺。

② 镬（huò）：古代煮牲肉的大型烹饪铜器之一。古时指无足的鼎，今南方称锅子为镬。

上为粗末，每服五钱，生姜、枣同煎，去滓温服。

麦门冬汤 治伤寒后伤肺，咳唾有血，胸胁胀满，上气羸瘦。

麦门冬去心 桑根白皮 生干地黄各一两 半夏汤洗七次 紫菀 桔梗炒 淡竹茹 麻黄去根节，各七钱半 五味子 甘草炙，各半两

上为粗末，每服五钱，水二盏，生姜二钱半，枣三枚擘破同煎，食后温服。

葛根汤 治伤寒干呕不止。

葛根 人参各一两 茯苓去皮，半两 半夏汤洗，七钱半 白术半两 黄芪七钱半 麦门冬去心，一两 甘草炙，一两

上粗末，每服三钱，水一盏半，生姜二钱，枣二枚擘破同煎，温服。

茵陈蒿大黄汤 治伤寒发黄，面目悉黄，小便赤。

茵陈蒿 栀子仁 柴胡 柏皮蜜炙，各半两 黄芩 升麻 大黄炒，各一两 龙胆半两

上为粗末，每服五钱，水一盏煎，去滓，早晚食后。

麦门冬茯苓饮子 治伤寒后心神恍惚，不得眠卧。

麦门冬去心 赤茯苓去皮 知母焙 芎䓖 酸枣仁微炒 陈橘皮去白，炒 槟榔 甘草炙，各一两

上为粗末，每服五钱，水一盏半，生姜五片同煎，日三。

犀角汤 治伤寒后伏热在心，怔忪惊悸，不得眠睡。

犀角屑半两 茵陈蒿七钱半 茯苓二两 芍药 麦门冬去心，各一两半 山栀子仁半两 生干地黄焙，二两

上为粗末，每服五钱，水一盏半，生姜二片，竹叶三七片同煎，食后服。

六神汤 治伤寒后虚羸，不思饮食。

人参 白术 黄芪各一两 枳壳又枳实，麸炒 白茯苓各半两 甘草炙，二钱半

上为粗末，每服五钱，水一盏半，生姜二钱，枣三枚擘破，粳米少许同煎，食前。

茯苓丸 治伤寒后，或用心力劳倦，四肢羸弱，心忪惊悸，吸吸短气。

茯神 麦门冬去心，焙 熟干地黄各一两 牡丹皮 人参 黄芪各七钱半 桂 甘草炙 牛膝 泽泻各半两

上为细末，炼蜜，和捣三五百杵，丸如梧桐子大，食前温酒下二十丸。

防风汤 治伤寒后腰痛或皮肉𤹲①痹，腿膝疼痛，行履艰难，不可俯仰。

防风一两 麻黄去节 桂去皮 杜仲炙，各七钱半 牛膝酒浸，一两 五加皮 丹参各半两 芎䓖七分半 附子炮制去皮脐，一两 当归 芍药 羌活 续断各一两 细

---

① 𤹲（qún）：指手足麻痹。

辛去苗叶，半两

上㕮咀，每服五钱，水一盏半，生姜二钱，同煎，食前。

阿胶汤 治伤寒热毒入胃，下利脓血。

黄连炒，二两　栀子仁半两　阿胶炙，令燥　黄柏去粗皮，炙，各一两

上为粗末，每服四钱，水一盏煎服，无时。

卷第十　医垒元戎

目　录

伤寒不可汗不可下不可吐诸证

大法：春宜吐，夏宜汗，秋宜下。凡用发汗及吐下汤剂皆中病即止。

若少阳病，脉微，不可发汗，亡阳故也，宜附子汤。

若阳已虚，尺中弱涩者，复不可下之，宜小柴胡汤。

若动气在左，在右，在上，在下，并不可发汗，宜柴胡桂枝汤。

若少阴病，脉细沉数，病在里，不可发汗，宜当归四逆汤。

若少阳病，不可发汗，宜小柴胡汤。

若咽中闭塞，咽喉干燥，亡血，衄家，淋家，疮家，不可发汗。以上六证并宜小柴胡汤。

若下利清谷，不可发汗，宜理中汤四逆汤之类。

若四逆厥及虚家，皆不可吐。厥者，宜当归四逆汤；虚，宜附子汤；有热人，可黄芪人参建中汤。

若少阴膈上寒，干呕，不可吐，宜小半夏加橘皮汤，温中丸。

若咽中有动气，不可下，咽中闭塞不可下，宜乌扇汤。

若外实者，不可下，诸四逆厥者，不可下，虚家亦然。厥，宜当归四逆汤；虚者，宜附子汤；有热人，黄芪人参建中汤；本虚攻其热必哕，宜小柴胡汤。

若脉浮而紧，法当身疼痛，宜以汗解，假令尺中迟者，不可发汗，荣气不足血少故也，宜小柴胡汤。

若脉濡而紧，濡则卫气弱，紧则荣中寒。阳微卫中风，发热而恶寒；荣紧卫气冷，微呕心内烦。此不可汗，宜小柴胡汤。

若濡而弱，不可发汗，宜小柴胡汤。

若浮而大，浮为气实，大而血虚。小便当赤而难，胞中当虚。今反小便利而大汗出，法应卫家微，可与小建中汤。

若反更实，津液四射，荣竭血尽，干烦而不得眠，此不可下，宜与小柴胡汤。

若脉浮大，应发汗，宜柴胡桂枝汤。

若脉浮而紧者，不可下而反下之，为大逆，宜桂枝麻黄各半汤。

若脉数不可下，宜柴胡桂枝汤。

若下之，必烦，利不止，宜葛根黄芩黄连汤。

若脉涩弱浮数，不可下，宜小柴胡汤。

若濡弱微涩，微则阳气不足，中风汗出而反躁烦，涩则无血，厥而且寒，不可下，宜桂枝甘草牡蛎龙骨汤。

若结胸脉浮大，不可下，下之即死，宜小陷胸汤。

若阳病多者热下之则硬 [①]，宜小柴胡汤。

若太阳发汗不彻，转属阳明，微汗出不恶寒。若太阳证不罢，不可下之，下之为逆，宜桂枝麻黄汤。

若太阳病有外证未解，不可下，下之为逆，宜桂枝麻黄汤。

若病发于阳而反下之，热入因作结胸；病发于阴而反下之，因作痞。

结胸则有陷胸汤丸三。

痞则有泻心汤五。

若太阳与阳明合病，喘而胸满不可下，宜麻黄杏子甘草石膏汤。

若太阳与少阳合病，心下硬，颈项强而弦者，不可下，宜小柴胡汤。

若病欲吐者不可下，宜小半夏加橘皮汤。

太阴腹痛吐食，自利腹痛，下之必胸下结硬。

厥阴病，渴，气上冲心，心中热，饥不欲食，食则吐蛔，下之则利不止。

若少阴病，饮食入口则吐，心中温温欲吐，复不能吐，始得之，手足寒，脉弦迟者，此胸中寒实，不可下也，宜温中汤生姜汁半夏汤。

若无阳阴强大便硬者，下之必清谷腹满，宜用蜜煎导法。

若伤寒五六日，不结胸腹，濡脉，虚复厥者，不可下，此亡血也，宜当归四逆汤，下之则死，宜四逆汤加人参汤。

若脏结无阳证，不往来寒热，其人反静，舌上胎滑者，不可攻也，谓下也，宜用小柴胡汤。

若伤寒呕多，虽有阳明证不可攻之，宜小柴胡汤。

若阳明病，身面色赤，攻之必发热，宜调胃承气汤。

若色黄者，小便不利也，宜五苓散。

若阳明病，心下硬满者，不可攻之，宜生姜泻心汤、半夏泻心汤。

攻之利不止者死，宜四逆汤。

不可汗下吐三法，利害非轻，前人多列经后。大抵医之失，只在先药，药之错则变生。若汗下不瘥，则永无亡阳、生黄、畜血、结胸、痞气及下痢洞泄、胁热痢、痉急、虚劳等证生矣。其如此，故录大禁忌于前，使医者当疾之初不犯也。

太阳证

桂枝一十四方麻黄五方在后《保命集》内

伤寒六经所感，形证合用，汗下吐和解等汤丸，仲景、《活人》、《云岐子保命集》载之详者，此不复重录，数书中所无者，并诸方对证加减，今载于后。

[①] 若阳病多者热下之则硬：《医垒元戎》作"阳病热多者下之则硬"。

金匮黄芪建中汤　治虚劳里急诸不足，宜此方主之。

黄芪　桂枝　生姜切，各三两　芍药六两　炙甘草二两　胶饴一升　大枣十二个，擘

上七味，㕮咀，以水七升，先煮六味，取三升，去滓，纳胶饴令消，温服一升，日三。若呕者，加生姜。若腹满者，去枣，加茯苓四两。若肺虚损不足，痞气，加半夏五两。

易简建中加减法：

若妇人血疼，男子心腹疗[1]痛并四肢拘急疼痛甚者，加远志半两。

若或吐或泻，状如霍乱，及胃涉湿寒，贼风入腹，拘急切痛，加附子七钱半。

若疝气发作，当于附子建中汤煎时，加蜜一匙头许。

若男子妇人诸虚不足，小腹急痛，胁肋膜胀，脐下虚满，胸中烦悸，面色痿黄，唇口干燥，少力身重短气，腰背强痛，骨肉酸疼，行动喘乏，不能饮食；或因劳伤过度，或因病后不复，加黄芪一两半。

若妇人一切血气虚损及产后劳伤，虚羸不足，腹中疗痛，吸吸少气，小腹拘急，痛引腰背，时自汗出，不思饮食，加当归一两，名当归建中汤。产后半月，每日三服，令人丁壮。

大建中汤　治内虚，里急，少气，手足厥逆，少腹挛急；或腹满弦急不能食，起即微汗出，阴缩；或腹中寒痛不堪劳苦，唇口舌干，精自出；或手足作寒作热而烦苦酸痛，不能久立，此补中益气。

桂心三钱　芍药　黄芪各二钱　甘草一钱，炙　生姜五钱　当归　人参各一钱　附子半钱　半夏二钱半　枣二枚

依上煎。上㕮咀[2]，水五盏煎至三盏，去滓，分三服。

易简杏子汤　治咳嗽。不问外感风寒，内伤生冷，及虚劳咯血，痰饮停积，悉皆治疗。

人参　半夏　茯苓　细辛减半　干姜减半　甘草炙　官桂减半　芍药　五味子

上㕮咀，每服四钱，水一盏半，杏仁去皮尖，剉，五枚，姜五片，煎至六分，去滓服。

若感冒得之，加麻黄等分。

若脾胃素实者，用米壳去筋膜，碎剉，以醋淹炒，等分加之，每服加乌梅一枚煎服，其效尤验。呕逆恶心者，不可用此。

若久年咳嗽，气虚喘急，去杏仁、人参，倍加麻黄，添芍药。如麻黄之数，

---

① 疗（jiǎo）：同绞，下同。

② 上㕮咀……去滓分三服：此15字原在药方之右，"此补中益气"之下。

干姜、五味子各增一半，名小青龙汤。

大补十全散

参芪术茯草，芍地桂归川。

三五钱秤用，生姜枣水煎。

妇人虚弱用，名美号十全。

治男子妇人诸虚不足，五劳七伤不进饮食，久病虚损，时发潮热，气攻骨痒，拘急疼痛，夜梦遗精，面色痿黄，脚膝无力，喘咳中满，脾肾气弱，五心烦闷，并皆治之。

桂　芍药　甘草　黄芪　当归　川芎　人参　白术　茯苓　熟地黄各等分

上为粗末，每服二大钱，水一盏，生姜三片，枣二枚，煎至七分，不拘时候，温服。桂、芍药、甘草，小建中汤也，黄芪与此三物，即黄芪建中汤也。人参，茯苓，白术，甘草，四君子汤也。川芎，芍药，当归，熟地，四物汤也。以其气血俱衰，阴阳并弱，天得地之成数，故名曰十全散。

易简胃风汤　治大人小儿，风冷乘虚，入客肠胃，水谷不化，泄泻注下；及肠胃湿毒下如豆汁，或下瘀血日夜无度。

人参　茯苓　川芎　官桂　当归　芍药　白术各等分

上㕮咀，每服二钱，水一大盏，粟米百余粒，同煎七分，去滓，稍热服，空心。小儿量力减之。

若加熟地黄、黄芪、甘草等分，足为十味，名十补汤。

若虚劳嗽加五味子。

若有痰加半夏。

若发热加柴胡。

若有汗加牡蛎。

若虚寒加附子。

若寒甚，加干姜皆依本方等分。

若骨蒸发热饮食自若者，用十补汤加柴胡二两服之。

若气短加人参。

若小便不利加茯苓。

若脉弦涩加川芎。

若恶寒加官桂。

若脉涩加当归。

若腹痛加白芍药。

若胃热湿盛加白术。

洁古云：防风为上使；黄连为中使；地榆为下使。

若血瘀色紫者，陈血也，加熟地黄。

若血鲜色红者，新血也，加生地黄。

若寒热者，加柴胡。

若肌热者，加地骨皮。

若脉洪实痛甚者，加酒浸大黄。

千里浆　一名水胡芦。

木瓜　紫苏叶　桂各半两　乌梅肉　赤茯苓各一两

上为细末，炼蜜为丸，如弹子大，嚼化一丸，咽津。

又方

百药煎①　乌梅肉　紫苏叶　人参　甘草　麦门冬

上各等分，为细末，炼蜜丸嚼化。

荔枝汤

乌梅肉　甘草各二两　百药煎一两　白芷半两　白檀三钱

上为细末，汤点。

蜜酒

好蜜二斤　水一碗　细曲一升半　好干酵三两

上先熬蜜水，去花沫，令绝冷，下曲酵，每日三搅，三日熟。

阳明证

葛根汤，三方升麻汤，大小青龙等汤在后《保命集》内，承气汤三方亦在

易老门冬饮子　治老弱虚人大渴。

人参　枸杞　白茯苓　甘草各三钱　五味子半两　麦门冬去心，五钱

上为粗末，生姜水煎。

治劳复，起死人。

麦门冬汤　气欲绝者用之有效。

麦门冬一两　甘草二两，炙　粳米半合

上门冬去心为细末，水二盏，煎粳米令熟，去米，约汤一小盏半，入药五钱匕，枣二枚去核，新竹叶十五片，同煎至一大盏，去滓，大温服。不能服者，绵滴口中。

后人治小儿不能灌注者，宜用此绵滴法。

此方不用石膏，以其三焦无大热也。兼自欲死之人，阳气将绝者，故不用石膏。若加人参大妙。

---

① 百药煎：五倍子同茶叶等经发酵制成的块状物。

海藏五饮汤 一留饮心下，二澼饮胁下，三痰饮胃中，四溢饮膈上，五流饮肠间，凡此五饮。酒后伤寒，饮冷过多，故有此疾。

旋覆花　人参　陈皮　枳实　白术　茯苓　厚朴　半夏　泽泻　猪苓　前胡　桂心　芍药　甘草

上等分，剉，每两分四服，水二盏，生姜十片，同煎至七分，取清温饮，无时。忌食肉、生冷、滋味等物。因酒有饮，加葛根、葛花、缩砂仁。

海藏已寒丸 此丸不僭上，阳生于下。

治阴证，服四逆辈。胸中发躁而渴者，或数日大便秘，小便涩赤，服此丸，上不躁，大小便自利。

肉桂　茯苓各五钱　良姜　乌头炮，各七钱　附子炮　干姜炮　芍药　茴香炒，各一两

上等分，为细末，糊为丸，桐子大，温酒下，空腹食前。五七十丸，八九十丸亦得。酒、醋为糊俱可。

妇人血风证，因大脱血崩漏，或前后血因而枯燥，其热不除，循衣撮空摸床，闭目不省，掷手扬视，摇动不宁，错语失神，脉弦浮而虚，内燥热之极也。气粗鼻干而不润，上下通燥，此为难治，宜**生地黄黄连汤**主之。

川芎　生地黄　当归各七钱　赤芍药　栀子　黄芩　黄连各三钱　防风一两

上为粗末，每服三钱，水二盏，煎至七分，取清饮，无时，徐徐与之。若脉实者，加大黄下之。

大承气汤，气药也，自外而之内者用之。

生地黄黄连汤，血药也，自内而之外者，用之气血合病，循衣撮空证同。

自气而复之血，血而复之气，大承气汤下之。自血而之气，气而复之血，地黄黄连汤主之也。二者俱不大便。

增损理中丸 王朝奉[①]云，大小陷胸汤丸不愈者，宜与之。

人参　白术　栝蒌　牡蛎各二两　甘草炒，三两　干姜炮，一两半　枳实炒，二十四个　黄芩去枯，一两

上为细末，炼蜜为丸，如弹大，汤一盏煎服，不歇复与之，不过五六，胸中豁然矣。用药神速未尝见也。

渴者，加栝蒌根。

汗者，加牡蛎。

---

①　王朝奉：宋代许昌名医王实。

少阳证

大少柴胡汤，加减在前。附又柴胡五方，在后《保命集》内

易简参苏饮 治感冒发热头痛，或因痰饮凝积发以为热并宜服之。若感冒发热，亦如服养胃汤法，连进数服，微汗即愈。大治中脘痞闷，呕逆恶心，开胃进食，小儿室女尤宜服之。

前胡　人参　紫苏　干葛　半夏　茯苓加三分　枳壳　陈皮　甘草　桔梗　木香各半两

上呚咀，每服四钱，水一盏半，生姜七片，枣一枚，煎至六分去滓，不以时候。素有痰饮者，俟热退以二陈汤或六君子汤间服。若男子妇人虚劳发热，或吐衄下血过多致虚热者，用此药三两加四物汤二两合和，名茯苓补心汤。

活人治妇人伤寒妊娠服药例

若发热恶寒者，不离桂枝、芍药。

若往来寒热者，不离柴胡、前胡。

若大渴者，不离知母、石膏、五味子、麦门冬。

若大便泄者，不离桂、附、白术、干姜。

若大便燥结者，不离大黄、黄芩。

若经水适来适去断者，不离小柴胡。

若安胎者，不离人参、阿胶、白术、黄芩。

若发汗者，不离葱、豉、生姜、麻黄、旋覆。

若头痛者，不离前胡、石膏、栀子。

若伤暑头痛者，不离柴胡、石膏、甘草。

若满闷者，不离枳实、陈皮。

若胎气不安者，不离黄芩、麦门冬、人参。

若癍发黑者，不离黄芩、栀子、升麻。

万病紫菀丸 疗脐腹久患痃癖如碗大，及诸黄病。每地气起时，上气冲心，绕脐绞痛，一切虫咬，十种水病，十种虫病，反胃吐食，呕逆恶心，饮食不消，天行时病，妇人多年月露不通，或腹如怀孕多血，天阴即发，又治十二种风，顽痹不知年岁，昼夜不安，梦与鬼交，头白多屑，或哭或笑，如鬼魅所着，腹中生疮，腹痛，服之皆效。

紫菀去苗土　吴茱萸汤洗七次，焙干　菖蒲　柴胡去须　厚朴姜制，一两　桔梗去芦　茯苓去皮　皂荚去皮、子等，炙　桂枝　干姜炮　黄连去须，八钱　蜀椒去目及闭口，微炒，去汗　巴豆去皮膜，出油研　人参去芦，各半两　川乌炮，去皮，半两加三钱　加羌

活 独活 防风等分

上为细末，入巴豆，匀，炼蜜丸，如桐子大，每服三丸渐加至五七丸，生姜汤送下，食后临卧。初有孕者，不宜服，具引于后。

痔漏肠风，酒下。

赤白痢，诃子汤下。

脓血痢，米饮汤下。

坠伤血闷，四肢不收，酒下。

蛔虫咬心，槟榔汤下。

气噎忧噎，荷叶汤下。

打扑伤损，酒下。

中毒，帚灰甘草汤下。

一切风，升麻汤下。

寸白虫，槟榔汤下。

霍乱，干姜汤下。

咳嗽，杏仁汤下。

腰肾痛，豆淋汤下。

阴毒伤寒，温酒下。

吐逆，生姜汤下。

食饮气块，面汤下。

时气，井花水下。

脾风，陈皮汤下。

头痛，水下。

心痛，温酒下。

大小便不通，灯草汤下。

因物所伤，以本物汤下。

吐水，藜汤下。

气病，干姜汤下。

小儿天风吊搐，防风汤下，防己亦可。

小儿疳痢，葱白汤下。

小儿乳食伤，白汤下。

月信不通，煎红花酒下。

妇人腹痛，川芎汤下。

怀孕半年后胎漏，艾汤下。

有子气冲心，酒下。

产晕痛，温酒下。

血气痛，当归酒下。

产后心腹胀满，豆淋汤下。

难产，益志汤下。

产后血痢，当归汤下。

赤白带下，酒煎艾汤下。

解内外伤寒，粥饮下。

室女血气不通，酒下。

子死，菜子汤下。

又治小儿惊痫，大人癫狂，一切风及无孕妇人身上顽麻，状如虫行，四肢俱肿，呻吟等疾。

太阴证

陷胸三方泻心五方在后《保命集》内

理中汤 加减例。

若为寒气湿气所中者，加附子一两，名附子理中汤。

若霍乱吐泻者，加橘红、青橘各一两，名治中汤。

若干霍乱心腹作痛，先以盐汤少许顿服，候吐出令透，即进此药。

若呕吐者，于治中汤内，加丁香半夏一两，每服生姜十片同煎。

若泄泻者，加橘红、茯苓各一两，名补中汤。

若溏泄不已者，于补中汤内，加附子一两。不喜饮，水谷不化者，再加缩砂仁一两，共成八味。

若霍乱吐下，心腹作痛，手足逆冷，于本方中去白术，加熟附，名四顺汤。

若伤寒结胸，先以桔梗、枳壳等分煎服。不愈者，及诸吐利后，胸痞欲绝，心膈高起，急痛手不可近者，加枳实、茯苓各一两，名枳实理中汤。

若渴者，再于枳实理中汤内，加栝蒌根一两。

若霍乱后转筋者，理中汤内，加火煅石膏一两。

若脐上筑者，肾气动也。去术，加官桂一两半。肾恶燥，故去术。恐作奔豚，故加官桂。

若悸多者，加茯苓一两。

若渴欲饮水者，添加术半两。

若苦寒者，添加干姜半两。

若腹满者，去白术，加附子一两。

若饮酒过多及啖炙煿热食，发为鼻衄，加川芎一两。

若伤胃吐血，以此药能理中脘，分利阴阳，安定血脉，只用本方。

若中附子毒者，亦用本方。或止用甘草、干姜等分煎服，仍以乌豆煎汤解之。

平胃散　加减例。

若泻脾湿，加茯苓、丁香、白术为调胃散。一法加藿香、半夏。

若加干姜为厚朴汤。

若温疫时气二毒，伤寒头痛，壮热，加莲须，葱白五寸，豆豉三十粒，煎三二服，微汗出愈。

若五劳七伤，脚手心热，烦躁不安，百节酸疼，加柴胡。

若痰嗽疟疾，加姜制半夏。

若本脏气痛，加茴香。

若水气肿满，加桑白皮。

若妇人赤白带下，加黄芪。

若酒伤，加丁香。

若饮冷伤食，加高良姜。

若滑脱泄泻，加肉豆蔻。

若风痰，四肢沉困，加荆芥。

若腿膝冷痛，加牛膝。

若浑身虚壅拘急，加地骨皮。

若腿膝湿痹，加菟丝子。

若白痢，加吴茱萸。

若赤痢，加黄连。

若头风，加藁本。

若转筋霍乱，加楠木皮。

若七邪六极，耳鸣，梦泄，盗汗，四肢沉重，腿膝酸痿，妇人宫脏久冷，月脉不调者，加桂。

若胃寒呕吐多，加生姜。

一法加茯苓、丁香各三两，共成六味。

若气不舒快，中脘痞塞，加缩砂仁、香附子各三两，生姜煎服。

若与五苓散相半，为对金饮子。

若与六一散相合，为黄白散。

若与钱氏异功散相合，为调胃散。

若欲进食，加神曲、麦蘖、吴茱萸、蜀椒、干姜、桂，为吴茱萸汤。

若加藁本、桔梗，为和解散，治伤寒吐利。

若加藿香、半夏，为不换金正气散。

若疟疾寒热者，加柴胡。

若小肠气痛者，加苦楝、茴香。

少阴证

真武四逆等汤在《活人》，姜附方七道在《保命集》内

八物定志丸　补益心神，安定魂魄，治痰，去胸中邪热，理肺肾。

人参一两半　菖蒲　远志去心　茯神去心　茯苓去皮，各一两　朱砂一钱　白术
麦门冬去心，各半两　牛黄二钱，另细研

上为细末，炼蜜丸桐子大，米饮汤下三十丸，无时。

若髓竭不足，加生地黄、当归。

若肺气不足，加天门冬、麦门冬、五味子。

若心气不足，加上党参、茯神、菖蒲。

若脾气不足，加白术、白芍药、益智。

若肝气不足，加天麻、川芎。

若肾气不足，加熟地黄、远志、牡丹皮。

若胆气不足，加细辛、酸枣仁、地榆。

若神昏不足，加朱砂、预知子、茯神。

仲景八味丸

熟地黄补肾水真血。

肉桂补肾水真火。

牡丹皮补神忘不足。

附子能行诸经而不止，兼益火。

白茯苓能伐肾邪湿滞。

泽泻去胞中留垢及遗溺。

山茱萸治精① 滑不禁。

干山药能治皮毛中燥酸涩。

上八味皆君主之药。

若不依易老加减服之，终不得效。若加五味子，为肾气丸，述类象形之剂也。
益火之源，以消阴翳。壮水之主，以制阳光。钱氏地黄丸减桂附。

洁古老人天麻丸　治证见《活法机要》。

天麻六两，酒浸三日，焙干秤除风痹。

牛膝六两，酒浸三日，焙干秤强筋。

---

① 精：原作"真"，疑误，据《医垒元戎》改。

玄参六两枢机管领。

草薢六两，另为末壮骨。

杜仲七两，到，炒去丝使筋骨相着。

当归一十两，全用和养血。

羌活一十或十五两去骨节间风。

生地黄一斤益真血。

附子一两，炮行诸经不止。

独活五两去肾间风邪。

上为细末，炼蜜为丸，如桐子大，每服五七十丸，病大至百丸，空心食前，温酒白汤下。服药忌壅塞，失于通利。故服半月稍觉壅塞，微以七宣丸轻疏之，使药再为用也。

大效牡丹皮散

治血脏虚风及头目不利，可思饮食，手足烦热，肢节拘急疼痛，胸膈不利，大肠不调，阴阳相干，心惊怵悸或时旋运。

牡丹皮　川芎　枳壳麸炒，各一两　陈皮半两，炙　玄胡　甘草　羌活　半夏汤洗，各半两　木香三分　诃子肉三分　芍药三钱　三棱半两，炮　干姜半两，炮　当归一两半　白术三分，炒　桂半两

上为细末，每服二钱，水一盏半，煎五七沸，食前温服。益血海，退血风劳攻注，消寒痰，实脾胃，理血气，攻刺及气虚恶寒潮热证至妙。

海藏大五补丸　同三才丸例。

天门冬　麦门冬　菖蒲　茯神　人参　益智　枸杞　地骨皮　远志　熟地黄

上为末，炼蜜为丸，如桐子大，空心酒下三十丸。

本方数服，以七宣丸泄之。

清心丸　治热。

黄柏二两，生　天门冬一两　黄连半两　龙脑一钱　麦门冬去心，一两

上为细末，炼蜜丸桐子大，每服十丸，临卧门冬酒下，薄荷汤亦得。

火府丹　丙丁俱泻。

黄芩一两[①]　黄连一两　生地黄二两　木通三两

上为细末，炼蜜丸桐子大，每服二三十丸，温水下，临卧。

海藏调胃白术泽泻散　治痰病化为水气，传变水鼓不能食。

白术　泽泻　芍药　陈皮　茯苓　生姜　木香　槟榔

上为末，一法加白术，本药各半，治腹脐上肿如神。

---

① 黄芩一两：此方原剂量本无单位"两"，据《医垒元戎》补。

若心下痞者，加枳实。

若下盛者，加牵牛。

厥阴证

当归四逆并，加吴茱萸等汤见《阴症略例》

四物汤 益荣卫，滋气血，月水不调，脐腹疚痛等证。并见《局方》。

熟地黄补血，如脐下痛，非此不能除。乃通于肾经之药也。

川芎治风，泄肝木也，如血虚头痛，非芎不能除。乃通肝经之药也。

芍药和血理脾，如腹中虚痛，非此不能除。乃通脾经之药也。

当归和血，如血刺痛，非此不能除。刺如刀刺。乃通肾经之药也。

上为粗末，水煎。

加减于后。

若加地骨皮、牡丹皮，治妇人骨蒸。

若妊娠胎动不安，下血不止者，加艾十叶，阿胶一片又加葱白、黄芪。

若血脏虚冷，崩中去血过多，亦加胶艾。

若妇人尝服：春倍川芎，脉弦头痛。夏倍芍药，脉洪飧泄。秋倍地黄，脉沉涩血虚。冬倍当归，脉沉寒而不食。

若春则防风四物，加防风，倍川芎。

若夏则黄芩四物，加黄芩，倍芍药。

若秋则门冬四物，加天门冬，倍地黄

若冬则桂枝四物，加桂枝，倍当归。

若血虚而腹痛，微汗而恶风，四物汤，加桂，谓之腹痛六合。

若风眩运，加秦艽、羌活，谓之风六合。

若气虚弱，起则无力，眩然而倒，加厚朴、陈皮，谓之气六合。

若发热而烦，不能睡卧者，加黄连、栀子，谓之热六合。

若虚寒，脉微自汗，气难布息，清便自调，加干姜、附子，谓之寒六合。

若中湿，身沉重无力，身凉微汗，加白术、茯苓，谓之湿六合。

若产后虚劳日久而脉浮疾，宜**柴胡四物汤**。

川芎　熟地黄　当归　芍药各一两半　加柴胡八钱　人参　黄芩　甘草　半夏曲各三钱

同煎。

若妇人筋骨肢节痛及头痛，脉弦，增寒如疟，宜治风六合。

四物汤四两　防风　羌活各一两

若血气上冲，心腹肋下满闷，宜治气六合。

四物汤四两　木香　槟榔各一两

若脐下虚冷，腹痛及腰脊间闷痛，宜玄胡六合小腹痛者同。

四物汤四两　玄胡　苦楝各一两，碎，炒焦

若气充经脉，故月事频，并脐下多痛，宜芍药六合。

四物汤四两　芍药一两

若经事欲行，脐腹绞痛，临经痛者，血涩也，宜**八物汤**。

四物汤四两　玄胡　苦楝碎，炒焦　槟榔　木香各一两

若经水过多，别无余证，宜黄芩六合。

四物汤四两　黄芩　白术各一两

若经水涩少，宜四物内加葵花煎又加红花、血见愁。

若虚劳气弱，咳嗽喘满，宜厚朴六合。

四物汤四两　厚朴姜制，一两　枳实麸炒，半两

若经水暴下，加黄芩一两。

若腹痛，加黄连。如夏月，不去黄芩。

若经水如黑豆汁者，加黄芩、黄连各一两。

若经水少而色和者，四物汤，加熟地黄、当归各一两。

若经水适来适断，或有往来寒热者，先服小柴胡汤以去其寒热，后以四物汤和之。

若妇人血积者，四物汤内加广莪、京三棱、桂干漆各一两。

若妇人伤寒汗下后，饮食减少，血虚者，宜**八物汤**。

四物汤四两　黄芪　甘草　茯苓　白术各一两

若妊娠伤寒中风，表虚自汗，头痛项强，身热恶寒，脉浮而弱，太阳经病，宜表虚六合汤。

四物汤四两　桂枝　地骨皮各七钱

若妊娠伤寒，头痛身热，无汗，脉浮紧，太阳经病。宜表实六合汤。

四物汤四两　麻黄　细辛各半两

若妊娠伤寒，中风湿之气，肢节烦疼，脉浮而热，头痛，宜风湿六合汤，太阳标病也。

四物汤四两　防风　苍术制，各七钱

若妊娠伤寒，下后，过经不愈，温毒发癍，如锦纹，宜升麻六合汤。

四物汤四两　升麻　连翘各七钱

若妊娠伤寒，胸胁满痛而脉弦，少阳也，宜柴胡六合汤。

四物汤四两　柴胡　黄芩各七钱

若妊娠伤寒，大便硬，小便赤，气满而脉沉数，阳明太阳本病也。急下之，宜大黄六合汤。

四物汤四两　大黄五钱　桃仁十个，去皮尖，麸炒

若妊娠伤寒，汗下后咳嗽不止者，宜人参六合汤。

四物汤四两　人参　五味子各五钱

若妇人妊娠伤寒，汗下后虚痞胀满者，阳明本虚也，宜厚朴六合汤。

四物汤四两　厚朴　枳实麸炒，各五钱

若妊娠伤寒，汗下后不得眠者，宜栀子六合汤。

四物汤四两　栀子　黄芩各五钱

若妊娠伤寒，身热大渴，蒸蒸而烦，脉长而大者，宜石膏六合汤。

四物汤四两　石膏　知母各五钱

若妊娠伤寒，小便不利，太阳本病，宜茯苓六合汤。

四物汤四两　茯苓　泽泻各五钱

若妊娠伤寒，太阳本病，小便赤如血状者，宜琥珀六合汤。

四物汤四两　琥珀　茯苓各五钱

若妊娠伤寒，汗下后，血漏不止，胎气损者，宜胶艾六合汤。

四物汤四两　阿胶艾各五钱。一方加甘草，同上一方，加干姜、甘草、黄芪。

若妊娠伤寒，四肢拘急，身凉微汗，腹中痛，脉沉而迟，少阴病也，宜附子六合汤。

四物汤四两　附子炮，去皮脐　桂各五钱

若赤白带下，宜香桂六合汤。

四物汤四两　桂　香附子各五钱

若妊娠伤寒，畜血证不宜堕胎药下之，宜四物大黄汤下。

四物汤　生地黄　酒浸大黄

若虚热病，四物与参苏饮相合，名补心汤主之。

若四肢肿痛，不能举动，四物苍术各半汤主之。

若治燥结，四物与调胃承气汤各半，为玉烛散。

若流湿润燥，宜四物理中各半汤。

若保胎气，令人有子，四物与缩砂四君子汤各半，名八珍汤。

若热与血相搏，口舌干，渴饮水，加栝蒌、麦门冬。

若腹中刺痛，恶物不下，加当归、芍药。

若血崩者，加生地黄、蒲黄、黄芩。

若头昏项强者，加柴胡、黄芩。

若因热生风者，加川芎、柴胡、防风。

若脏秘涩者，加大黄、桃仁。

若滑涩者，加官桂、附子。

若呕者，加白术、人参、生姜。

若大渴者，加知母、石膏。

若发寒热者，加干生姜、牡丹皮、芍药、柴胡。

若水停心下，微吐逆者，加猪苓、茯苓、防己。

若虚寒似伤寒者，加人参、柴胡、防风。

若产妇诸证各随六经，以四物与仲景药各半服之，其效如神。

若妇人或因伤酒，或因产亡血，或虚劳五心烦热者，宜四物二连汤。

四物汤内生用地黄　黄连　胡黄连真者　温饮清

四物与桂枝、麻黄、白虎、柴胡、理中、四逆、茱萸、承气、凉膈等皆可作各半汤。此易老用药大略也。

若虚烦不得睡，加竹叶、人参。

若妇人血虚，心腹疼痛不可忍者，去地黄，加干姜，名四神汤。

若诸痛有湿者，四物与白术相半，加天麻、茯苓、穿山甲。酒煎。

若目赤暴发作，云翳疼痛不可忍，宜四物龙胆汤。

四物各半两　羌活　防风各三钱　草龙胆　防己各二钱

水煎。

海藏云：妇人妊娠畜血。

妇人妊娠或畜血，

抵当桃仁勿妄施。

要教子母俱无损，

大黄四物对服之。

海藏当归丸　治三阴受邪，心、脐、少三腹疼痛，气风等证。

四物汤各半两　防风　独活　全蝎各半两　续断一两　苦楝　玄胡各七钱　木香丁香各二钱半　茴香一两，炒

上为细末，酒糊丸，桐子大，空心温酒下三五十丸，大效。

苦楝丸　治奔豚，小腹痛，神效。

川苦楝　茴香　附子一两，炮去皮脐

上三味，酒二升，煮尽为度，焙干，细末之，每秤药末一两，入玄胡半两，全蝎十八个，炒丁香十八个，别为末，和匀，酒糊丸，桐子大，温酒下五十丸，空心。痛甚，加当归煎酒下。

治喉闭逡巡不救方

皂荚去皮子，生，半两，为细末，箸头点少许在痛处，更以醋糊调药末，厚涂项上，须臾便破血出，立瘥。

极济换骨丹　海云：自汗者不宜服。

歌曰：

槐皮芎术芷，

仙人防首蔓。

十味各停匀，

苦味香减半。

龙麝即少许，

朱砂作衣缠。

麻黄膏煎丸，

大小如指弹。

上治半身不遂，口眼歪斜，手足不仁，言语謇涩，或痛入骨髓，或痹袭皮肤，或中急风涎，潮不语，精神昏塞，行止艰难，筋脉拘急，左瘫右痪，一切风疾并皆治之。

槐荚子生　人参　桑白皮　苍术　川芎　何首乌　蔓荆子　威灵仙　防风各二两　五味子　香附子　苦参各一两　香白芷二两　麝香二钱，另研

上一十四味为细末，入香令匀，又用麻黄十斤去根节，用大河水三石三斗，熬至六斗，滤过去滓，再熬至二升半，入银石器内熬成膏，入前药末，和匀，杵三五千下，每一两作十丸，朱砂为衣，每服一丸。先捣碎，酒一盏，自晨浸至晚，食后临卧，搅匀服之，神清无睡。是药之验，须更隔五日服之，如中风无汗，宜服。

若体虚自汗服之，是重亡津液也。若风盛，人于密室温卧取汗。

三焦热用药大例

方在《元戎》

上焦： 清神散、连翘防风汤、凉膈散、龙脑饮子、犀角地黄汤。

中焦： 小承气汤、调胃承气汤、洗心散、四顺清凉饮、桃仁承气汤。

下焦： 大承气汤、五苓散、立效散、八正散、石韦散、抵当汤丸。

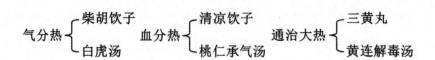

气分热｛柴胡饮子／白虎汤　　血分热｛清凉饮子／桃仁承气汤　　通治大热｛三黄丸／黄连解毒汤

三焦寒用药大例

方在《卫生》

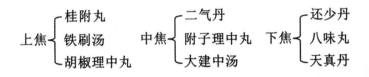

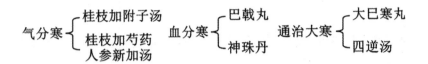

上，此内有寒热之大略也，若外有寒热者，当求别法。

发瘢诸药

葛根橘皮汤 瘢在肌。治冬温始发，肌中瘢烂，咳而心闷，但呕清汁，宜此。

葛根 橘皮 杏仁 知母 黄芩 麻黄 甘草

上等分，到，每用五钱，水煎。

阳毒升麻汤 瘢在面。治伤寒一二日，或吐下后变成阳毒，腰背痛，烦闷不安，面赤，狂言，见鬼下痢，脉浮大数，咽喉痛，下脓血，五日可治，七日难愈。

升麻五钱 犀角 射干 黄芩 人参 甘草各二钱半

上㕮咀，水三升，煎取半饮，一盏刻许，再服，温覆，手足汗出解，否则重作。

阳毒玄参升麻汤 瘢在身。治汗下吐后，毒不散，表虚里实，热发于外，甚则烦燥谵语，兼治喉痹肿痛。

玄参 升麻 甘草各半等分

上细剉，水煎。

阳毒栀子汤 少阳阳明合病。治阳毒，伤寒壮热，百节疼痛。

升麻 栀子仁 黄芩 芍药 石膏 知母 甘草 杏仁 柴胡

上粗末，五钱，生姜五片，豉百粒，水煎。

消毒犀角饮子[①] 治瘢。

牛蒡子六 荆芥三 防风三 甘草一

水煎服。

---

① 消毒犀角饮子：底本中各药物仅有使用比例，并未记载剂量。

阴毒升麻鳖甲汤 阴癥大建中汤尤妙。

升麻三两　当归　甘草各二两　蜀椒一两，去汗　鳖甲炙　雄黄半两研

上为末，每服五钱，水煎。

蒸病

治者宜随各经虚实，内外，浅深，用药，加减可也

《古今录验》五蒸汤

甘草一两炙　茯苓三两　人参二两　竹叶二把　干地黄　葛根各三两　知母　黄芩各二两　石膏五两碎　粳米二合

上十味㕮咀，以水九升，煮取二升半，分为三服。亦可以先煮小麦水乃煮药。忌海藻、菘菜、芜荑、大醋。

实热：黄芩、黄连、黄柏、大黄。

虚热

气也：乌梅、秦艽、柴胡。

血也：青蒿、鳖甲、蛤蚧、小麦、牡丹皮。

肺鼻干：乌梅、天门冬、麦门冬、紫菀。皮舌白唾血：石膏、桑白皮。肤昏昧嗜睡：牡丹皮。气遍身气热，喘促鼻干：人参、黄芩、栀子。大肠鼻右孔干痛：大黄、芒硝。脉唾白浪语脉终，溢脉缓急不调：生地黄、当归。

心舌干：黄连、生地黄。血发焦：地黄、当归、桂心、童子小便。小肠下唇焦：赤茯苓、木通、生地黄。

脾唇焦：芍药、木瓜、苦参。肉食无味而呕，烦躁不安：芍药。胃舌下痛：石膏、粳米、大黄、芒硝、葛根。

肝眼黑：川芎、当归、前胡。筋甲焦：川芎、当归。胆眼白失色：柴胡、栝蒌。三焦乍热乍寒：石膏、竹叶。

肾两耳焦：生地黄、石膏、知母、寒水石。脑头眩闷热：地黄、防风、羌活。髓髓沸骨中热：天门冬、当归、地黄。骨齿黑腰痛足逆，变疳食藏①：鳖甲、地骨皮、牡丹皮、当归、生地黄。肉肢细趺肿，腑脏俱热：石膏、黄柏。胞小便赤黄：泽泻、茯苓、生地黄、沉香、滑石。

膀胱左耳焦：泽泻、茯苓、滑石。

凡此诸蒸，皆热病后食肉、油腻、房酒，犯之而成，久蒸不除变成疳病，即死矣。

葛根散 治阳毒。身热如火，头痛躁渴，咽喉干痛。

---

① 藏：或应为"减"，形近而误。

葛根剉七钱半　黄芩　大黄醋炒　甘草　山栀子仁　朴硝各半两

上为末，水煎。

《元戎》拾遗

活人败毒散　太阳证。治伤寒，风温疫，风温，风眩，风痰，卑温。

羌活　独活　前胡　柴胡　枳壳　人参　茯苓　桔梗　甘草　川芎分两随病加减

上细末，生姜水煎或沸汤点亦可，大人小儿皆宜，瘴烟之地，温疫时行，或人多风痰，或处卑湿，脚气，此药不可缺阙。一方，少加薄荷同煎。

三阳头痛：

羌活　防风　荆芥　升麻　葛根　白芷　柴胡　川芎　芍药　细辛　葱白连须分两旋加

若阴证头痛，只用温中药足矣。乃理中姜附之类也。

发黄兼诸杂证

治法在前《难知》内附，阴黄治法在后《阴证略例》内附

茵陈蒿汤加减
- 小便不利者，烦躁而渴：加茯苓、猪苓、滑石、当归、官桂
- 烦躁喘呕不渴：加黄芩、白术、半夏、生姜、茯苓
- 四肢遍身冷者：加附子、甘草
- 肢体逆冷腰上自汗：加附子、干姜、甘草
- 身冷不止者：加附子、干姜
- 前药末，已脉尚伏：加吴茱萸、附子、干姜、木通、当归

韩氏立名为茵陈茯苓汤，茵陈橘皮汤，小茵陈汤，茵陈四逆汤，茵陈附子汤，茵陈茱萸汤。大抵只是仲景阴证药内加茵陈也，用者要当识之。

掌中金丸　治妇人干血气。

川山甲炮　甘草　苦丁　香川椒　苦葶苈　白附子　草乌头　猪牙皂角各一钱
巴豆一钱，全用，研

上通为细末，生葱绞汁，和丸弹子大，每用一丸，新绵包定，内阴中。一日即白，二日即赤，三日即血，神效。

龙脑鸡苏丸　上焦热。

除烦解劳，去肺热，咳嗽，衄，心热，惊悸，脾胃热，口甘，吐血，肝胆热，泣出，口苦，肾热，神志不定，上而酒毒，膈热，消渴，下而血滞，五淋血崩

等疾。

薄荷一斤　麦门冬去心，一两　甘草一两半　生干地黄六两，各为末　黄芪　新蒲黄　阿胶炒　黄连　人参　木通各一两　柴胡二两，判，同木通沸汤半升，浸一日夜，绞取汁

上为细末，好蜜二斤，先炼一二沸，然后下生地黄末不住手搅，时加木通、柴胡汁浸熬成膏，勿令火紧焦了，然后将全药末和丸，如豌豆大，每服二十丸白汤下。

虚劳烦热，栀子汤下；肺热，黄芩汤下；心热悸动恍惚，人参汤下；唾咯吐衄，四血去心，麦门冬汤下；脾胃热，赤芍药、生甘草汤下；肝热，防风汤下；肾热，黄柏汤下，以上并食后临卧。治五淋及妇人漏下，车前子汤下；痰嗽者，生姜汤下；茎中痛者，蒲黄滑石末一钱，调下；气逆者，橘皮汤下；室女虚劳，寒热潮作，煎柴胡人参汤下。

黄芪膏子煎丸　治证同前。

人参　白术各一两半　柴胡　黄芩各一两　白芷　知母各半两　甘草半两，炒　鳖甲一个半，大者酥炙

上为细末，黄芪膏子丸，桐子大，每服三五十丸，百沸汤，空心。上用黄芪半斤粗末，水二斗，熬一斗去滓再熬，令不住搅成膏，至半斤，入白蜜一两，饧①一两，再熬，令蜜饧熟，得膏十两，放冷丸药。

地骨皮枳壳散　治骨蒸壮热，肌肉消瘦，少力多困，夜多盗汗。

地骨皮　秦艽　柴胡　枳壳　知母　当归　鳖甲醋炙黄

上等分，为末，水一盏，桃柳枝头各七个，姜三片，乌梅一个，每服去滓临卧。

易简芎归汤　治一切去血过多，眩晕闷绝，伤胎去血，产后去血，崩中去血，拔牙去血，金疮去血不止者，举头欲倒，悉能治之。

川芎　当归各等分

上㕮咀，水煎热服。

若产后眩晕，加芍药。产后腹疼不可忍，加官桂，酒、童小便合煎。妊娠子死或不死胎动，酒水合煎即下。未死者，即安。

若虚损腹痛，少气头眩，自汗，每服加羊肉一两，生姜十片，水煎。

若临月服之，则缩胎易产。

若室女妇人心腹疞痛，经脉不调，水煎服。

若妊娠胎气不安，产后诸疾，酒煎服。

---

① 饧：麦芽糖。

若难生倒横，子死腹中，先用黑豆一大合炒熟，水与小便合煎服。

若难产，用百草霜、香白芷等分，童子小便，好醋各一合，沸汤煎服。甚者，再服，即分娩矣。

若肠风脏毒，每服加槐花末半钱，三日取下血块即愈。

若吐血，亦宜服此。

若血气上喘下肿，空心，煎艾汤调下。

若产后恶血注心，迷闷喘急，腹痛，依前用黑豆，加生姜自然汁煎服。

若产后头痛，加荆芥。

若崩中漏下，失血不止，加香附子炒，每两入甘草一钱，沸汤点服。

若有白带者，加芍药半两，干姜等分，米饮调下。

三奇六神曲法

白虎：白曲一百斤。

青龙：青蒿自然汁三升。

勾陈：苍耳汁二升。

腾蛇：野蓼子汁四升。

玄武：杏仁四升去皮尖，看面干湿用水。

朱雀：赤小豆三升煮软去汤，研。

上一处拌匀，稍干为妙，用大盆腌一宿，于伏内上寅日，踏极实为度，甲寅、戊寅、庚寅，乃三奇也。卧铺如曲法。

千金种子法 进火之时，当至阴节间而止，不尔，则过一宫矣。予问故，师曰，深则少阴之分，肃杀之方，何以生化？浅则厥阴之分，融和之方，故能发生，所以受胎之处，在浅而不在深也。非月经后皆不可用事，惟经后一日男，二日女，三日男，此之外皆不成胎。大风，大雨，大寒，大暑，阴晦，日月蚀，皆不可交接，所生男女痴聋喑哑，四体不完矣。

搐鼻香 治子宫久冷，赤白带下。

牡蛎煅 紫梢花 龙韶脑 母丁香 黄狗头骨煅 蛇床子 破故纸 桂心各等分

上为细末，炼蜜丸如鸡头大，临事用一粒。

卷第十一　海藏老人阴证略例

目　录

洁古内伤三阴例

人之生也，由五谷之精气所化，五味之备，故能生形。若伤于味，亦能损形。饮食过节，肠胃不胜，气不及化，故伤焉。如气口一盛，脉得六至，则伤于厥阴，乃得伤之轻也者，槟榔丸主之；气口二盛，脉得七至，则伤于少阴，乃伤之重者，煮黄丸主之；气口三盛，脉得八九至，则伤于太阴，乃伤之尤重者，故填塞闷乱，心胸大痛，兀兀欲吐，得吐则已。上部有脉，下部无脉，宜吐之，以瓜蒂散。其高者因而越之，下者引而竭之。如伤之太甚，仲景三物备急丸下之。

槟榔丸 治饮食过多，心腹彭闷。

槟榔二钱半　木香二钱半　枳实半两，炒　牵牛头末，半两　陈皮去白，半两

上为细末，醋糊为丸，桐子大，每服二十丸，生姜汤下。

煮黄丸 治前证，甚则两胁虚胀。

雄黄一两，研　巴豆半两，去皮心膜，研如泥，入雄黄研匀

上二味，入白面二两，同和研匀，滴水丸桐子大，滚浆水煮十二丸熟，漉入冷浆内令沉，每一时用浸药冷浆下一丸，日尽十二丸也。如利不必尽剂，否则再服。又治胁下痞癖痛如神。

瓜蒂散 治大实大满，气上冲，上部有脉，下部无脉，填塞闷乱者，宜吐之。

瓜蒂三钱半　赤小豆二钱半

上为细末，温水少许，调一钱匕，以吐为度。如伤之太重，备急丸下之，此急剂也。

备急丸

干姜生一两　大黄生一两　生巴豆半两，去皮心膜，研如泥，摊上新瓦上去油，取霜

上为细末，炼蜜为丸桐子大。温水下二三丸，以利为度，渐加。

金露丸 治时疾内伤，心下痞气不降，米谷不化。

大黄二两　枳实半两，炒　桔梗二两　牵牛头末，二钱半

上为细末，姜糊为丸，蒸饼亦得，如桐子大。温水下二三十丸，常服减半。内伤戊火已衰，不能制物，寒药太多，固非所宜，故以温剂主之。

枳术丸 治老幼虚弱，食不消，脏腑柔。仲景本汤，易老改丸。

枳实七钱半，麸炒黄　白术一两

上为细末，荷叶裹烧饭为丸，或姜浸蒸饼丸亦得，如桐子大。每服三二十丸，米饮送下，食后服。

海藏内伤三阴例

洁古既有三阴可下之法，亦必有三阴可补之法也，予故举此内伤三阴可温之

剂。若饮冷内伤，虽先损胃，未知色脉各在何经。若面青黑，脉浮沉不一，弦而弱者，系在厥阴也。若面红赤，脉浮沉不一，细而微者，伤在少阴；若面黄洁，脉浮沉不一，缓而迟者^①，伤在太阴也。

伤在厥阴肝之经，**当归四逆汤**主之。

当归　桂　芍药　细辛各一两　通草　甘草各六钱七分

上锉如麻豆大，每服秤三钱，水一盏半，枣二枚，煎至七分，去滓温服。如其人病有久寒者，宜当归四逆汤内加吴茱萸生姜汤主之。

当归四逆汤加吴茱萸生姜汤

当归一两　桂　芍药　细辛各一两　大枣八个　甘草　通草各六钱七分　吴茱萸十个，温洗用汤，每服用　生姜二两半

上剉如麻豆大，每服秤三钱，水一盏半，煮至八分，去滓，温服，日三。仲景法：一剂分五服，清酒煮。

吴茱萸汤

吴茱萸一两半，汤洗三次　人参七钱半　生姜一两半　大枣三枚

上锉，以水二大盏半，煮取七分，去滓，分二服。若急者，阴毒甘草汤、白术散、附子散、正阳散、肉桂散、回阳丹、返阴丹。至于阴盛格阳，霹雳散、火焰散。随经部分选用之。

伤在少阴肾之经也，**通脉四逆汤**主之。

炙甘草二两　附子一两，生用　干姜二两，炮

上剉，每服秤三钱，水一盏半，煮至七分，去滓，温服。未瘥，若急，更作一剂。其脉续续有力者愈。

如面赤者，加连须葱白九寸，同煎。如腹中痛者，去葱白，加白芍药二两。如咽痛者，去芍药，加桔梗一两。如脉不出，去桔梗，加人参二两。

四逆汤上三味是也。

伤在太阴脾之经也，**理中丸**主之。

人参一两，腹痛倍之　甘草炙　白术　干姜各一两

上为细末，炼蜜为丸，如鸡子黄大。以汤数合，和丸，研碎，温服，日三夜二。腹中未^②热，益至三四丸，煎热粥饮投之，微温覆，勿揭衣。丸不及汤。大便结者宜丸，大便软者宜汤。

理中汤

人参二两　干姜炮　甘草炙　白术各三两

---

① 者：原作"老"，据《阴证略例》改。

② 未：原作"和"，据《阴证略例》改。

上剉，每服秤三钱，水一盏半，煮至七分，去滓，温服，日三。

如腹痛者，加人参一两。如寒者，加干姜一两半。如渴欲得水者，加白术一两半。如脐上筑者，肾气动也，去术，加桂四两。如吐者，去术，加生姜三两。如下多者，还用术。如悸者，加茯苓二两。如四肢拘急腹痛者，或腹满下利转筋者，去术，加附子一枚，生用。仲景人参桂枝汤，理中汤加桂，治太阳未除，下之成协热痢，心下痞。

如寒证不能实者，理中建中各半汤，为二中汤以治之。

表里不解者，理中汤加青陈皮，名治中汤，治胸膈病。

吴茱萸汤证

食谷欲呕，属阳明也，吴茱萸汤主之。

少阴吐利，手厥逆冷，烦燥欲死者，吴茱萸汤主之。

厥阴干呕，吐涎沫，头痛极甚，吴茱萸汤主之。

四逆汤证

自利不渴者，属太阴，以其脏寒故也，宜四逆辈主之。

太阴手足自温，脉浮者，桂枝汤。脉浮而迟，表热里寒，下利清谷者，宜四逆汤主之。

属少阴，饮食入口则吐，心中温温欲吐，复不能吐，始得之，手足寒，脉弦迟者，此胃胸中实，不可下也，当吐之。若膈上有寒饮，干呕者，不可吐也，当温之，宜四逆汤主之。少阴病，脉沉者，急温之，宜四逆汤主之。

大汗出，热不去，内拘急，四肢疼，又下利，厥逆而恶寒者，四逆汤主之。

下利腹胀，满身疼痛者，先温里乃攻表，温里宜四逆汤。

属厥阴，呕而脉弱，小便复利，身有微热见厥者难治，宜四逆汤。

吐利，汗出，发热恶寒，四肢拘急，手足厥冷，四逆汤主之。

吐利，小便复利而大汗出，下利清谷，内寒外热，脉微欲绝者，四逆汤。

病发热头痛，身体不疼痛，当救里，宜四逆汤主之。

通脉四逆汤证

少阴病，下利清谷，里寒外热，手足厥逆，脉微欲绝，身反恶寒，其人面色赤，或腹痛，或干呕，或咽痛，或利止脉不出，通脉四逆汤。

属厥阴，下利清谷，里寒外热，汗出而厥者，通脉四逆汤主之。

当归四逆汤证

手足厥寒，脉细欲绝者，当归四逆汤主之。

白通汤并加猪胆汁证

少阴病，下利脉微者，白通汤主之。

少阴病，下利脉微，与白通汤。利不止，厥逆无脉，干呕烦者，白通加猪胆汁汤主之。服汤，脉暴出者死，微续①者生。

真武汤证

太阳病发汗，出不解，其人仍发热，心下悸眩，身瞤动，振振欲擗地者，真武汤主之。

少阴病，二三日不已，至四五日，腹痛，小便不利，四肢沉重疼痛，自下利者，为有水气，其人或小便利，或下利，或呕者，真武汤主之。

小建中汤证

伤寒，阳脉涩，阴脉弦，法当②腹中急痛，先与小建中汤服之。

伤寒八九日，风湿相搏，身体疼烦，不能自转侧，不呕不渴，脉浮虚而涩者，桂枝附子汤主之。

伤寒二三日，心中悸而烦者，小建中汤主之。

附子汤证

少阴病，得之三日，口中和，其背恶寒者，当灸。附子汤主之。

少阴病，身体痛，手足寒，骨节痛，脉沉者，附子汤主之。

伤寒八九日，若其人大便坚，小便自利，术附汤主之。

姜附汤证

若下之后，复③发汗，昼日烦躁不得眠，夜而安静，不呕不渴，无表证，脉沉微，身无大热者，姜附汤主之。

自汗者术附汤，无汗者姜附汤。

茯苓四逆汤证

发汗若下之，病仍不解，烦躁者，茯苓四逆汤主之。

理中丸证

霍乱，头痛发热，热多欲饮水，五苓散主之；寒多不用水者，理中丸主之。

大病瘥后，喜睡，久不了了，胸中有寒，当以丸药温之，宜用理中丸。

理中汤证

胸痹，心下痞，留气结胸满，胁下逆气抢心，理中汤主之。

脾胃不和，中寒上冲，胸胁逆满，心疼腹痛，痰逆恶心，或时呕吐，心下虚痞，隔塞不通，饮食减少，短气羸瘦，温中逐水，止汗去湿，宜理中汤治之。

肠胃冷湿，泄泻注下，水谷不分，腹中雷鸣，及伤寒时气，及里寒外热，霍乱吐利，手足厥冷，胸痹心痛逆气，并宜理中汤主之。若有寒者，加附子。

---

① 微续：原作"续续"，据《阴证略例》改。

② 当：原作"常"，据《阴证略例》改。

③ 复：原作"后"，据《阴证略例》改。

若胸痹胁下妨①闷者，加枳实半两，茯苓半两。

少阴病始得之，反发热，脉沉者，麻黄附子细辛汤微汗之。

若恶寒而倦，时时自烦，不欲厚衣者，宜大柴胡汤下之。

若得二三日，常见少阴无阳证者，亦须微发汗，宜麻黄附子甘草汤。

若少阴证面赤者，宜四逆加葱白主之。

阴盛格阳，伤寒其人必燥热，不欲饮水者，**宜霹雳散**。孙兆口诀

附子一枚，烧灰存性，为末，蜜水调下，为一服而愈。此逼散寒气②，然后热气上行，而汗出乃愈。

阴毒甘草汤 治伤寒时气，初得病一二日便结成阴毒，或服药后六七日上至十日变成阴毒，身重背强，腹中绞痛，咽喉不利，毒气攻心，心下坚强，气短不得息，呕逆，唇青面黑，四肢厥冷，其脉沉细。阴毒三候，身如被杖，咽喉痛，五六日可治，至七日不可治也。

甘草炙　升麻　当归各五钱　雄黄二钱半　蜀椒二钱半，去目　鳖甲一两半，酥炙　桂枝五钱

上㕮咀，每服五钱，水一盏半，煎至八分，去滓服，如人行五里进一服，温覆取③汗，毒从汗出愈。未愈，再服。

附子散

治阴毒寒伤，唇青面黑，身背强，四肢冷。

附子七钱，炮裂，去皮脐　桂心半两　当归半两，剉，炒　半夏二钱半，姜制　干姜二钱半，炮　白术半两

上为细末，每服二三钱，水一中盏，生姜半钱，煎至六分，去滓。

不计时候，热服，衣覆取汗，如人行十里。未汗，再服。

正阳散

治阴毒伤寒，面青，张口气出，心下硬，身不热，只额上有汗，烦渴不止④，舌黑多睡，四肢俱冷。

附子一枚，去皮脐，炮　皂角一定，酥炙，去皮　干姜二钱半　甘草二钱半，炙　麝香一钱，另研

上为细末，每服一钱，水一中盏，煎至五分，不计时，和滓热服。

---

① 妨：《中国医学大成》本作"烦"

② 逼散寒气：底本作"逼寒气"，据《阴证略例》增加"散"字。

③ 取：原无，据《阴证略例》增加。

④ 止：原无，据《阴证略例》增加。

霹雳散

治阴盛[①]隔阳，烦躁不饮水。

附子一枚，炮熟取出，用冷灰焙，细研，入真腊茶二大钱和匀

上为细末，分作二服，水一盏，煎至六分，临熟入蜜半匙，放温或冷服之。须臾，躁止得睡，汗出即瘥。

火焰散　治伤寒恶候。

舶上硫黄　附子去皮，生用　新蜡茶各一两

上为细末，先将好酒一升，调药分大心碗口中，于火上摊荡令干，合于瓦上，每一碗下烧艾熟一拳大，以瓦支起，无令火着，直至烟尽，冷即刮取，却细研入瓷合盛。每服二钱，酒一盏，共煎七分，有火焰起，勿讶。伤寒阴毒者，四肢冷，脉沉细，或吐或泻，五心烦燥，胸中结硬，或转作伏阳在内，汤水不下，先吃一服，如吐，却更进一服。服后心中热，其病已瘥，下至脏腑中。表未解者，浑身壮热，脉气洪大，宜用发表药。或表解者，更不发热，便得眠睡。浑身有汗，若少有痞结，脉实，方可下膈。行脏腑药，渐用调和脾胃，补治元气之药也。

仲景伤寒，脉浮，自汗出，小便数，心烦微寒，脚挛急。与桂枝汤攻表，误也。得之便厥，咽中干，躁烦吐逆，作甘草干姜汤与之，以复其阳。

若厥愈足温者，更作芍药甘草汤与之，其脚即伸。

若胃气不和谵语者，少与调胃承气汤。宜消息用之。

肉桂散　治伤寒服冷药过度，心腹胀满，四肢逆冷，昏沉不识人，变为阴毒恶证。

肉桂三钱　赤芍药　陈皮　前胡　当归各一两　附子一两，炮　白术三钱　木香三钱　厚朴三钱，制　良姜三钱　人参一两　吴茱萸半两，洗，炒

上为粗末，每服五钱，水一中盏，枣三枚，煎至六分，去滓，不拘时候，稍热服。

天雄散　治阴毒伤寒，身重背强，腹中疠痛，咽喉不利，毒气攻心，心下坚强，短气呕逆，唇青面黑，四肢厥逆，其脉沉细而疾。

天雄一两，炮，去皮脐　麻黄半两，去节　当归　白术　半夏各半两，洗　川椒一钱，去目，炒　肉桂一两　生姜二钱　厚朴一两，制　陈皮一钱

上为粗末，每服五钱，水一盏，入生姜半钱，枣三枚，煎至五分，去滓。无时，稍热服，如人行十里，未汗再服。

白术散　治阴毒伤寒，心间烦躁，四肢逆冷。

川乌头一两，炮，去皮脐　桔梗一两　附子一两，炮　白术一两　细辛一两，去芦　干姜半两，炮

---

① 盛：原无，据《阴证略例》增加。

上为细末，每服一钱，水一中盏，煎至六分，稍热服，和滓服，无时。

始得阴毒候

阴毒本因肾气虚寒，因欲事或食冷物，而后伤[①]风，内既伏阴，外又伤寒[②]或先感外寒而后伏阴，内外皆阴，则阳气不守，遂发头痛腰重[③]，眼睛疼，身体倦怠而甚热，四肢厥逆冷，额上及手背冷汗不止，或多烦渴，精神恍惚，如有所失，三二日间或可起行，不甚觉重。诊之则六脉沉细而疾，尺部短小，寸口或无，若服凉药，则渴转甚，燥转急。有此病证者，急服还阳退阴之药即安。惟补虚和气而已，宜服正元散、退阴散、五胜散。阴证不宜发汗，如气正脉大身热而未瘥，用药发汗无妨。

或寸口小而尺脉微大亦同。积阴感于下，则微阳消于上，故其候沉重，四肢逆冷，腹痛转甚，或喉不利，或心下胀满，结硬，躁渴，虚汗不止，或时狂言，爪甲面色青黑，六脉沉细而一息七至以来。有此证者，速宜于气海或关元二穴灸三二百壮，以手足和暖为效，仍服金液丹、来复丹、玉女散、还阳散、退阴散之类，随证用之。

沉困之候，六脉附骨，取之方有，按之即无，一息八至以上，或不可数，至此则药饵难为功矣。但于脐中灼艾半枣大，三二百壮以来，手足不和暖，则以硫黄及热药助之。若阴气散，阳气来，渐减热药而和治之。

正元散 治伤寒始觉，吹冻着四肢头目，百节疼痛，急煎此服，如人行五里再服，或连三服，汗出立瘥。若患阴毒伤寒，入退阴散半钱同煎。或伤寒冷伤食，头昏气满，及心腹诸疾，服之无有不效。

麻黄　陈皮　大黄　甘草　干姜　肉桂　白芍药　附子　半夏　吴茱萸各等分，皆可制

上麻黄加一半，茱萸减一半，同为末，每服一大钱，水一盏，生姜五片，枣一枚，煎至七分，热呷出汗，以被盖覆，汗出愈，阴毒，不可用麻黄出汗。

退阴散 治阴毒伤寒，手足逆冷，脉沉细，头痛腰重。小腹[④]伤冷，每服一字，入正元散同煎，入盐一捻。阴毒证咳逆，煎一服，细细热呷之便止。

川乌头　干姜各等分

上为粗末，炒令转色，放冷，捣为细末，每服一钱，水一盏，盐一捻，煎半

---

① 伤：原作"傍"，据《阴证略例》改。

② 外又伤寒：原"外又□□"后2字被涂黑，据《阴证略例》载，应为"外又伤寒"。

③ 发头痛腰重：原"发□□□重"之间有3字被涂黑，据《阴证略例》载，应为"发头痛腰重"。

④ 腹：原作"小"，据《阴证略例》改。

盏，去滓，温服。

五胜散 治伤寒头痛壮热，骨节疼痛，昏沉困倦，咳嗽鼻塞，不思饮食。兼治伤寒夹冷气，慢阴毒。

甘草　五味子　石膏各一两　干姜三两半　白术一两半

上为末，每服二钱，入盐少许，煎七分，通口服。如冷相夹，入姜枣煎。若治阴毒，入艾叶少许同煎。

脉浮而紧者，阳证也。脉沉而紧者，阴证也。

韩祗和温中例

夫伤寒病之说，始自黄帝以开其端，至仲景方陈其条目，后世肤浅之学莫知其数。立言者只言：病在表可发汗，病在里可下，或云不可汗、不可下，即未尝有温中之说。仲景《伤寒例》：尺寸俱沉细，太阴受病也；尺寸俱沉，少阴受病也；尺寸俱微缓，厥阴受病也。

辨太阴证云：太阴病，脉浮，可发汗，宜桂枝汤。又手足温，自利不渴，宜四逆汤。又腹满时痛，桂枝加芍药汤。

辨少阴证云：少阴病，始得之，发热脉沉，麻黄细辛附子汤。又阴病二三日，麻黄附子甘草汤。又少阴病，脉沉，急温之，宜四逆汤。又少阴病，身体疼痛，手足寒，骨节痛，脉沉，附子汤。

辨厥阴证云：厥阴病，吐利，手足逆冷，烦躁欲死，吴茱萸汤。

今举仲景论中数条，最是治三阴病之良法。今世之用，尚有未尽证者。愚尝校自至和初岁迄于今三十余年，不以岁之太过不及为则，每至夏至巳前，有病伤寒人十中七八，两手脉俱沉细数，多是胸膈满闷，或呕逆，或气塞，或腹鸣，或腹痛，与仲景三阴病说理同而证不同，因兹不敢妄投仲景三阴药。才见脉沉及胸膈满，便投下药下之，往往不救。常斟酌仲景理中丸与服之，其病势轻者，即胸中便快，其病势重者，半日许满依然。或有病人脉沉细迟，投仲景四逆汤温之，多药力太热，后必发烦躁。因校量此形证，今别立方以治之，得多对证药，不可不传焉。

病人但两手脉沉细数，或有力，或无力，或关脉短及力小，胸膈塞闷，气短不能相接者，便可随脉证投温中药以治之。

病人两手脉沉迟或紧，皆是胃中寒也。若寸脉短及力小于关尺者，此阴盛阳虚也。或胸膈满闷，腹中胀满，身体拘急者，手足逆冷，急宜温之。

若立春以后至清明以前，宜温中汤主之；清明以后至芒种以前，宜橘皮汤主之；芒种以后至立秋以前，宜七物理中丸主之。

温中汤

丁皮一两 干姜二钱，炮 白术 陈皮各二钱 丁香二钱 厚朴一两，姜制

上为细末，每服二钱，水一盏，葱白三寸，荆芥五穗，煎至七分，去滓热服。未快，手足尚逆，呕吐，更加舶上丁皮二钱，干姜二钱。

橘皮汤

陈皮一两 藿香三钱 白术 葛根各二钱 厚朴一两，制

上为末，每服二钱，水一盏，生姜一块，如枣大，捶破，同煎至七分，去滓，热服。如三服未快，手足尚逆，呕吐不定，加半夏半两，丁香、枝杖半两，每服加葱白三寸煎服。

七物理中丸

白术五钱 干生姜二钱半 人参七钱半 桔梗七钱 葛根七钱半 藿香叶五钱

上为细末，炼蜜为丸，如弹子大。每服一丸，水一盏，煎至七分，和滓热服。如三服未快，手足尚逆，呕者，加半夏半两，干姜半两。病人手脉沉细无力，虽三部脉力停，亦是阴气盛也，更不须候寸脉短治之，或胸胁满闷，身体拘急疼痛，手足逆冷，速宜温中药和之。

若立春已后至清明已前，宜厚朴丸主之；清明已后至芒种已前，宜白术汤主之；芒种已后至立秋已前，宜橘皮汤主之。

厚朴丸

当归半两 丁香枝杖，半两 厚朴一两，制 细辛二钱半 人参七钱半 甘草半两，炙 干姜半两，炮

上为末，炼蜜为丸，弹子大。每服一丸，水一盏，煎至六分，和滓热服。三服后脉尚细，及寸脉尚细无力，每服加葱白三寸，同煎服。

白术汤

白术 半夏 当归 厚朴制 干姜炮，已上各半两 丁香七钱

上为末，每服三钱，水一盏，生姜枣许大，打破同煎，至七分，去滓热服。三五服脉未有力，寸脉尚小，加细辛半两，每服加葱白三寸，同煎服之。

橘皮汤

橘叶半两 藿香 葛根各三钱 半夏 厚朴制，各半两

上为末，每服三钱，水一盏，生姜一如枣大，同煎至七分，去滓热服。三五服脉尚小，手足逆冷，加细辛半两。病人胸膈满闷，时时呕，吐逆，肢节疼，两胁下痛，腹中鸣。此是有停饮，宜二苓汤。

赤茯苓 木猪苓 白术各半两 滑石一两 通草 白豆蔻仁各二钱半 丁皮七钱半 陈皮五钱 桂枝半两

上为末，每服三钱，水一盏，煎至七分，去滓热服。小便未快，加瞿麦七钱半。呕未止，加半夏半两。渐渐恶寒甚，每服加葱白三寸。

灰包熨法

病人服前药，胸膈不满闷者，此上焦有阳也，或药力太过，上焦有热，腹满虚鸣，时时疼痛。此是被阳药消逐，得上焦阴气并入下焦也。虽是下焦积寒冷，上焦阳盛，更难投温下焦药也。当用灰包法：炭灰或桑柴灰二三升许，入好醋拌和，干湿得所，铫内炒令灰热，以帛包裹，置脐下熨之，频换灰包令常热，以腹不满痛为度。或初熨时，病人不受者，勿听，但令亟熨之，不住灰包可也。如灰包熨后，得下利三两行，或小便二三升，或微似有汗，此是阴气外出，或下泄也，勿疑之，病轻者乃得愈后出余气而解，举此为例。病患三部脉沉，寸脉小于关、尺，此为阴盛，当温中药以消阴气，宜厚朴丸。陈皮，人参，白术，藿香，当归，干姜，细辛之类是也。

神术汤亦同治。阴躁而不渴，不可误用凉药，若热药冷服，内有伏阳则可，若脉已虚，按之全无力，或病人素无食养，只可温服。

海藏所制神术白术二汤

神术汤 治内伤饮冷，外感寒邪无汗者。

苍术二两，制　防风二两　甘草一两，炒

上㕮咀，生姜水煎，加葱白三寸。如治吹奶，煎成，调六一散三五钱，如神。如太阳证，发热恶寒，脉浮而紧者，加羌活。

如太阳证，脉浮紧中带弦数者，是有少阳也，加柴胡。

如太阳证，脉浮紧中带洪者，是有阳明也，加黄芩。

已上三证，约量每服加二钱匕。不论三阳，妇人服者，加当归。

神术汤六气加减例

太阳寒水司天，加桂枝、羌活。

阳明燥金司天，加白芷、升麻。

少阳相火司天，加黄芩、地黄。

太阴湿土司天，加白术、藁本。

少阴君火司天，加细辛、独活。

厥阴风木司天，加川芎、防风。

上神术汤六气加减法，非止为司天之气设也。至于岁之主气，与月建日时同，前应见者，皆当随所见，依上例而加减之。

神术加藁本汤，每服内加二钱匕，以意消息。

神术加木香汤，每服内加二钱匕，以意消息。

白术汤　治内伤冷物，外感风邪有汗者。

白术三两　防风二两　甘草一两，炙

上㕮咀，每服称三钱，水一盏，生姜三片，同煎至七分，去滓温服，无时，一日止一二服，待二三日渐渐汗少为解。

风温证，面赤自汗，嘿嘿不欲语，但欲寐，两手脉浮而缓，或微弱，此证不宜发汗。若汗之，似令人筋惕肉瞤，或谵言独语，或烦燥不卧。若下之，直视失溲便。若火之，发狂似惊痫，一逆尚引日，再逆促命期。活人本方葳蕤汤，以有麻黄，故不敢用，宜上白术汤主之。

若头眩汗出，筋惕肉瞤者，加牡蛎。

若腰背强硬者，加羌活。若舌干发渴者，加人参。

若身灼热甚者，加知母。若体重多汗者，加黄芪。

若内伤冷者不加。

黄芪汤　治伤寒内感拘急，三焦气虚自汗，及手足自汗，或手背偏多，或肢体振摇，腰腿沉重，面赤目红，但欲眠睡，头面壮热，两胁热甚，手足自温，两手心热，自利不渴，大便或难，或如常度，或口干咽燥，或渴欲饮汤，不欲饮水，或少欲饮水，呕哕间作，或心下满闷，腹中疼痛，或时喜笑，或时悲哭，或时太息去声或语言错乱失志。世疑作谵言狂语者，非也，神不守室耳！始得病，窹寐之间，或恐或悸，头项不甚痛，行步只如旧，阴气盛阳气走也。两手脉浮沉不一，或左右往来无定，便有沉涩弱弦微五种阴脉形状，举按全无力，浮之损小，沉之亦损小，皆阴脉也。宜先缓而后急，缓宜黄芪汤，甚者加干姜炮。

人参　黄芪味甘　白茯苓　白术　白芍药各一两　甘草七钱半　呕吐者加藿香半两　生姜半两，如无，以干者代之　陈皮半两

上㕮咀，生姜水煎。量证大小，加减多少用之可也。如大便结者，调中丸主之。

调中丸

人参　白茯苓去皮　干生姜　白术　甘草各等分

上为细末，炼蜜为丸，每两作十丸或五丸。每服一二丸，水少许，煎服之。若病重急治者，黄芪汤内每服加干姜一钱。大便结者，理中丸主之。

理中丸

人参　白术　甘草炙　干姜炮，恐热，以生姜代之

上等分，炼蜜丸，每两作五丸。白汤化下，水煎服亦得。缓后治急也。若尤急者，无汗，宜附子干姜甘草汤。

若自汗者，宜附子白术甘草汤。量脉证，可宜四逆汤、真武汤、通脉四逆，选而用之。

论阴阳易分热寒

阴阳各相易证，仲景止用烧裈散，言至简而意至有余也。故朱奉议立阴阳易为二条，后人始知有寒热之别也。故热者有烧裈散，而又有竹皮茹皮汤，寒者有猥鼠粪汤，而又有当归白术汤。至于校正方妙香丸条下，治杂病阴阳易，药中有牛黄、脑、麝之类，是知治热证也，岂可一途而取哉？圣人立阴阳易条，虽不尽者，特举其宏纲而已。

海云：若阴阳易证，果得阴脉，当随证用之。

若脉在厥阴，当归四逆汤送下，烧裈散。

若脉在少阴，通脉四逆汤送下，烧裈散。

若脉在太阴，四顺理中丸送下，烧裈散。

所用之药，各随其经而效为之速也。

烧裈散

上取妇人中裈近隐处，剪烧灰，以水和服方寸匕，日三服，小便即利，阴头微肿则愈。妇人病取男子裈裆，烧灰用之。

活人猥鼠粪汤　疗伤寒病后男子阴易。

韭白根一把　猥鼠粪十四枚

上二味，以水二升，煮取半升，去滓，再煎三沸，温温尽服。必有粘汗出为效，未汗再服。亦理诸般劳复。鼠粪，两头尖大者是也。

竹皮汤　疗交接劳复，卵肿，腹中绞痛欲绝。

竹皮青刮，一升

上一味，煮用水三升至一升半，绞去滓，服愈。

青竹茹汤　妇人病未平复，因有所动，致热气上冲胸，手足拘急搐搦，如中风状，宜此汤。

栝蒌根无黄者，一两　青竹茹刮，半斤，淡竹是

上以水二升半，煮取一升二合，去滓，分二三服。

当归白术汤　治妇人未平腹，因有所动，小腹急痛，腰胯痛，四肢不住举动，无热发者。

白术　当归　桂枝　附子生　甘草　芍药　黄芪　人参各二钱半　生姜半两

上锉，以水三升，煮取一升半，去滓，通口服一盏，食顷，再服，温覆微汗，瘥。

妙香丸

辰砂研飞，九两　龙脑　腻粉研　麝香研，各七钱半　牛黄半两　金箔九十个，研　巴豆三百一十五个，去皮心膜，炒熟，研如泥，去油

上合研匀，炼蜜出净黄蜡六两，入白沙蜜三钱同炼匀为丸，每两作三十丸，米饮调下。

海藏治验

完颜小将军病，寒热间作，腕后有瘢三五点，鼻中微血出，两手脉沉涩，胸膈四肢按之殊无大热，此内寒也。问其故，因暑卧殿角，伤风，又渴，饮冰酪水，此外感者轻，内伤者重，外从内病，俱为阴也。故先瘢衄，后显内阴，寒热间作，脾亦有之，非往来少阳之寒热也。与调中汤数服而愈。

许氏病阳厥怒狂，骂詈亲疏，或哭或歌，六脉举按无，身表如冰石，其发即叫呼声高。洁古昔云：夺食则已，非不与之食，予用大承气汤下之得脏腑数升，狂稍宁，数日复发，复下，如此五七次，计大便数斗，疾缓身温脉生，良愈，此易老夺食之法也。

侯辅之病，脉极沉细，内寒外热，故肩背胸胁瘢出十数点，语言狂乱，或曰：发瘢谵语，非热乎？余曰：非也。阳为阴逼，上入于肺，传之皮毛，故瘢出，神不守舍，故错语如狂，非谵语也。肌表虽热，以手按执，须臾冷透如冰。与姜附等药数日，约二十余两后，出①大汗而愈。后因再发，脉又沉迟，三四日不大便，余与理中丸，三日内约半斤，其疾全愈。侯公之狂，非阳狂之狂，乃失神之狂，即阴也。

侯国华病伤寒四五日，身微瘢，渴饮，诊之沉弦欲绝，厥阴脉也。温药数日不已，又以姜附等药，微见②脉生。因渴私饮水一杯，脉复退，但见头不举，木不开门之则，犯阴易，若只与烧裈散，则寒而不济矣。遂煎吴茱萸汤一大服，调烧裈散，连进二服作大汗，两尽夜而愈。

弋唐臣嗜冷食，遂成阴脉，脉迟七八至一止，后仅三至。余亟进温剂数服，四五日不解，遂续昼三夜一，七日脉生，大汗而解。

秦二母病太阴病，三日不解，后呕逆恶心，而脉不浮。文之与半硫丸二三服不止，复与黄芪建中汤，脉中极紧，无表里，胸中大热，发渴引饮，皆曰阳证，欲饮之水。余不与姜附等药，紧脉反细沉，阳犹未生。以桂、附、姜、乌之类，

---

① 出：原作"中"，据《中国医学大成》本改。
② 见：原作"回"，据《中国医学大成》本改。

酒丸，以百丸接之，二日中，十余服，病人身热燥烦不宁，欲作汗也，又以前丸接之，覆以厚衣，阳脉方出而作大汗，翌日大小始通，下瘀血一盆如豚肝。然用胃风汤加桂附，三服血止。其寒甚如此，亦世之所未尝见也。

秦二好服三生茶及冷物，积而痼寒，脉非浮非沉，上下内外举按极有力，坚而不柔。触指，突出肤表，往来不可以至数名，纵横不可以巨细状。此阴证鼓紧脉也，一身游行之火萃于胸中，寒气逼之，故搏大有力，与真武、四逆等药，佐以芍药、茴香，酒糊丸，使不僭上。每百丸，昼夜相接八九，服丸至半千，作汗而愈。亦世罕有也。

姬提领因目疾服凉剂数日，遂得阴病。脐腹下大痛几至于毙。与姜附等剂虽稍苏，痛不已，遂以本方内倍芍药，服之愈。

李良佐子病太阳症，尺寸脉俱浮数，按之无力。余见其内阴，与神术加干姜汤。愈后再病，余视之，见神不舒，垂头不欲语，疑其有房过问之，犯房过乎？必头重目暗。曰：唯与大建中三四服，外阳内收，脉反沉小，始见阴候。又与已寒加芍药、茴香等丸五六服，三日内约服丸六七，百脉复生，又用大建中接之，大汗作而解。

阴证发癍

阳证发癍有四，有伤寒发癍，有时气发癍，有热病发癍，有温毒发癍，癍癍如锦文，或发之面部，或发之胸背，或发之四末，色红赤者，胃热也，紫黑者为胃烂也。一则下早，一则下之晚，乃外感热病而发癍也，当服玄参、升麻、白虎等药。

阴证发癍亦出胸背，又出手足，亦稀少而微红，若作热疾，投之凉药，大误矣。此无根失守之火，聚于胸中，上独熏肺，传于皮肤而为癍点，但如蚊蚋蚤虱咬形状而非锦纹也，调中温胃加以茴香、芍药，以大建中之类，其火自下，癍自退，可谓治本而不治标也。

唐生者，病因饮酪水及食生物，下利紫黑血十余行，脾胃受寒湿毒，与六神平胃散半两，加白术三钱，以利腰脐间血，一服愈。洁古云，烦满囊缩可灸阳陵泉，在膝下一寸外廉是也。阴病在内，活人定以返阴丹，当归四逆汤及加吴茱萸生姜汤，又以脐下一寸灸之，及以脐下各四边一寸，三处齐灸之，极则二寸石门急灸之。仍于前药，予恐不任药，与灸者别立代灸法。

代灸涂脐膏

附子　马蔺子　蛇床子　木香　吴茱萸　肉桂

上六味，各等分为细末。可用白面一匙，药末一匙，或各半匙，生姜自然汁煨成膏，摊纸上，圆三寸许，贴脐下关元、气海，自晚至晓，火力可代灸百壮。腰痛亦可贴之。

阴证发黄

方在前《元戎》拾遗内附

赵宗颜因下之太过，生黄，脉沉细迟，无力。次第用药，至茵陈附子汤大效。

赵秀才因下之早，黄病，脉寸微尺弱，身冷。次第用药，至茵陈四逆汤大效。

伤寒病遇太阳太阴司天，若下之太过，往往变成阴黄。一则寒化太过，水来犯土；一则土气不及，水来凌之，多变此疾；一则茵陈茯苓汤，加当归、桂；二则茵陈橘皮汤，加姜、术、半夏；三则茵陈附子汤；四则茵陈四逆汤；五则茵陈姜附汤；六则茵陈吴茱萸汤方在前《拾遗》内。

内感伤寒，劳役形体，饮食失节，中州变寒之病，生黄，非坏之而得，只用建中、理中、大建中足矣，不必用茵陈也。

若男黄，小便自利，当与虚劳小建中汤。

若黄疸色不变，欲自利，腹满而喘，不可除热，热除必哕，小半夏汤。

韩氏曰：产脱血虚者，宜用羊肉汤。伤寒汗下太过，亡阳失血，若只用救逆，效必迟矣。与羊肉汤，为效神速。病人面色难见，阳是热客上焦，中、下二焦阴气已盛。若调得下焦有阳，上焦阳气下降丹田，知所归宿矣。气有高下，病有远近，证有中外，治有轻重，各适其至所为。病八九日，汗下太过，二脉沉细无力，多蜷足卧，恶明与人声，皮有粒，时战如疟，宜羊肉汤主之。

羊肉汤方

当归　白芍药各一两　黑附子四钱，炮裂，去皮脐　龙骨半两，烧通赤　生姜二两　牡蛎一两，烧赤　桂枝七钱半

上为粗末，每一服二两。羊肉四两，葱白五寸，去黄心，同剉烂。以水五升一升今之一大盏也，熬至一半，以绢来滤，绞去滓。分三服饮之。

海云：阳证大汗大下后亡阳于外，亡血于内，上而津脱，下而液脱，津液两亡，宜以此汤补之。矧阴证者，岂可不温补哉！此与伤寒太阳证，振摇与真武汤一例。外之阳病至此尚温，况之阴候，岂得不补耶？

阴证下血

胸中聚集之残火，腹里积久之太阴，上下隔绝，脉络部分，阴阳不通，用苦热以定于中，使辛热以行于外，升以甘温，降以辛润，化严肃为春温，变凛冽为和气，汗而愈也。然余毒土苴犹有存者，周身阳和尚未泰然，胸中微躁而思凉饮，

因食冷物，忽服凉剂，阳气复消，阴余再作，脉退而小，弦细而迟，激而为衄血，唾血者有之，心肺受邪也。下而为便血、溺血者有之，肾汗受邪也。三焦出血，色紫不鲜，此重沓寒湿化毒，凝泣水谷道路，浸渍而成。若见血证，不详本源，便用凉折，变乃生矣。

阳证溢出鲜血，阴证下如豚肝。

上而血者，黄芪桂枝汤，白芍当归汤。

中而血者，当归建中汤，增损胃风汤。

下而血者，芎归术附汤，桂附六合汤。

若三血证在行阳二十五度见，黄芪四君子汤主之。

若三血证在行阴二十五度见，当归四逆加吴茱萸主之。

回生神膏　治男女阴毒伤寒，外接法。

牡蛎炼粉　干姜炮裂，各一钱

上为细末，男病用女唾调手内，擦热紧掩二卵上，得汗出愈；女病用男唾调手内，擦热紧掩二乳上，得汗出愈。卵与乳，男女之根蒂，坎离之分也。阴证大小不通，及诸杂证阴候大小不通者，并宜此外治法。数日不通为急，非急勿用。

急提盆散　杂病非阴候者。

草乌头不以多少，生用

上为极细末。用葱一枝，肥者削去须，头圆，上有葱汁，湿蘸之，任谷道中。

阴毒伤寒四肢逆者，吴茱萸不以多少。

上为细末，温酒和匀，生绢袋盛之，热熨脚心，令通畅愈。若以汤煎，温药渫洗，以接四肢亦可。

少阴咳逆

仲景有伤寒咳逆上气，脉散者死，谓其形损故也。少阴咳逆者，失下也。阴消将尽，阳逆上行，使阴不内也，谓之恶候。或兼以舌弯，语言不正而反昏胃，与咽痛者，少阴也，速下之，宜大承气汤。

若阳极，脉微将尽者，不宜下，宜泻心汤，养阴退阳而已。如不用泻心汤，凉膈去硝，清肺亦可。

若饮水过多，心下痞而渴逆者，五苓散主之，别无恶候是也。

夫咳逆，孙真人断之为哕逆，哕者，干呕是已。即非咳逆也。夫咳逆者多肿，或水渍于肺而心痞，或连咳不已而气逆，或喜笑过多而气噎，或咽饮错喉而气呛，或急食干物而气塞，皆能作咳逆之声，世呼谓之吃忒是也，皆气不得下，为火热托之，而使上至咽喉中，噎而止也。人或以纸捻鼻，因嚏而止；或诈冤盗物，因恐而止；或鼻闻食香，调气而止；皆抑之骇之调之，而使气下也。《千金》以喘嗽咳逆上气者，为病肺。脉散者，是心火形于肺金也。心之肺，谓之死阴，死阴之属，不过三日死，以其形见乎损伤故也。此说甚优。

易老谓渴逆者，火热奔急上行，而肺阴不内，何其当哉。故便秘者，大承气汤下之。便软者，泻心汤主之也。

阴证咳逆

且阳证咳逆者，胃热，失下也。阴气先绝，阳气后亦将竭，火独炎上，逆出阴气而为咳逆。

阴证者，内已伏阴，阴气太甚，肾水擅权，肝气不生，胃火已病，丁火又消。所有游行相火，寒邪迫而萃集于胸中，亦欲尽矣，故令人发热。大渴引饮，并去盖覆，病患独觉热，他人按执之。身体肌肉，骨髓血脉皆寒。此火即无根之火也，故用丁香、干姜之类热药温胃，其火自下，咳逆方止。非若凉膈、泻心，以治阳证，自上而下，泻退心火，阴气乃生。阴证咳逆，从呕哕而生，胃寒呕哕不已，渴逆继之。《灵苑》[①] 治阴证咳逆。

匀气散

川乌头大者三个，炮裂去皮脐

上为细末，每服二钱，黑豆二十一粒，沙糖鸡头仁大，水煎，承热细细饮之。

《本事》[②] 治阴毒吃逆方

川乌头　干姜　附子已上俱炮　肉桂　芍药炙　甘草　半夏　吴茱萸　陈皮　大黄

上各等分，为细末，每服一钱，水一盏，生姜三五片，煎至七分，去浊滓取清，热服。

许学士以退阴与正元同煎，以治阴证咳逆。

霹雳煎

大盐与蜜等分熬，可捻如蜜导煎。上头锐用寸许，内谷道中，少许化开则通。海藏曰：蜜导用盐相合亦可，如用草乌头末相合亦可。盐则软坚润燥，草乌末则化寒消结。可随证阴阳所宜用之。

海藏云：

伤寒咳逆脉散死，仲景之言不虚伪。

---

① 灵苑：《灵苑方》，原书已佚。
② 本事：《普济本事方》。

大抵原流失下生，咳逆喉中阴不内。

便软唯宜用泻心，便硬尤宜大承气。

二药神攻作者谁，东垣洁古为良剂。

活人阴证诸药不效，并汤水不下，身冷脉绝，气息短，不知人，用葱熨法莫若用酽醋拌麸炒热，注布袋中蒸熨，比上法尤速。

一法用丁香、荜茇、干姜、牡蛎烧粉，手心中以唾津调如泥，以手掩其阴，至暖汗出为度。

一法治水癫偏大，上下不定，疼痛不止，牡蛎不以多少，盐泥固济，炭三斤，煨令火尽，冷取二两，干姜一两，炮为细末，二味和匀，冷水调得所，涂病处，小便大利即愈。

卷第十二　云岐子保命集论类要卷上

目　录

辨脉三部九候

凡持脉，须明三部九候，不知者未足言诊脉之道。三部者，寸为上部，主膈上至头之有疾，关为中部，主膈下至脐之有疾，尺为下部，主脐下至足之有疾，故为三部也。九候者，浮诊，三指之下，浮诊三候者，三而成天，中诊三候者，三而成人，沉诊三候者，三而成地，三而三之，故为九候。此四十五动，平脉法也。

如三指之下，浮诊得六数、七极者，热实于表，当泻表，宜黄麻汤。

如浮诊得三迟、二败者，为表虚也，当补其虚，宜桂枝汤。

如中诊得六数、七极者，是中焦之热实，宜调胃承气汤泻之。

中诊得三迟、二败者，中焦虚也，当补之以建中汤、理中汤。

如沉诊得六数、七极者，下焦热实，以大承气汤泻之。

沉诊得三迟、二败者，下焦之虚也，以姜附汤补之。

麻黄为泻，能泻表之实，不能泻里之实。桂枝汤为补，而能补表之虚，不能补里之虚。姜附为补，不能补表之虚，而能补里之虚。承气为泻，能泻里之实，不能泻表之实。建中之补，能补中焦之虚，而不能补上焦、下焦之虚。调胃为泻，能泻中焦之实，而不能泻上焦、下焦之实也。

辨伤寒温病

问曰：伤寒温病何以脉辨？答曰：温病，冬伤于寒所得也，至是变为温病。伤寒汗下不愈而过经，其证尚在而不除者，亦温病也。经曰：温病之脉，行在诸经，不知何经之动，随其经所在而取之。

如太阳证，汗下后过经不愈，诊得尺寸俱浮者，太阳温病也。

如身热目疼，汗下后过经不愈，诊得尺寸俱长者，阳明温病也。

如胸胁痛，汗下后过经不愈，诊得尺寸俱弦，少阳温病也。

如腹满嗌干，诊得尺寸俱沉细，过经不愈，太阴温病也。

如口燥舌干而渴，诊得尺寸俱沉，过经不愈，少阴温病也。

如烦满囊缩，诊得尺寸俱微缓，过经不愈，厥阴温病也。

是故随其经而取之，随其证而治之，如发癍，乃温毒也。

刺伤寒结胸痞气

伤寒下后，结胸痞气，皆足三阴之终，手三阴之始。胸中结痞，过在足少阴肾、手厥阴包络，刺两经之井原，以泻胸中之气。心中结痞，过在足太阴脾、手少阴心，刺两经之井原，以泻心中之气。

胃中结瘕，过在足厥阴肝、手太阴肺，刺两经之井原，以泻胃中之气，或上、中、下三脘应瘕结而泻之。

刺伤寒三阳头痛

伤寒三阳头痛，何法刺之？答曰：手之三阳，足之三阳，皆会于头者，谓诸阳之会。其受邪，伏留而不去，故曰三阳头痛，视其色脉，知在何经。

如脉浮而头痛，过在足太阳，刺腕骨、京骨。

如脉浮而长，过在手阳明，刺合骨、冲阳。

如脉浮而弦，过在手足少阳，刺阳池、丘墟、风府、风池，刺头痛之法也。

刺三阴腹痛

伤寒邪在三阴，内不得交通，故为腹痛，手足之经，皆会于腹。

如脉弦而腹痛，过在足厥阴肝、手太阴肺，刺太冲、太渊、太陵。

如脉沉而腹痛，过在足少阴肾、手厥阴心包，刺太溪、太陵。

如脉沉细而腹痛，过在足太阴脾、手少阴心，刺太白、神门、三阴交，刺腹痛之法也。

桂枝汤二十八证 方一十四道

桂枝汤　桂枝加葛根汤　桂枝加厚朴杏子汤　桂枝加附子汤　桂麻各半汤
桂枝去芍药加附子汤　桂枝二麻黄一汤　桂枝去桂加茯苓白术汤　桂枝二越婢一
汤　桂枝甘草汤　桂枝加桂汤　桂枝加人参汤　桂枝去桂加白术汤　桂枝加大
黄汤

桂枝汤论

尺寸俱浮，太阳受病，当一二日发，以其脉上连风府，头项痛，腰脊强。太阳经始于目内眦，从头下至足，终于至阴，为表之表。其太阳者，标热本寒，为太阳之表，表阳则热；本者，膀胱之里，主水，故寒。脉浮为在表，故太阳经病，身热恶寒，头痛项强，腰痛。凡治太阳，不可利小便，不可妄下。利小便者，热传于里而为血证，下之则变为结胸，此太经病所禁也。若传于本者，可利小便，本为膀胱有热，小便赤涩，何禁也。太阳中风，风伤卫，卫气虚，而脉浮身热，自汗恶风，宜桂枝汤补之，表虚故也。桂枝辛热，生姜辛温，甘草甘平，大枣甘温，芍药酸苦微寒而收，实其卫气而止汗，辛甘发散风邪，为阳矣。

桂枝汤

桂枝　芍药　生姜各三两　甘草二两　大枣十二枚，擘

如剉如麻豆大，每服五钱，水二盏，煎至八分，去滓，温服。

太阳中风，阳浮者，寸浮也，阴弱者，尺弱也。表虚自汗，鼻鸣者，肺通于鼻，鼻和则闻香臭矣，肺气受邪而不通，肺主卫，风伤卫，故鼻鸣干呕，汗出恶寒。太阳标病，当补其卫，汗不得外泄，故使荣气内守，宜桂枝汤。

太阳脉浮而弱，不及平脉，头痛项强，发热，汗出，恶风者，太阳标病，故宜桂枝汤。

太阳标病，脉浮而长，项背强者，太阳也。几几发热不恶寒者，阳明标病与太阳相并，均宜桂枝加葛根汤。

桂枝加葛根汤

桂枝　芍药　甘草各六钱三分　葛根一两二钱　生姜一两　大枣四枚

上剉如麻豆大，每服五钱，煎服。

太阳标中风，身热，头痛，项强，恶风，反下后，脉浮而弱，自汗而喘。肺主于气，上逆而喘，因下动胃气，加厚朴，属阳明。上气而逆，属肺，加杏仁。**故宜桂枝加厚朴杏子汤。**

桂枝　芍药　生姜各一两　甘草六钱　大枣四枚　厚朴　杏子各加五钱

上剉如麻豆大，每服五钱，水二盏煎服。

太阳标、本病，头痛，项强，恶风，身寒，自汗，脉浮，而微发汗，遂漏不止，小便难而清，四肢急难以屈伸者，太阳标与少阴本相并，故宜**桂枝加附子汤。**

桂枝　生姜各一两半　大枣三枚　芍药　甘草各一两　附子半枚，炮

上剉如麻豆大，水煎服。

太阳标、本病，头痛恶寒，下之后胸满。脉促，太阳标、太阴本相并，桂枝加芍药汤。脉微而迟，太阳与少阴相并，故加附子。

桂枝加芍药汤

桂枝　生姜各一两半　芍药三两半　大枣六枚　痛甚者加大黄大实痛，里传表

上㕮咀，每服五钱，水煎服。

桂枝去芍药加附子汤

桂枝　甘草　生姜各一两半　大枣六枚　附子去皮脐，米泔浸

上㕮咀，每服五钱，水煎服。

太阳标病，脉浮而大，头痛，项强，八九日如疟状，热多寒少。不呕者，无少阳。清便自调者，里和也。寒热荣卫俱病，**故宜桂枝麻黄各半汤。**

桂枝八钱一字　芍药　生姜　甘草各半两　大枣二枚　麻黄半两，去节

上㕮咀，每服五钱，水煎服。

太阳标病，头痛项强，身热恶寒，脉浮而洪，过于平脉，而自汗不止，卫气不与荣气谐和，刺风池、风府。整太阳之纲，却与桂枝，汗又不止，形似疟，一日再发，非桂枝证也，脉洪大者，故独桂枝不愈，可与桂枝二麻黄一汤和其荣卫。

桂枝二麻黄一汤

桂枝八钱半　芍药五钱半　麻黄三钱，去节　大枣二枚　生姜五钱半　杏仁八枚，浸，去皮尖

上剉如麻豆大，每服五钱，水煎服。

太阳病，头痛，项强，热多寒少，脉微而弱，阴脉也。热多寒少，有阳明。太阳与阳明标，并宜**桂枝二越婢一汤**。

桂枝　芍药　甘草　麻黄各三钱三字　生姜五钱半　石膏半两　大枣二枚

上㕮咀，每服五钱，水煎服。

桂枝证，或下之，头项强痛，发热，无汗，心下满疼，小便不利，热不除，**宜桂枝去桂加茯苓白术汤**。

芍药—两半　大枣六枚　甘草　生姜　茯苓　白术各一两

上㕮咀，每服五钱，水煎服。小便利，止后服。

太阳标病，身热，头痛，项强，寸浮尺弱。寸浮，汗自出，尺弱，热自发。阴虚则发热，阳浮则恶寒，翕翕发热为肌热，鼻鸣干呕者，里和表有病，桂枝汤主之。

太阳病，如疟，头痛，项强，发热恶寒，热多寒少，一日三二度发。脉浮微缓者，欲愈也。脉微而恶寒者，此阴阳俱虚，不可发汗、更下、更吐也。如汗下后，面反有赤色者，未解也，不能得小汗出，非独桂枝证也。身痒者，荣卫不行，可用桂枝麻黄各半汤。

太阳经病，外证未解，脉浮弱者，浮者为阳，弱者为阴，法当自汗，故宜桂枝汤。

太阳病禁下，下之后身热、恶风、脉浮者，表未解。脉浮而微者，阴也，法微喘而为伤肺，下之伤胃，故宜桂枝厚朴杏子汤。

太阳病，身热，恶寒，恶风，脉浮者，表未解，下之逆也，解表宜桂枝汤。

太阳病，身热，恶寒，恶风，脉浮而弱，自汗出而不止，荣卫不和也，宜桂枝汤。

太阳病，脉浮而弱，身热，小便清，知不在里。太阳本不病，邪在标，宜桂枝汤。

太阳病，头痛项强，身热，发汗则解。半日复烦者，脉浮数，未解也，可更发汗，宜桂枝汤。

太阳病，身热头痛，脉浮而紧，无汗。医发汗过多，其人叉[1]手自冒心，心悸

---

[1]　叉：原作"又"，据《伤寒论》条文"发汗过多，其人叉手自冒心，心下悸，欲得按者，桂枝甘草汤主之"改为"叉"。

欲得按者，因发汗多，虚故也，宜桂枝加甘草汤，甘以缓之也。

桂枝甘草汤

桂枝　甘草各一两

上㕮咀，每服五钱，水煎服。

太阳病，脉浮而紧，身热，头痛，项背强，当发其汗。医妄下之，清谷不止，身疼痛，其脉紧而微，当救里，宜四逆汤。后[①]身不疼痛，清便自调，急当救表，宜桂枝汤。

太阳病，脉浮而弱，身热恶风，头痛，项强，自汗不止，荣弱卫强。荣弱者，汗自出，血不能守而泄于外，卫不能护，是知荣卫不和也。欲救邪风，宜桂枝汤。

太阳经病，头痛，项强，身热不罢者，不可下，是禁也，下之为逆。医以小发其汗，邪气不越，则面色正赤，阳气怫郁而不得越也，盖当汗而不汗也。故其人躁烦者，邪气不能散也。行于经中，乍在四肢，乍在腹中，按之不能得，经一两次汗解，邪气不除则致病。人短气但坐者，虚也，故汗出不彻，脉浮而涩故知之，更发汗则愈。

太阳中风，脉浮而缓，今反浮而涩者，因小发汗。脉涩而紧者，身必疼痛，当大发汗。如尺中弱者，不可发汗。尺者，阴也，弱者，阴虚也。阴主血，虚则尺虚，不能作汗，故知禁也。病常自汗出，荣气和也，不解者，卫气不与荣气和也。脉居荣卫之中，荣卫和则脉平，荣卫不和则脉病。当和荣卫，使脉得平，宜桂枝汤。

太阳病，苦头痛者，必衄，乃邪无从出也，宜桂枝汤。

太阳标病，头痛，身热，项背强，脉浮而大，法当汗解。脉浮大而热甚，医又薰之，令其汗出，病人反烦躁而不解，后必清血便血，或衄血，皆火邪所致也，是谓实实虚虚，禁之一也。其脉数者，医又灸之，火邪随经而为烦逆，助阳损阴，乘虚而助，实流散脉中，焦骨伤筋。焦骨为骨蒸，伤筋为筋缓，从腰下重者，传阴分也，名曰火逆，禁之二也。

凡病欲解，必先烦躁，汗欲出也。医又烧针令汗，荣卫不和，加烧针则寒邪，核起而赤，不散盛火之气，发奔豚，从少腹上冲心痛，皆烧针之过也，所禁者三也。太阳标病，薰、针、灸三禁而发变者，**宜桂枝加桂汤**。

桂枝二两半　芍药　生姜各一半　甘草一两　大枣六枚

上㕮咀，每服五钱，水煎。

太阳病，外未除，数下之，头痛，身热，恶风，脉浮而弱，医反数下之，此

---

① 后：原为"候"，据《伤寒论》条文"伤寒，医下之，续得下利清谷不止，身疼痛者，急当救里。后身疼痛，清便自调者，急当救表。救里，宜四逆汤；救表，宜桂枝汤"改为"后"。

其禁也。表证不除，胁热而利。邪气从虚而入，其脉尚浮，宜桂枝加人参汤。人参甘温，以甘缓之，桂辛热，以辛散之，甘缓其中，辛散其表，故宜**桂枝加人参汤**。

桂枝一两六钱　甘草一两三钱　白术　人参　干姜各一两

上㕮咀，每服五钱，水煎。

太阳病，头痛，身热，恶寒，脉浮，医反下之，后又发其汗，不当下而下，心下痞而恶寒。脉浮不可攻痞，攻之为逆。解表宜桂枝汤，表解后攻其痞，宜大黄黄连泻心汤。

太阳伤寒，头痛，身热，恶寒恶风，身疼烦，不能转侧者，太阳表中风、寒、湿之气。风则身热，头痛自汗。湿则肢节烦疼，体重故也。寒则浮而涩，涩而阴盛而患寒，宜桂枝加附子汤。

太阳标病，身热，恶寒风，脉浮而缓，大便硬，属阳明。小便不利，太阳本也。欲下之，其脉浮而缓，有太阳表证，宜减其辛而加其甘，甘缓其中，不发不攻也，故桂枝去桂加白术汤。

太阳病，身热恶风，项背强而脉浮，反下之，腹满痛而利，属太阴，宜桂枝加芍药汤。

如胃中满痛而实，不自利，脉浮者，当以寒治热，以苦能泄，宜**桂枝加大黄汤**。

桂枝三钱　芍药一两半　甘草　大黄各半两

上㕮咀，每服五钱，水二盏，枣一枚，生姜四片，同煎。

太阳标病，腹满，咽干，脉浮者，有太阳也。当从脉浮治，宜桂枝汤。不自利者，勿加芍药。

麻黄汤十证方五道

麻黄汤　麻黄杏仁甘草石膏汤　麻黄附子细辛汤　麻黄附子甘草汤　麻黄升麻汤

太阳，尺寸脉俱浮，脉从标本。桂枝主卫而在表，故风则伤卫。卫者，气也，气从于表，太阳行身之后，故先用桂枝。寒则伤荣，荣者，血也，血为有形之说，血近于经。经有始终，荣卫营周不息，岂有止也。寒邪伤荣，脉浮而紧，身热恶寒，头项痛而无汗，故终始者为经。以身热者为表，以浮者为标，故太阳病先桂枝，次麻黄。麻黄为泻表之实。

麻黄汤

麻黄二两半　桂枝一两　甘草半两　杏仁五十个，去皮尖上剉如麻豆大，每服五钱，水煎服，取微汗。

太阳标病，身热，头痛，项背强，身疼恶风，是寒则伤荣。脉浮而紧，表实无汗而喘者，宜麻黄汤。

太阳标病，头痛，身热，合阳明标，发热不恶风而反恶热。脉浮而长，喘而胸满，不可下，当从脉浮而治，以麻黄汤解表，从太阳也。

太阳病，头痛，项背强，十余日不解，脉浮而细，胸中满，胁痛者，太阳、少阳并病，与小柴胡汤。如脉浮而不细，反紧者，宜麻黄汤。

太阳标病，身热恶寒，脉浮而紧，无汗，身疼痛，表实，荣气不得泄，烦燥必衄，宜麻黄汤。当汗不汗则衄也。

太阳标病，脉浮紧而头痛，已发其汗，虽漏不止，不可行桂枝。自汗而喘，邪在上焦，而无大热者，未传入里也，宜麻黄杏子甘草石膏汤。石膏之气清，治太阳头痛，甘缓其中，杏仁治上焦之喘，非麻黄发汗之治也。

麻黄杏子甘草石膏汤

麻黄二两　杏仁二十五个，去皮尖　石膏四两　甘草一两

上㕮咀，每服五钱，水煎。

太阳标病，头痛，恶寒，脉浮而紧，无汗，身疼痛，八九日不解者，未经发汗，微发其汗，小除其烦。目瞑剧者，邪气循经上攻。头者，诸阳之会，必作衄也，阳气重故耳，宜麻黄汤。

少阴本病，脉沉而迟，身热，头疼，背强，自太阳所变也，当从少阴治，寒淫于内，治以辛热，**宜麻黄附子细辛汤**。

麻黄　细辛各二两　附子一枚，炮去皮脐

上㕮咀，每服五钱，水煎。

少阴标本病，身凉，脉沉，头痛，无汗，宜微发其汗。

麻黄附子甘草汤

麻黄　甘草各二两　附子一枚，炮去皮脐

上㕮咀，每服五钱，水煎服，相次三两服，微汗为止。

厥阴标病，伤寒阴结，不大便六七日，大下之，结去，脉当浮则愈，反寸脉沉而迟，手足厥冷。寸脉沉而迟者，少阴本脉，故主咽喉不利，唾脓血。四肢厥者，为厥阴。利不止，为太阴，为难治。温之则咽中痛，不可温也，宜**麻黄升麻汤**。

麻黄二两半　升麻　当归各一两一分　知母三分　麦门冬一分，去心　黄芩三分　干姜　芍药　桔梗　石膏　茯苓　甘草　白术各一分

上㕮咀，每服五钱，水煎，相次一服，汗出止。

葛根汤四证方三道

葛根汤　葛根加半夏汤　葛根黄芩黄连汤

太阳伤寒中风，经与经合，尺寸俱长。阳明受病，当二三日发，以其脉夹鼻络于目，故身热，目疼，鼻干不得卧。阳明经始于鼻，交额中，从头下至足，行身之前，为表之里。其阳明经标热本实，标阳则热，本于胃，胃者水谷之海，故本实，其从标则浮而长，从本则沉而实。阳明为肌肉之本，标病身热蒸蒸而不恶寒，本实胃中燥，鼻干目疼，几几而热。阳明禁发汗，在本者不禁下，发之则变黄证。太阳主表，荣卫是也，荣卫之下肌肉属阳明，二阳并病，葛根汤主之。卫者桂枝，荣者麻黄，荣卫之中，麻黄桂枝各半汤。荣卫之下，肌肉之分者，葛根汤，又名解肌汤。

葛根汤

葛根一两　麻黄三分　桂枝　甘草　芍药各半两　生姜三分　大枣三枚

上㕮咀，每服五钱，水煎，覆取微汗。

太阳经病，项背强，头痛，太阳从上至足，几几而无汗，肌热者，属阳明。恶风，在表也。脉浮而过于平脉，宜葛根汤。

太阳经病，头痛，项背强，兀兀而热，不恶风，目疼，鼻干而利者，传阳明也。脉浮大而长，传胃则呕，宜葛根汤。

太阳经与阳明合病，头痛，项强，身热不恶风，脉浮弦，不下利，阳明本实，但呕者，少阳也，宜**葛根加半夏汤**。

葛根四两　麻黄三分　甘草　芍药　桂枝各半两　大枣三枚　半夏六钱一字

上㕮咀，每服五钱，水煎，日三。

太阳经与阳明标为病，头痛，项强，身热，鼻干，脉浮大而长，当葛根汤解肌，从阳明之治也。若无阳明脉证，独有太阳，脉浮，自汗，恶风，桂枝汤主之。反下之，里虚，利不止，脉浮大而长者，葛根加黄芩黄连汤。黄连苦而坚内，能止下利。黄芩苦寒，主表热里实，是以加之。

葛根加黄芩黄连汤

葛根二两　黄芩三分　甘草半两，炙　黄连三两

上㕮咀，每服五钱，水煎。

青龙汤五证方二道

大青龙汤　小青龙汤

伤寒六经，以太阳为始，故背为外，腹为内，背主表，腹主里，太阳行身之

后，为诸阳之表。风寒中人，先伤于表，故外而之内。邪中卫者桂枝，中荣者麻黄，在肌者葛根，在筋者青龙，去葛根，而加石膏，便为大青龙，无水者不用，因水而用之也。

大青龙汤

麻黄三两　桂枝一两　杏仁二十个　大枣五枚　生姜半两　甘草一两　石膏如半个鸡子大

上㕮咀，每服五钱，水煎。

太阳经中风，头痛项强，脉浮而紧，发热。中风脉当得缓，自汗出，今反浮紧，无汗而烦躁，可解表，宜大青龙汤。

太阳经伤寒，头痛，项强，身不疼但重，乍有轻时，中风即脉缓，宜大青龙汤。

太阳经病，身热，头痛，恶风，脉浮而滑，表不解，心下有水气而呕哕者，小青龙主之。心下有水气，加细辛、干姜，辛而散水，五味子酸收而止渴，故宜**小青龙汤**。

麻黄　芍药　细辛各三分　半夏三钱，汤洗，姜制　干姜三分，炮　甘草三分，炙　桂枝一分　五味子半两

上㕮咀，每服五钱，水煎。

太阳经病，头痛，身热，恶风，因饮水而咳者，邪在于表，因饮水而不消，形寒饮冷则伤肺，故微喘，脉浮而紧，宜小青龙汤。

太阳经病，头痛，项强，腰脊强，脉浮而紧，是伤寒也。法当解表，反饮冷水，内无邪热，不能胜水，故停心下，干呕而咳，或渴或噎。水停心下，或利。水气逆上，或小便不利，膀胱受湿，或喘伤肺，宜小青龙汤。

柴胡二十证方五道

小柴胡汤　大柴胡汤　柴胡加芒硝汤　小建中汤　柴胡桂枝干姜汤

尺寸脉弦者，少阳经受病也，当三四日发。以其脉循胁，络于耳，故胸胁痛而耳聋。少阳经始于目锐眦，终于窍阴，从头下至足，交膻中，故胸中痛，络耳则耳聋，循胁则胁痛。风热交于目锐眦，尺寸俱弦，从胆经，属木，脉从其本也。足少阳本阴，行身之侧，从标，阳水之子，故发热，从本，阴木之母，故恶寒。前有阳明，后有太阳，木居于中，故往来寒热，治必阳。有三禁，不可汗，不可下，不可利小便。表解者，有高下，有浅深，皆各不同。自桂枝至青龙，表解尽也。已下有太阳，柴胡证与少阳标与经相并所致也。三阳自少阳而传阴，阴惧邪而呕，传阳则寒热交争。少阳者为病，内不得入，外不得出，半阴半阳，非专辛、

甘、酸、苦之药。柴胡、黄芩味苦寒而从阴。半夏、生姜味辛热而从阳。人参、甘草、大枣味甘和而从中。厥阴风木从乎中也，主春分之气也。其次有大柴胡，从阴者三分之二，从阳者一，与承气相近，为表之里药也。生姜、半夏、大枣之辛甘发散，为阳。里者，大黄、枳实、芍药、黄芩、柴胡，酸苦涌泄为阴。多阴而少阳也，故名大柴胡汤。阴阳各半，故名小柴胡汤。

小柴胡汤

柴胡二两　黄芩七钱半三分　人参七钱半三分　半夏七钱四分　大枣三枚　甘草六钱二分　生姜五钱

上㕮咀，每服五钱，水煎。

太阳经病，头痛，项强，脉浮而紧者，表病也。今反浮细者，外已解也。浮而细者，表已和也。设胸满者，少阳经病，宜小柴胡汤。脉浮，宜麻黄汤。

太阳经病五六日，头痛，项强，腰痛，脉弦而浮，往来寒热，胸满者，少阳也。喜呕者，欲传于里也，宜小柴胡汤。

血弱气尽，腠理开，邪气因入与气分争，往来寒热，休作有时，宜小柴胡汤主之。

太阳经病，头痛，腰脊强，身热，过经者，六经传变，至十余日，先汗而表解，后下之，后柴胡证仍在，大便结而烦，脉数者，宜**大柴胡汤**。

柴胡四两　黄芩　芍药各一两半　半夏一两半，汤洗　枳实半两，麸炒　大黄半两

上㕮咀，每服五钱，生姜四片，枣一枚，同煎，以利为度。

太阳经病，头痛，项强，身热恶寒，脉浮而紧，已发其汗而小瘥，过经十三日不解，胸胁满而呕者，少阳经病也。日晡发潮热者，阳明经病也，必大便硬，宜**柴胡加芒硝汤**。

柴胡二两　黄芩三分　人参　甘草各二分　半夏六分　大枣三枚　生姜　芒硝各半两

上㕮咀，每服五钱，水煎，去滓入硝，再煎三二沸，温服。

太阳伤寒，头痛，项强，五六日中风，不解，往来寒热，非桂枝证，而少阳经病，胸胁苦满，嘿嘿不欲食者，传里也。

心烦喜呕者，胃虚也。或胸中烦者，邪在上焦也。不呕者，胃实也。或渴者，里热也。或腹中痛者，里实也。或心下痞硬者，少阳结也；或心下悸动者，里热也；或不渴者，里和也；或微热咳者，气逆也。宜小柴胡汤加减用之。

太阳经病六七日，脉迟，阴也。浮弱者，阳虚也，虚则恶风寒。手足温者，表病也。医二三下之，里虚不能实而胁满痛，少阳也。面目及身黄者，湿热也。项强者，太阳经病也，小便难也，卫气不行也。与小柴胡汤，后必下重。少阴本受湿也，本渴饮水而呕者，胃虚也，柴胡不中与也。脉迟而不弦者，宜**小建中汤**。

桂枝一两半　芍药三两　甘草一两　胶饴半升　大枣六枚　生姜一两

上咬咀，每服五钱，水煎，去滓，内胶饴，再煎，日三夜二。尺脉尚迟，再作一剂，加黄芪末一分。

太阳经病伤寒，阳脉涩，涩者阴也。阴脉弦，弦者阴也。尺寸俱见阴脉也。病当腹中痛，先与小建中汤止，里表不和者，与小柴胡汤和之。

太阳伤寒，头痛，项强，胸胁满，痛而呕者，足太阳经与少阳经俱病，脉当浮弦。日晡潮热者，阳明本也，当大柴胡汤下之。不得利反自利者，知医用丸药下之也。伤寒之禁，故言非其治也。潮热者胃实也，先宜柴胡解太阳、少阳经病，表解则柴胡加芒硝，攻阳明之本可也。

太阳经病十余日，表传于里，脉须浮，热结于内，胃中实痛，小便赤涩，往来寒热，宜大柴胡汤。

太阳经，伤寒五六日，头痛，项背强，脉浮，汗出而解。复下之，里未实，下后胸满，气痞于上。小便清而不利，气结于下，反渴，阴阳不和也。头汗出者，阳动于上。往来寒热，表里不和，宜**柴胡桂枝干姜汤**。

柴胡　栝蒌根各二两　黄芩二分　干姜　甘草各半两　桂枝一两　牡蛎半两，熬

上咬咀，每服五钱，水煎。

太阳经病五六日，头汗出者，阳动于上，微恶寒者，太阳本也。手足逆冷者，传于内也。心下满，大便难，不欲食，脉细者，阳气结也，非少阴也，宜小柴胡汤。三阴无头汗，故非也。

太阳经伤寒，汗出不解，心下痞，呕吐下利者，宜大柴胡汤。

阳明经病，潮热，鼻干，目疼，脉弦而长，大便溏，阳明本虚也。胸满不去者，少阳经病也，故宜小柴胡汤。

阳明经中风，故身热、鼻干而嗜卧，不得汗，阳明也。短气，腹满，胁下及心痛，少阳也。脉弦者，少阳也。浮者，阳明中风也。一身及目黄者，阳明属土，故色黄结于目也。小便难者，湿热在内也。有潮热，时时发哕，里实也。耳前后肿者，湿热在下也。十日已去，脉续浮者，传表也。当随证加减而治，脉浮而弦者，宜小柴胡汤。

承气汤二十七证方三道

大承气汤　小承气汤　调胃承气汤

凡治伤寒，须明标本，经络始终，阴阳脉变，滑涩浮沉，发表攻里，标本逆从。邪气所感而有浅深，皮肤腠理，肌肉筋骨，高下不同，泻痞攻实，治皆各异。浅者桂枝，次者麻黄，次附子、细辛，此浅深之次也。表之里者，小柴胡。其次，

表微里甚者，大柴胡汤。独里无表者，承气汤也。故发表有浅深，攻里有微甚。承气攻里，立法有三。

大承气者，厚朴苦湿，去痞。枳实苦寒，泄满。芒硝味咸，而能软坚。大黄味苦寒，能泄实。痞、满、燥、实四证全则可用，故曰大承气汤。

小承气者，大黄味苦寒，泄实。厚朴味苦温，去痞。痞实两全，可用也，故曰小承气汤。

调胃承气者，大黄苦寒，泄实。芒硝咸寒，而能软坚润燥，甘草和平，和其中。燥实坚，三证全者可用，故曰调胃承气汤。此故里不同也。

大承气汤

厚朴一两　芒硝半两　大黄半两，酒浸　枳实半两

上㕮咀，每服五钱，水二盏，先煮厚朴、枳实至一盏，后入大黄，取六分，去滓，入硝煎一二沸，于温服，以利为度，未利再服。

小承气汤　又名三物厚朴汤，治腹胀脉数，又治消在中为顺气散。

大黄一两　厚朴半两

上㕮咀，煎服同前。若微满者，加用枳实。

调胃承气汤　加当归为涤毒散，治时气疮瘀，五发，疮疡，喉闭，雷头。

甘草半两　芒硝九分　大黄一两，酒浸

上㕮咀，煎服同前　加牛蒡子，寒水石为末，蜜水调，治疫气大头病。

太阳经病，伤寒头痛，项背强，发热自汗，小便数者，传阳明也。微烦恶寒，脚挛急，脉浮弱者，与桂枝汤。得之便厥，咽干烦躁吐逆者，外热而里寒也，作甘草干姜汤与之。汗止，荣卫内守，更作甘草芍药汤与之，其脚即伸。若胃中气不和，与调胃承气汤。

太阳经病，头痛项强，麻黄证已，后十三日不解，再传经，谵语，脉沉疾，宜调胃承气汤。

太阳经病，头痛项强，身热脉浮，汗出少，与桂枝，表过十余日，心[①]下温温欲吐者，胃气不和也。胸中满，少阳经病也。大便反溏者，胃中有湿也。腹微满者，气痞也。郁郁微烦者，里热也。因自吐下而得，胃中不和，宜调胃承气汤。

太阳病解，脉阴阳俱停，阴脉微者，下之解，宜调胃承气汤。

太阳经病，头痛身热，脉浮，医以吐下过极，又发其汗，微烦，小便数者，邪气传胃也。大便因硬，胃实也。脉沉而疾，沉为在里，故调胃承气汤利之愈。

阳明本病，胃中实痛，小便赤涩，不更吐下，心中烦热者，可与调胃承气汤。

---

① 心：原无，据《伤寒论》条文"太阳病，过经十余日，心下温温欲吐，而胸中痛，大便反溏，腹微满，郁郁微烦。先此时自极吐下者，与调胃承气汤；若不尔者，不可与。但欲呕，胸中痛，微溏者，此非柴胡汤证，以呕故知极吐下也，调胃承气汤"补充。

阳明病，身热多热，内亡津液，胃中燥，大便不通，谵语，脉沉疾，其病心下痞而实痛，故宜小承气汤。

阳明经病，鼻干，身热，脉长而大，因自汗出，其脉反沉滑而疾，胃中实痛，心下痞，谵语者，宜小承气汤。

阳明经病，身热，目疼，鼻干，不得卧，汗多，微热，恶寒，脉长而大者，表未解也。当用葛根汤解表，其热不潮者，里未实也，未可与承气汤。若腹大满不通，痞实，脉沉疾者，可与小承气汤微和胃气，少与，使不大泄。如见痞满燥实者，宜大承气汤。

阳明病，身热鼻干，脉长而大，其人汗多者，津液外出，胃中干燥，传于本病。大便硬而谵语者，里实也，心下痞者，气不散也，脉沉而疾者，热在里也，宜小承气汤。

阳明经病，身热，蒸蒸汗出，经传于本也。胃中燥实，谵语，潮热，脉滑而疾，心下痞者，宜小承气汤。因与承气汤一升，腹中转气者，实欲散也。更与一升却不转者，再勿与之，气散故也。明日又不大便，脉又涩者，阴脉也，为难治。

太阳传阳明，以大柴胡下之，烦躁，心下硬不除，五六日与承气汤一升，欲泄其实。又不大便，小便少者，得太阳本也。虽不能食，后自利也，但初头硬者，下躁也，后攻之必溏者，实散也。如小便利，大便秘硬，乃可攻之。

阳明经病，身热，鼻干，脉当尺寸俱长，今反脉迟者，汗自出，不恶寒，无太阳也。身重，短气者，传本也。腹满，潮热，大便难者，胃实也，大承气汤主之。

若腹满不通者，痞实也，小承气汤主之。

阳明经伤寒，鼻干，身热，脉长，若吐下不解，内亡津液，至十余日，如见鬼状，大实也。微喘，直视，痞满也，脉反沉疾者，在里也，宜大承气汤。

阳明本病，谵语潮热者，胃中实热也。不能食者，里燥也，宜大承气汤。

二阳并病，太阳证罢，无表，阳明潮热，汗出，大便难，谵语者，宜大承气汤。

阳明经病，得之烦热不得卧，自汗出者，欲解也。复发如疟状，日晡潮热，脉实者，阳明本胃实也，宜大承气汤。

阳明经病，身热，鼻干而烦，发热，自汗出多者，传本也，必胃中燥，急下之，宜大承气汤。

汗出不解，腹①满发热者，故知发汗不解也，腹满痛者，里实也，急下之，宜

---

① 腹：原为"复"，据后文及《伤寒论》条文"发汗不解，腹满痛者，急下之，宜大承气汤"改为"腹"。

大承气汤。下后腹满减者不足，再下也。腹满不减，宜大承气汤。

阳明少阳合病，必下利，脉滑而数者，有宿食也，当下之，宜大承气汤。

阳明经病，身热而烦，脉迟不相应也，故虽汗出不恶寒，非表证也。身重，短气，腹满者，传里也。喘而潮热者，外解，可攻里也。手足濈濈然汗出者，里实也。大便硬者，有燥也，宜大承气汤。

阳明经病，身热而烦，自下血，谵语者，邪热入于血室，当以小柴胡汤和之。但头汗出者，阳明实也，刺期门，泻客热。濈然汗出者，表欲解也。表邪已解，脉反沉数者，病在里也，故谵语。有燥屎在胃中，此风燥也。下之者勿令太早须过经，早下则变生他病，语言必乱，神不守也。表虚里实，下之则愈，宜大承气汤。

少阴经病，口燥，舌干而渴者，胃中实。热而有痛，脉沉而疾者，宜大承气汤。

少阴经病，口干燥而渴，自利清水，心下痛，胃实也，脉沉而疾，宜大承气汤。

少阴经病，贯肾络于肺，系舌本，故口干燥而渴饮水。大便难者，胃实也。脉沉而疾者，宜大承气汤。

陷胸汤十二证 方三道。三阳下后传本实

三阳之标与经并，而为表虚本实，传变分部以为别。头痛而背强，身之后；鼻干胸满，身之前；胁痛而耳聋，身之侧；此经之病也。各有头痛者，经之始也；手足沉困者，经之终也；发热恶寒者，经之表也；此邪中三阳之为病也。三阳之表，脉俱浮大，当以汗解，浅深有次，其里未实，医反攻之，此为逆也。故脉浮，下之，此为大逆，邪气在标，反攻其本，本虚则邪气从虚入而动于膈，而作结胸。心下硬满痛，或如柔痓状，或心中懊憹，或舌燥而渴，或头痛，汗出齐颈而还，或水结于心下，此皆结胸之病也。

太阳标与本经所传者，大陷胸汤；标与阳明经所传者，大陷胸丸；标与少阳经所传，小陷胸汤；故三阳下之为结胸也。大黄苦寒，泄实而去热；芒硝咸寒，软坚而润燥；甘遂苦寒，破结热而去水，此逆之甚也，其变证多。大黄、芒硝加葶苈，苦寒破结热而走水泄气；杏仁味辛温而治上，此逆之微也，其变少。黄连苦而坚，瓜蒌实苦寒而散结，半夏辛温而治上，逆之小也。凡此三药，加减不同，故传有异也。

大陷胸汤

大黄二两半　芒硝一两八钱半　甘遂一字，细末

上以水二盏，先煮大黄至八分，去滓，下硝一二沸，下甘遂末，温服。

大陷胸丸

大黄二两　芒硝九分　葶苈三分　杏仁一合，去皮尖

上捣罗二味，内芒硝、杏仁，合研如肪①，如弹丸大一枚，抄甘遂末一字，白蜜少许，水二盏半，煮取一盏服，一宿乃下，如不下再服。

小陷胸汤

半夏六钱　黄连一分　瓜蒌实一个四分之一

上到如麻豆大，以水二盏，先煮瓜蒌至一盏半，下诸药，取八分，去滓，温服。未知，再服，微解黄涎便，安也。

太阳经病，项背强，如柔痉状，自汗，直视，脉寸沉关浮，尺弱寸沉，无表。关浮结胸，尺弱阴虚，下之，宜大陷胸丸。

太阳经病，头痛，项强，反下之，心中懊恼，邪动于膈，故阳气内陷，心下结硬，手不可近者，宜大陷胸汤。

伤寒六七日，结胸热实，脉沉紧，心下痛，大陷胸汤。

太阳经病，头痛，项强，而发其汗，里未实，反下之，后五六日不大便，热结于胸中。舌燥而渴，潮热而烦，从心下至小腹满痛，不可近者，里实痛也，大陷胸汤。

太阳经病，头痛，项强，胁痛，与少阳经并，反下之而为小结胸病。在心下结热而痛，按之痛，脉浮滑者，皆阳也，不可下，宜小陷胸汤。

太阳经病，头痛，身热，脉浮而数，浮则为风，风则伤卫，数则为热，热则伤气，动则为痛，动于阳则皆背痛，动于阴则腹痛；数则为虚而为阴虚，故头痛；微盗汗出者，风伤卫也，故表未解；医反下之，动数变迟，邪热乘入结于胸，故膈内拒痛也。胃中空虚，下之早故也。短气烦燥，热结于内也。心中懊恼者，烦而不安也。阳气内陷，心中结痛而硬，手不可近，宜大陷胸汤。

太阳经病，下之太早而为结胸。头汗出，余处无汗者，阳往上奔也；齐颈而还者，热结于上也；小便不利者，太阳本病也；故身必发黄，宜大陷胸汤。

太阳病伤寒，头痛，身热解不彻，医为六日而下之，传为结胸，邪热拒膈而痛，脉沉而紧。当心下痛，按之石硬者，结之甚也，宜大陷胸汤。

但微汗出者，无大热者，此为水结，在胸胁间闷痛，宜大陷胸汤。

太阳经病，表未解，反下之，饮冷水，结于胸中，非阳也，为寒实结胸，故无热证，宜三物小陷胸汤。

---

①　肪：厚的脂膏，特指动物腰部肥厚的油。此处言大陷胸丸四味药研成脂膏状。

泻心汤九证方五道。又十枣汤一方

大黄黄连泻心汤　附子泻心汤　半夏泻心汤　甘草泻心汤　生姜泻心汤 [1]

凡三阴三阳之标本，治各不同。而发于阳者，下之为结胸，谓大、浮、数、动、滑。发于阴者，下之为痞气，谓沉、涩、弱、弦、微。脉同三阴，下之为痞病，皆不同。有用寒药而为热痞，黄连、大黄之类也。有用寒、热药者，阴与阳不和而痞，大黄、黄连加附子之类。有用辛热药多而寒药少者，阴盛阳虚而痞，半夏泻心汤、甘草泻心汤、生姜泻心汤之类。泻心汤者，非泻心火之热，泻心下之痞也。通而论之，其药阳多阴少，盖病发于阴而得之，有大黄黄连泻心汤。独为阴，心下痞而脉疾一证，桂枝后用，从太阳浮弱所变。余者皆阴阳杂用。

大黄黄连泻心汤

大黄　黄连各二两　甘草一两

上剉如麻豆大，沸汤二盏，热渍之一时久，绞出滓，暖动，分二服。

附子泻心汤

大黄　黄连　黄芩各一两　附子一枚，炮去皮脐，煮汁用

上剉如麻豆大，沸汤二大盏，热渍之一时，久绞去滓，内附子汁，分温再服。

半夏泻心汤

半夏二两二钱　黄连半两　黄芩　人参　甘草各一两　大枣六枚　干姜一两半，炮

上剉如麻豆大，每服五钱，水二盏，煮至八分，去滓温服。

甘草泻心汤

甘草二两，炙　黄芩　干姜各一两半，炮　半夏一两一分　大枣六枚　黄连　人参各半两

上剉如麻豆大，每服五钱，水煎。

生姜泻心汤

生姜一两　黄芩炙，一两半　人参一两半　干姜半两，炮　半夏一两　黄连半两　大枣六枚

上剉如麻豆大，每服五钱，水煎。

太阳经病，头痛，恶寒，六七日呕而发热，皆经病也，宜柴胡汤，服药蒸蒸而发热。汗出不解者，表解心下有痛者，为结胸，热结于内也。如满而不痛为痞

---

[1]　大黄黄连泻心汤……生姜泻心汤：此五方27字，原无，据后文增加。

气，发于阴而得，宜半夏泻心汤。柴胡后变心下痞，按之软者，脉疾者，宜大黄黄连泻心汤下。痞而恶寒，汗出脉沉者，附子泻心汤，发于阴阳而得。心下痞，泻心汤不解者，气不降也，与五苓散。非太阴不用泻心汤，太阴主痞满也。

伤寒汗后胃中不和，心下痞，不发热而身凉，宜生姜泻心汤。

太阳中风，反下之，心下痞，医反覆下之，痞益甚，脉浮而微痞者，气疾也，宜甘草泻心汤。

太阳经病，头痛，恶寒，此太阳伤寒。反下之，后复发其汗，不解，心下痞而恶寒，脉浮者，不可攻痞，表未解也。当先解表，宜桂枝汤。恶寒、脉浮已，解表和也，可攻痞，宜大黄黄连泻心汤。

太阳经病，头痛，发热，太阳也；呕者，少阳也。脉浮而弦，柴胡证具也。以他药下之，柴胡证仍在，未解也。复与柴胡汤，虽下后，不为逆。

太阳经病，表解，其人絷絷汗出，发作有时，头痛，心下痞硬满，引胁下痛，干呕短气，汗出不恶寒者，宜十枣汤。

芫花炒赤，熬　甘遂　大戟各等分

上各另为末，合和入臼中，再杵二三万下，先以水一升半，煮肥枣十枚，擘破，煮取八合，去滓，内药末。强人一钱匕，羸弱人半钱，单饮枣汤送下，平旦服。若下少，病不除者，更服加半钱，利后米粥日养。合下不下，令人腹满胀通浮肿而死。

太阳病，汗出表解，心下痞硬，干噫食臭者，胃气不和也。胁下有水，腹中雷鸣，寒气之变也。下利者里寒也，宜生姜泻心汤。

太阳中风在表，反下，其人下利日数十行者，脾胃虚也。谷不化，腹中雷鸣者，里寒也。心下痞而干呕烦者，胃中虚，客气上逆，故痞硬也，宜甘草泻心汤。

抵当六证方三道

抵当丸　桃仁承气汤　抵当汤 [①]

夫伤寒变证不同，而各有法。在标者，治之标，无汗之过；在本者，治之本，无下之过；故治有标本，用有逆从。今之医者，邪在于标而治其本，传之为结胸痞气，或为畜血；邪在本而治其标，则鼻衄而发黄，或为温毒，或为瘾疹，故诸变不可胜数也。太阳之本，膀胱是也，有出无入，上传道，行气之腑，气化则能出入。邪在太阳，或小便自利，反利其小便，热随气行，畜血于内，故有桃仁承气汤、抵当丸、抵当汤三药之变；太阳标与阳明变，桃仁承气汤；太阳标与少阳、

---

① 抵当丸桃仁承气汤抵当汤：此三方11字，原无，据后文增加。

阳明变，抵当丸；太阳标本变，抵当汤；阳明标与太阳本变，亦有抵当汤，此血证传变之法也。水蛭味咸苦寒，咸能胜血，苦则入心；虻虫味苦微寒而能破畜血；桃仁味苦甘，能破血；大黄味苦寒，能泄实而去热，故有少阳之轻治。抵当丸，水蛭、虻虫各倍，大黄三倍，桃仁亦多中于方，故有太阳之重治。抵当汤，桂枝、甘草为表药，大黄、芒硝为里药，桃仁散血，故从太阳阳明之实治也。

抵当丸

水蛭　虻虫各五个　桃仁六个　大黄五分

上为细末，只一丸，以水一大盏煮一丸，至七分，顿服，晬时当下血愈，不下更服**桃仁承气汤**。

桃仁十二个　大黄一[①]两　桂枝　甘草　芒硝各半两

上剉如麻豆大，以水二盏，至八分，去滓，下硝煎化温服，未利，移时再服**抵当汤**。

水蛭　虻虫各十个　大黄一两　桃仁十二个

上剉如麻豆大，作一服，以水二盏煎至八分，去滓温服。

太阳经病，头痛，身热不解，小便利而赤者，热在膀胱也。大便状如豚肝者，有血也。其人如狂者，热结膀胱也，宜桃仁承气汤。

太阳经病，头痛，身热，表未解也，反小便赤而利，脉沉数者，邪气下入膀胱，畜血于内。其人发狂者，热在下焦，少腹满痛，下血则愈，宜抵当汤。

太阳经病，头痛，身热，法当汗解，反利小便，热瘀于内则身黄，脉沉。沉为里，少腹硬，小便自利，其人如狂者，下焦有血，血证谛也，宜抵当汤。

伤寒有热，表也，少腹满，当小便不利，结热于内也。今反利者，有血也，宜抵当丸。阳明经病，身热而烦，喜忘者，血气失度，神无所养，故喜忘也。大便黑色者，畜血于内也，抵当汤下之。

阳明病，表已解，发热而脉数者，可下之。假令已下，不大便者，有瘀血，抵当汤。凡辨血证，其法有三：小便自利，一也；大便褐色，二也；狂言见鬼，小便淋者，三也。

栀子汤五证 方二道

栀子豉汤　栀子干姜汤[②]

伤寒发表攻里之后，传变不同，下之早[③]而有结胸痞气。结胸者，邪气结而

---

① 一：原作"乙"，据文义改为"一"。

② 栀子豉汤栀子干姜汤：此二方9字，原无，据后文增加。

③ 早：原作"阜"，疑错字，据上下文义及《伤寒论》条文"病发于阳而反下之，热入因作结胸；病发于阴而反下之，因作痞也。所以成结胸者，以下之太早故也"，故改为"早"。

实。痞气者，邪气痞而虚。虚实之间，邪在心中，与正气相搏，懊恼而烦，不得眠者，宜栀豉汤。大抵不得眠者，从阳明所得，太阳中所有。栀豉汤者，自太阳而传阳明也，谓之曰太阳栀豉汤。阳明有栀豉汤者，本经自传而得之者也。

栀子豉汤

肥栀子四枚　香豉半两

上以水二盏，先煮栀子至一盏，内豉同煮至七分，去滓温服。

太阳经病，头痛，身热，恶风，发汗解表，头痛止而身热不去，大下之，里有热，虚邪传于心中，懊恼不得眠，心中结痛者，栀子豉汤。

太阳伤寒，未当下，反以丸药下之，身热不除，邪气内传心中，烦而不得眠者，**栀子干姜汤**。

栀子四枚　干姜半两

上剉如麻豆大，水一大盏煮至七分，去滓，温服。

阳明经病，鼻干不得眠卧，脉浮而紧，在表也。咽干口苦者，少阳也。腹满则喘，传里也。汗出，恶热，表未解也。若下之，则胃中空虚，邪气乘虚而入，客气动膈，心中懊恼不得眠，宜栀豉汤。

发黄四证方三道

茵陈蒿汤　麻黄连翘赤小豆汤　栀子柏皮汤[①]

伤寒传变，发黄者四：有畜血发黄，自太阳传本也；有结胸发黄，下之早故也；有湿热发黄，太阳经传阳明本也；有寒湿发黄，少阳与太阴也。大抵发黄多从阳明太阴，脾胃属土，故色黄。土胜则克水，使小便不利，湿热内变，故令发黄。阳明者，茵陈蒿汤；兼太阳者，麻黄连翘赤小豆汤；兼少阳，栀子柏皮汤。

茵陈蒿汤

茵陈蒿一两半　大黄五分　栀子十枚

上剉如麻豆大，每服一两，水三盏，先煮茵陈减一半，内二味，煮八分，去滓温服，日三，小便当如皂角汁，则黄出矣。

阳明经病，身热，鼻干，头汗出，阳往上奔，小便赤而不利，湿热发黄，宜茵陈蒿汤。

阳明病，身热不去，七八日身黄如橘色，小便赤涩而不利，宜茵陈蒿汤。

太阳阳明，身热不去，瘀热在里，身必发黄，小便微利，宜麻黄连翘赤小豆汤。

---

① 茵陈蒿汤……栀子柏皮汤：此三方17字，原无，据后文增加。

少阳阳明，身热不去，小便自利而烦者，身必发黄，宜栀子柏皮汤。

麻黄连翘赤小豆汤

麻黄　连翘各一两　赤小豆

上到如麻豆大，每服一两，水三盏煎至八分，去滓温服。

栀子柏皮汤　治燥热发黄。

大黄　柏皮各二两　栀子十五个

上到如麻豆大，每服一两，水三盏煎服。发黄，大便自利不止者，加黄连、黄柏各三两，生，减大黄，用之多效。

五苓散十五证方七道

五苓散　白虎汤　猪苓汤　茯苓桂枝甘草大枣汤　茯苓桂枝白术甘草汤　白虎加人参汤　白虎汤[①]

太阳证发于标者，汗而解之；发于里者，攻而利之。病在太阳，渴而饮水者，热结膀胱也。膀胱者，传导汗气之腑，故有热则多渴而烦，小便不利，宜五苓散，是太阳入本药也。

五苓散太阳

猪苓七钱半　泽泻一两　白术三钱　茯苓五钱　官桂半两

上为细末，每服，抄三钱，白汤调下。

白虎汤阳明

石膏四两　知母一两　甘草二两　粳米一合

上到如麻豆大，每服五钱，水二盏至八分，米熟为度。

猪苓汤少阴

猪苓　茯苓　阿胶　泽泻　滑石各半两

上到如麻豆大，水二盏，煮至八分，去滓，内胶消，尽服。

太阳证，寸缓者，浮缓也，当汗，恶寒；关浮者，当心下有痞也；尺弱者，医下之过，而虚其阴，故有此脉，如不下，病不恶寒。汗出而渴者，转属阳明也。阳明主胃，胃中热，则小便数，大便硬也，不更衣十日，无所苦者，不知人也。渴欲饮水，少少与之，法当救渴，宜五苓散。

太阳经病，发汗后大汗出，表解也。津液内少，胃中干燥，而不得眠，故欲饮水。小便不通，水无所归也，宜五苓散。

---

①　五苓散……白虎汤：此七方36字，原无，据后文增加。且白虎汤无剂量。

发汗已，脉浮数，烦渴者，宜五苓散。

太阳中风，发热，当以汗解，六七日不解，热传于里，故有表里证也。热欲饮水，传里也；水入则吐，水不能散也，故名水逆，宜五苓散。

太阳病，发汗后，表解，其人脐下悸者，邪气内结，欲作奔豚，当散之，宜**茯苓桂枝甘草大枣汤**。

茯苓三两　桂枝一两　甘草半两　大枣四枚

上剉如麻豆大，以甘澜水二盏半，先煮茯苓，减五□^①下诸药，煮取七合，温服。

太阳经伤寒，若吐，邪在上焦；若下，邪在里也；吐下后不愈，非其治也。心下逆满者，下之过也；气上冲胸，起则头眩者，吐之过也。脉沉紧者，发汗动经，浮紧当汗，沉紧不当汗。故汗则动经，身为振摇，宜**茯苓桂枝白术甘草汤**。

茯苓一两　桂枝一两半　白术　甘草各一两

上剉如麻豆大，每服五钱，水二盏至八分服。

太阳经病，传里未实，医反吐下之，不解，热结于内而恶风，脉浮者，邪在上也。

白虎加人参汤阳明

石膏四两　知母一两半　炙甘草一两　粳米一合半　人参五钱

上剉如麻豆大，每服五钱，水煎，取米熟为度。

伤寒表解，无大热，口燥渴，背微寒，脉浮者，邪在上也，白虎加人参汤。

太阳病，头痛，背强，发热，无汗，脉浮，当解表。未解者，无白虎证。如表解后渴者，白虎加人参汤。

太阳经病，反下之，脉浮者，不结胸；浮在关者，结胸也；浮者，阳也，故使然也。脉紧者，必咽痛，脉浮而紧者，上焦实也，故必咽痛。弦者，必两胁拘急。弦者，少阳行身之侧，故两胁拘急。脉浮细而数者，邪在表，故头痛未止。脉沉紧者，必欲呕，胃虚寒。脉沉滑者，胁热也，沉为在里，滑者为阳，阳随阴转，故多胁热，在里而为利。脉浮而滑者，浮为阳，滑为阳，二阳脉并，则为下血，为热病也。病在阳，当以汗解，各随脉证治皆不同。在表当汗，反以水濮之。若濮之，使表热不能出，邪热弥更而反烦燥，肉上粟起，意欲饮水，烦躁，反不渴，里未热也，宜文蛤散。若不瘥者，宜与五苓散。

阳明经病，发热，脉浮而渴，欲饮水者，阳明中热也。小便不利者，太阳本病也，宜猪苓汤。

---

① □：底本此字被涂黑，内容不详。

太阳阳明与少阳为三阳合病，故腹满身重，难以转侧者，传里也。口中不仁者，骂詈不避亲疏也。谵语遗尿者，膀胱不禁也。不可发汗，发汗则谵语。不可下，下则额上汗出也。手足逆冷，自汗出者，热厥在里也，宜白虎汤。

厥阴伤寒，脉滑而厥者、渴者，里有热也，宜白虎汤。

干姜四逆汤十五证方七道

干姜附子汤　甘草附子汤　四逆汤　芍药甘草附子汤　附子汤　吴茱萸汤通脉四逆汤

太阴本病论

尺寸俱沉细者，太阴受病也。太阴标本俱阴，故脉沉者，阴；细者，阴也，是从标本，故缓也。脾脏当缓不缓，是不从五行而从标本，其经始于足大指隐白，从足上行至腹，布胃络嗌，在经之为病，腹满嗌干。自太阳中风，反下之，利不止，传入太阴之本，腹满时痛，宜桂枝加芍药。如腹满而实痛者，桂枝加大黄，此二证从太阳传变而来也。

少阴本病论

少阴脉尺寸俱沉，标本俱阴。其经始于足心，循腹上行系舌本，贯肾络肺，故口燥舌干而渴，为经病也。身寒，自汗，四肢挛，小便清，腹满，恶寒，脉沉而微，此少阴本病也。当温之，宜附子辈。治少阴乃以热治寒，皆少阴本药也。

干姜附子汤

干姜一两，炮　附子一个，炮去皮脐

上㕮咀，每服五钱，水煎。少阴病，脉沉而微，本寒也，宜干姜附子汤。

发汗病不解，反恶寒者，虚故也。小便清，大便依度，腹痛者，皆宜**芍药甘草附子汤**。

芍药　甘草各三两　附子一个，炮去皮脐

上㕮咀，每服五钱，水煎。

太阳病伤寒，头疼，项强，当发其汗，反下之，清谷不止，里寒也。一身疼痛者，表寒也。急当救里者，先治其本，宜四逆汤，从少阴本也。谷气里和，外身疼痛，后治其表，宜桂枝汤。

四逆汤

甘草一两　干姜七分半　附子半个，炮

上剉如麻豆大，水二盏煎至七分，去滓，温服。

太阳经与表，感风湿之气相搏，骨节烦痛者，湿气也。湿则关节不利，故疼；

掣不能屈伸者，风也。汗出，身寒，脉沉微，短气，小便清而不利者，寒闭也。恶风者，表虚也，或微肿者，阳气不行也，宜**甘草附子汤**。

甘草一两　附子一个，炮　白术一两　桂枝三两

上剉如麻豆大，每服五钱，水煎温服，汗出即解。

阳明今病，身热，鼻干，脉浮而迟，迟则为寒，表热而里寒，清谷下利，宜四逆汤。

太阴病，腹痛，脉浮者，太阳也，故宜桂枝汤。自利不渴者，里寒也，属太阴。脾本脏寒也，脉沉而细，当温之，宜四逆辈。

少阴病，足肿寒，体重痛，手足冷而逆，骨节疼，脉沉者，本病也，宜**附子汤**。

附子一个，炮　茯苓　人参各一两　白术二两　芍药一两半

上剉如麻豆大，每服五钱，水煎服，日三。

少阴本病，身寒，脉沉迟，口中和，背恶寒，四肢冷，小便清者，宜附子汤。

少阴病，足肿寒，如泄，小便清，吐逆者，里寒也，寒多不下食。手足逆冷，表寒也。烦躁欲死者，阳虚也，宜**吴茱萸汤**。

吴茱萸三两半　人参七钱半　生姜一两半　大枣三枚

上剉如麻豆大，每服五钱，水煎温服。

少阴病，下利清谷，里寒外热，手足逆冷，脉微欲绝，恶寒，或利止，脉不出，宜**通脉四逆汤**。

甘草二两，炙　附子大者一个，炮　干姜三两，炮

上剉如麻豆大，每服五钱，水煎服，未瘥再服。

面赤者，加连须葱白五茎。

腹中痛者，去葱，加芍药二两。

呕者加生姜二两。

咽痛者，去芍药，加桔梗一两。

脉不出者，去桔梗，加人参二两。

少阴病，足胫寒肿，四肢冷，其人或咳者，肺寒也。干呕者，胃虚也。小便清而不利者，寒闭也。腹中痛者，肾病也。或泻下利者，寒在下焦也，故曰宜四逆汤。

少阴病，足胫寒，食入则吐，里寒也。心中温温欲吐者，胃虚也。复不能吐者，肝气也。始得之手足寒，脉弦而迟者，肾肝也。胸中实，不可下，阴气在上也，当吐。膈上寒饮，欲呕者，不可吐，寒在上焦，故不可吐也。当温之，宜四逆汤。

诸变证 方一十四道

当归四逆汤　干姜黄芩黄连人参汤　乌梅丸　瓜蒂散　茯苓甘草汤　白头翁汤　赤石脂禹余粮汤　理中丸　桂枝去芍药加蜀漆牡蛎龙骨救逆汤　茯苓汤　黄芩加半夏生姜汤　黄芩汤　黄连汤　旋覆代赭汤①

厥阴病，手足厥冷，自汗，小便清而利，脉细欲绝者，厥阴也，宜**当归四逆汤**。

当归　桂枝　芍药　细辛各一两　甘草　通草六钱七分半

上剉如麻豆大，每服五钱，水二盏，枣一枚，煎至八分，去滓，温服。

厥阴病，四肢满闷，大汗出，热不去者，虚阳之气也。内拘急，腹中痛，下利，气逆于上，恶寒，厥逆，脉细而微者，宜四逆汤。

厥阴病，四肢拘急，大汗出而下利者，表里俱寒者也，其脉细而厥，宜四逆汤。

厥阴病，伤寒厥阴，本自寒下，医复吐下之，胃中虚寒，故食入吐，脉细而微，**干姜黄芩黄连人参汤**。

干姜　黄芩　黄连　人参各七钱半

上剉如麻豆大，水煎温服。

厥阴病，四肢拘急，下利清谷，里寒外热也。汗出而厥者，表虚也。脉细而绝者，阳气衰也，宜通脉四逆汤。

厥阴病，四肢拘急。伤寒，脉滑者，为阳脉也，故言里有热，白虎汤主之。手足厥逆，脉细欲绝者，当归四逆汤主之。

厥阴病，四肢拘急而呕，脉弱，皆阴病也。小便复利者，里虚也。身微热，见厥者，不相应也，故为难治，宜四逆汤。

厥阴病，四肢厥逆，脉细而微，内伤寒邪，胃中无食，而蛔厥，时静时烦，为之脏寒，蛔上入膈，时时烦也。得食而吐蛔者，闻食气而上出也，宜**乌梅丸**。

乌梅七十五个　干姜　附子　蜀椒　黄柏各一两半　黄连四两　当归一两　人参二两半　桂枝去皮，一两半

上十味，异捣筛，合治之，以苦酒渍乌梅一宿，去核，蒸之。五升米下饭熟，杵成泥，和药令相得，内臼中，与蜜同杵二千下，丸如桐子大。先食饮服十丸，日三服。稍加至二十丸，禁生冷滑物等。

---

①　当归四逆汤……旋覆代赭汤：此十四方173字，原无，据后文增加。且茯苓汤与黄芩加半夏生姜汤无剂量。

厥阴病七八日，肤冷者，表寒也。病人躁，无暂安者，此为脏厥，非蛔厥也。脏厥者，脏寒也，宜四逆汤。其人常自吐蛔者，亦蛔厥也，宜乌梅丸。

厥阴病，四肢厥冷，脉乍紧，心下满而烦者，寒实在胸而烦也。宜吐之，以**瓜蒂散**。

瓜蒂一钱，熬黄　赤小豆

上捣筛已，合治之，取一钱，豉一合，汤七分，令先渍之，须臾煮作稀糜，去滓，取汁和散，顿服，不吐少少加得，快吐乃止。诸亡血虚家，不可与之。

厥阴病，四肢拘急，心下悸，里有水，宜先治水，以**茯苓甘草汤**。

茯苓　生姜各二两　桂枝　炙甘草各一两

上剉如麻豆大，每服五钱，水煎温服。

厥阴病，四肢拘急，内伤寒物，下利日十余行，脉反实者，脉病不相应也，故死。下利欲饮水者，有热故也。脉当实，宜白头翁汤。

白头翁汤

白头翁半两　黄柏　秦皮　黄连各七钱半

如剉如麻豆大，水二盏，每服五钱，煎服，不瘥再服。

伤寒阳脉涩，阴脉弦。寸涩者，阴也。阴脉弦者，肝脉也。木能克土，法当腹中痛，当补脾胃，先与小建中汤，不瘥，与小柴胡汤。

太阳伤寒当解表，服下药，利不止，心下痞者，脾胃虚也，当与理中丸和之，利益甚者，邪在下焦也，**宜赤石脂禹余粮汤**。

赤石脂　禹余粮

上剉碎，每服五钱，水煎温服。服药后利不止者，邪在太阳之本，故当利小便，却与禹余粮汤则愈。

理中丸

人参三两　干姜　甘草　白术各一两

上为细末，炼蜜为丸，如鸡黄大，以汤数合，和丸碎研，温服，日三。腹中未热，益至三四丸，煎热粥饮之。

太阳中风，自汗出，医反发其汗，必恍惚心乱，以虚而反又一虚之，则心神虚而忧惚，小便已阴疼，气虚也，宜禹余粮汤。

太阳伤寒头痛，当以药发其汗而解，医反以火迫劫之而亡阳，必惊狂，起卧不安者，火邪内变也，**宜桂枝去芍药加蜀漆牡蛎龙骨救逆汤**。

桂枝　生姜　蜀漆各一两半　甘草一两　牡蛎二两半　龙骨二两　大枣六枚

上剉细，每服五钱，水煎温服。

病如桂枝证，头痛，项不强，身热自汗，当与桂枝汤。服药后未解，寸脉浮，胸中痞。故寸为上部，胸中痞者，膈上病也。气上冲不得息者，邪结在上也。此为胸中有寒，宜吐之，以瓜蒂散。

太阳经病，欲传少阳，必自利，传里也，宜茯苓汤。若呕者，少阳也，宜黄芩加半夏生姜汤。

黄芩汤

黄芩七钱半　芍药　甘草炙，各五钱　大枣三枚

上剉细，每服五钱，水煎温服。

太阳经伤寒传里，胸中有热，胃有邪气，传阳明本也。腹中痛，欲呕者，热在内也，**宜黄连汤**。

甘草　黄连　干姜　人参各七钱半　大枣三枚

上剉细，每服五钱，水煎服。

伤寒发表攻里后，又吐下之，表解后，心下痞硬，噫气不除，寒热不交，则气噫而不除，**宜旋覆代赭汤**。

旋覆花七钱半　人参半两　生姜一两　代赭二钱半　甘草半两，炙　半夏二钱半
大枣三枚

上剉细，分三服，水煎温服。

诸杂证方十二道

蜜煎导　猪胆汁方　麻仁丸　桃花汤　猪肤汤　甘草汤　桔梗汤　苦酒汤
白通汤　白通加猪胆汁汤　真武汤　黄连阿胶汤[①]

伤寒，少阴经络于肺，系舌本，邪在胸，结于咽喉，中痛而不利，或为失音。白通、猪胆汁、甘桔、苦酒之类，皆少阴之经药也，非少阴本脏之药也。脉皆浮弱，是以膈上至头之有疾，虽在上部之法，亦少阴也。

伤寒病，在里当下，麻仁丸、蜜导煎、土瓜根、猪肤汤之类，非热气在胃，而实脾约中燥而结。趺阳脉浮而涩，脉浮而无力，下之而弱。虽当下之，不可便用承气，何也？内阴结故也。下之则损胃伤阳，故当润而通之，勿令损气，察脉之虚实，勿令误也。伤寒六经发表攻里，标本逆从，各有高下不同，轻重亦异。如少阴之标本病也，当温之以附子四逆汤辈，同太阳麻黄桂枝之法，如桃花汤、禹余粮汤、龙骨牡蛎救逆汤辈，皆重泄之药；旋覆、代赭乃轻重之药，同太阳大柴胡、承气辈。草轻石重者，皆少阴本药，沉坠于下也。

阳明经病，自汗出，医又发其汗，小便当不利，今反自利，津液内竭也。虽大便硬干燥，不可攻之，宜蜜煎导而通之。若土瓜根，猪胆汁皆可为导。

---

　　① 蜜煎导……黄连阿胶汤：此十二方134字，原无，据后文增加。

蜜煎导

蜜四两

上一味，内铜器中，微火煎之，稍凝如饴状，搅之勿令焦，捻作锭子，如指长二寸。当热时急作令头锐，内谷道中，欲大便去之。

猪胆汁方

大猪胆去脂，泻汁，和醋少许，以灌谷道中，如一食顷，当大便。

太阳经病，反小便不利者，热结膀胱也。大便乍难乍易者，胃中有微热也，宜大承气汤。下后食谷欲呕者，属阳明胃虚也，宜吴茱萸汤。

跌阳脉浮而涩，小便数。跌阳者，胃脉也，足跌上冲阳是也。脉当浮缓，今反浮涩者，虽小便数，大便硬，非沉数不可下。浮涩者，脾约也，故宜**麻仁丸**。

麻仁半升　芍药二两　厚朴二寸半，姜制　枳实二两半，麸炒　杏仁二合半，去皮尖大黄①四两，去皮

上为散，蜜和丸，如桐子大，饴饮下十九，未知，益加之。

少阴本病，二三日至四五日，腹中痛者，有太阴②也。小便不利者，太阳本也。便脓血者，少阴本受湿也，宜**桃花汤**。

赤石脂四两　粳米一合半　干姜二钱半

上以水二盏，煮二味半熟，去滓，内赤石脂细末，一方寸匕，温服。

少阴病，下利咽痛者，少阴也。胸满心烦者，有热也，宜**猪肤汤**。

猪肤四两

上一味，以水二大盏半煮至一盏二分，去滓，加白蜜二两半，白粉一合二勺半。

少阴病，二三日咽喉痛者，少阴系于舌，故咽痛也，宜甘草汤。不瘥，与桔梗汤。

甘草汤

甘草一两

上剉细，每服五钱，水二盏煮至六分，去滓，温服，日三。加桔梗一两，便为桔梗汤。

少阴经病，咽中生疮，不能言语，声不出者，宜**苦酒汤**。

半夏洗，大者，四十个　鸡子一个，去黄，内苦酒，着卵壳中

上半夏着苦酒中，以鸡子壳置刀环中，安火上，令三沸，去滓，少少咽之。

少阴病，下利，脉微，宜**白通汤**。

---

① 大黄：原作"大厚"，讹误，据文义改。
② 太阴：原作"大阴"，据文义改。

附子一个，生用　干姜一两

上剉细，每服五钱入葱一寸，水煎，白通服后，利不止，厥逆，无脉干呕者，少阴本病也，宜**白通加猪胆汁汤**。

附子一个，去皮脐，分八片，只用二片　干姜二钱半　葱白一茎　溺二合半　猪胆四分之一

上为末，水一大盏，煮至五分去滓，内溺、胆汁，和调相得，温服。

少阴经病，至四五日腹痛者，里有湿也。小便不利，四肢沉重者，里寒也。疼痛者，里有水也。或咳者，气逆于上也。或小便不利者，湿毒在内也。或下利者，脾气盛也。或呕者，胃气虚也，宜服**真武汤**。

芍药二两　附子一个，炮去皮脐　生姜七钱半　白术五钱　茯苓一分

上剉细，每服五钱，水二盏煮至八分，去滓温服，日二。

咳者加五味七钱半，细辛二钱半。

少阴病，二三日以上，经病日去，心中烦，不得卧者，少阴本受热也，宜黄连阿胶汤。

黄柏一两，微炒　黄连二两，去皮，微炒　阿胶一两　栀子仁半两

上为细末，每服四钱，水二盏，煎服。

病人手足厥冷者，厥阴本病也。脉乍紧者，为寸脉紧也。心下满而烦者，邪在胸中也，宜瓜蒂散。

厥阴伤寒，心下悸者，内伤冷水，结于心下，故悸也，宜茯苓甘草汤。

痓湿暍十六证方十二道

痓证

夫伤寒，痓湿暍者，风湿热也。风气感而重者，为之痓。湿气感而重者，变为发黄。暑气感而重者，为之暍。太阳表与经，伤寒中风相似，太阳、阳明所致也。

太阳经与标病，发热，无汗，恶寒者，表实也。颈项强而脉浮结，背反张，名刚痓，宜**麻黄加独活防风汤**方在《拔粹》下《难知》内。

太阳经与标病，发热者，标也。自汗者，表虚也。项背强而脉浮弦者，柔痓也，宜**桂枝加川芎防风汤**方在前《难知》中。

太阳标病，发热者，在表也。脉反沉细者，附太阴也。沉为在里，细者必腹痛，宜**桂枝加芍药防风汤**方在前《难知》中①。

---

① 方在前难知中：原作"方在下难知中"，因《此事难知》在本书前册，为避免引发歧义，故将"下"改为"前"。余同。

太阳经与标病，因发汗过多，荣气内虚，不能荣于筋，风气变动，故口噤，因汗多而传阳明也，阳明经夹口环唇。背反张者，太阳病，身之后为所生病，宜去风养血，防风当归散方在前册《难知》中。伤寒汗下后不解，乍静乍燥，目直视，口噤，往来寒热，脉弦者，少阳风痓也，宜**小柴胡加防风汤**方在前《难知》中。

湿病

太阳经与标有湿气，荣卫俱病也。关节烦疼而小便不利，脉沉细者，湿气在内也，属太阴。故小便不利，大便反快，宜胜湿利小便，五苓散、猪苓汤。

太阳标病，一身尽痛者，表也。身如薰黄者，阳明脾胃相传之变也，茵陈蒿汤。

湿家病者，太阴也。头汗出，背强，欲得覆被向火者，本阴也。勿下之，下之早则为痞气，乃胃冷则为哕，胸满，小便不利，舌上白胎者，阴阳反作也。寒反在上，则舌上白胎；热反在下，则小便不利，故曰丹田有热，胸中有寒。渴欲饮水者，丹田有热也，得而不能饮者，胸中之寒也，故不治，为关格病也。

湿家下后，阴阳和，额上无汗，上焦和也；小便利者，下焦治也，故生。如下后，小便不利，额上汗出不止，微喘，阴阳相离，故死也。

太阳表病，风湿相搏，荣卫俱病，一身尽疼，表气不和，当汗而解之，风随汗出，值天阴雨不止，湿气不除，后微发其汗，风湿皆去也，宜**麻黄加葛根汤**。

杏仁二十五个，去皮尖　麻黄　桂枝　葛根各一两　甘草半两

上剉细，每服五钱或一两，水三盏煎至七①分，去滓温服。

湿家一身尽疼，发热，面黄而喘，头重，鼻塞而烦，其脉大，自能饮食，腹中和无病，病在头中寒湿，故鼻塞而烦，内药鼻中则愈。

暍病

太阳中热者，暍是也。汗出恶寒者，在表也。身热而渴者，在上焦也。宜白虎加人参汤顿服之。

太阳中暍者，身热而烦，汗欲出，反饮冷水濯之，汗不能出，水行皮中而脉微弱，表有水也。当发其汗，宜**升麻汤**。

升麻　葛根　芍药　甘草各一两

上剉细，每服一两，水三盏，煎服。

太阳中暍者，发热恶寒，身重而疼痛，其脉细芤迟，小便已，洒洒毛耸，手足逆冷，小有劳，身即热，口开，前板齿燥。若发汗则恶寒，甚加温针，则发热甚，数下之则淋甚，何也？为脉弦细芤迟，此其禁也。齿干者，牙乃骨之精，今

---

① 七：底本作"士"，自适斋抄本及江户抄本均作"七"，即"水三盏煎至七分"。

燥者，骨热也。针药不能治，当灸大杼穴。

论伤寒霍乱并治

夫伤寒霍乱者，其本于阳明胃经也。胃者，水谷之海，主禀四时，皆以胃气为本，与脾脏为表里，皆主中焦之气，腐熟水谷。脾胃相通，湿热相合，中焦气滞，或因寒饮，或因饮水，或伤水毒，或感湿气，冷热不调，水火相干，阴阳相搏，上下相离，荣卫不能相维，故转筋挛痛，经络乱行，暴热吐泻，中焦胃气所主也。有从标而得之者，有从本而得之者，有从标本而得之者。六经之变治各不同，察其色脉，知犯何道，随经标本各施其治，此治霍乱之法也。

伤寒吐泻，转筋，身热，脉长，阳明本病也。宜和中，平胃散、建中汤，或四君子汤方在前《难知》中。脉浮自汗者，四君子加桂五钱主之。脉浮无汗者，四君子加麻黄五钱主之。

伤寒吐泻转筋者，胁下痛，脉弦者，木克土也，故痛甚，平胃散加木瓜五钱，亦可治。宜建中加柴胡木瓜汤方在前《难知》中。

伤寒吐泻后，大小便不通，胃中实痛者，四君子加大黄一两主之。

伤寒吐泻，转筋，腹中痛，体重，脉沉而细者，宜四君子加芍药高良姜汤方在前《难知》中。

伤寒吐泻，四肢拘急，脉沉而迟，此少阴霍乱也，宜四君子加姜附厚朴汤方在前《难知》中。

厥阴霍乱，必四肢厥冷，脉微缓，宜建中加附子当归汤方在前《难知》中。

卷第十三　云岐子保命集论类要卷下

目　录

劳伤并治

大病瘥后，真气未全，强行房事，劳损督任二经。故少腹里急，或引阴中急痛拘急，热气上冲胸，头重不能举，目中生花，胫拘挛，两足跳脉、督、任四经病，可易取男子妇人裈烧之，名烧裈散方在前《阴证略例》内。

大病瘥后，劳复，身热而烦，脉微数，无汗下证者，枳实栀子汤主之；有表则汗之；有里则下之。

大病瘥后，正气尚虚，不能施化水谷为荣气，故腰下有肿，当利其水，行其气，宜牡蛎泽泻散。

大病新愈，喜唾不休，正气尚虚，胃中寒，肾主液，自入为唾，宜理中丸。

大病新瘥，久虚瘦，少气欲吐，正气不复也，宜竹叶石膏汤。

大病已解，因食后微烦者，正气不能胜谷气也。谷气与正气相搏，故日暮而烦，减食则愈。若劳乎气，无力与精神者，微举之。若劳乎血与筋骨，以四物之类补之。若劳在脾，为中州也，调中可矣。

诸证辨

水证

凡病表里伤寒而口干引饮，水气在内，停而不散，外有表证未除，内有水者，小青龙汤主之。

表证外除，里有水气不散者，十枣汤主之。

渴饮水证

与桂枝、麻黄发汗之后，脉洪大而渴者，有三上、中、下有热，分三药所主而治之。肺热于上焦，渴而饮水，故上焦之渴，白虎汤也。热在中焦，胃热饮水，小便不利，故中焦之渴，猪苓汤也。热在下焦，膀胱有热而渴，小便不利，五苓散也。

阳厥阴厥证

凡厥者，厥阴也，或脉见与不见。并之阳明，本胃中实，口干而渴，欲饮水，为热厥。其人狂言妄语，如见鬼状，虽热不见脉，伏于内也，故厥深热亦深，厥微热亦微。并于太阴、少阴之中，大便自利，体重，恶闻人声，虽有狂言，口干而不渴，此寒厥也。虽脉沉者，为沉数也，非沉迟也，沉迟为阴也。

小便不利证

凡病小便不利者，太阳之本也，所并既异，治亦不同。并之阳明之本，不利者，下之则利，不必五苓也。并之少阳之经而不利者，和之，阴阳和则利，亦非五苓也。并之少阴而不利者，温之则利，亦非五苓也。并之厥阴而不利者，温之而利，亦非五苓也。太阳标本自并而不利者，则五苓散主之。

发黄证

凡发黄有六：有畜血，有湿热，实有风湿热，虚有寒湿、有结胸、有痞气。

畜血发黄，邪热传于太阳之本，小便先淋而黄，其人暴狂，内有血也，为太阳发黄，本病也。

湿热发黄，太阴并阳明之本，为湿热发黄，而小便不利。风湿热发黄，并少阳也。寒湿发黄，太阴并少阴也。

结胸发黄，附太阳也，痞气发黄，附太阴也。凡六者，各随脉证标本而治之，大抵发黄从太阳、阳明而论。阳明属胃，太阴属脾，皆土也，故见黄色当从其脾。故脾病色黄，土气化湿，非湿毒气，何能发黄。又凉药太过，亦能生黄，惟寒湿与此，宜温也。

结胸证

结胸病，邪气动膈，结于胸中，故名结胸，非标本传变而有，妄下而有也。邪在太阳之标，反下之，邪热乘虚内陷，胸中结而痛甚，热而烦躁，手不可近，头微汗，齐颈而还，大陷胸汤。

结胸皆项强，如柔痉状，邪气结于内。柔痉多汗，结胸自汗，陷胸丸。小结胸，按之实痛，心下微硬，脉浮而滑，小陷胸汤。

三证结胸，皆日晡潮热。

结胸微热者，水结胸也，必谨察之，无令妄治。

痞气证

痞气，按之软而不痛，寸沉、关浮而有热者，大黄黄连泻心汤。

伤寒汗下后，身寒，痞满而呕，食饮不下，脉微，按之不痛，非柴胡证，宜半夏泻心汤。

伤寒发黄于阴，反下之后，心下痞而恶寒，自汗，脉迟者，附子泻心汤。

伤寒汗下后，闻食不欲食，自利，肠鸣而心下痞满者，生姜泻心汤。

伤寒汗下后，心中痞，大便硬，又下之，道气上冲，大便复硬也，胃气虚故也。当和胃气，甘草泻心汤。

虚烦证

虚烦，为汗之后有之也，汗虚其表，下虚其里，表里俱虚，阴阳气争，故烦而不得眠。神志不安，心中懊恼，故曰虚烦各变，以象应之。

汗下后，心中懊侬，头汗出，烦而不得眠，心中微结而痛者，栀子豉汤主之。

伤寒，医以丸药下之，身热不去，里不结，微烦而不得眠者，栀子干姜汤主之。

伤寒，汗下后，喘而不得眠者，栀子豉加杏仁二十枚主之。

伤寒，汗下后，咳嗽而烦，不得眠者，栀子豉加人参、芍药各五钱主之。

伤寒六经诸证

凡发表皆太阳也，邪初伤皮毛腠理，太阳经行身之后，为表之表，故可发汗。

太阳非头痛项强，不可发汗，非身热恶寒不可发汗，非脉浮不可发汗。

阳明几几发热，蒸蒸发热，翕翕发热，皆不恶风，可解其肌。

少阳往来寒热，可和解之。凡此三者，皆标病、经病，故外则从太阳，内则从阳明。阳明主胃，胃者，水谷之海，诸经本传至阳明而不传也。

非阳明之本，不可下，阳明本病，胃家实故也。

非痞满燥实不可下；非潮热发渴不可下。

非骂詈不避亲疏不可下；非脉沉数不可下。

非弃衣而走，登高而歌，如见鬼状，不可下。

非少阳不可和，虽有太阳而见少阳一证，便可和之，不必悉具。

非往来寒热，不可和。

非胁肋急痛，不可和。

非胸满而呕不可和；非脉缓者不可和。

非太阴不满，满者，痞气也。因妄下伤胃，内损谷气，脾胃既衰，不能行气于四脏，结而不散，故为痞，故非太阴无痞。

非太阴不自利；非太阴腹中无虚满。

非少阴而不温，足少阴肾本寒故也。

泄濡下重，腹痛，少阴也。身寒拘急，少阴也。

足胫寒逆，少阴也，脉浮而微，故温之也。

非厥阴而不逆，胃虚寒，气逆于上，厥阴也。

四肢厥冷，身寒者，厥阴也。

邪在三阴，少阴证多，邪在三阳，太阳证多。

两感伤寒证

两感于寒不治者，表里俱伤，标本皆病，故知不治外则腠理不闭，荣卫不能守，卫气不能护内，则大小便不禁，谷气不能荣养，少气脉微而欲绝者，故不治。

有两感可治者，感异气也。使表中风，内伤于寒，可治。

表中于湿，内伤于寒，可治；表中于热，内伤于寒，可治。

当切脉逆从，以知吉凶，两感之邪，三阴三阳皆有之。脉从阳可治，脉从阴难治。阳生阴死，此之谓也。

关格病

阴阳易位，病名关格，胸膈以上阳气常在，热则为主病，身半以下，阴气常在，寒则为主病。寒反于胸中，舌上白胎而水浆不下，故曰格，格则吐逆。热反丹田，小便不通，故曰关，关则不得小便。胸中有寒，以热药治胸中之寒。丹田[①]有热，以寒药治丹田之热。胸中有寒，上下之法，治主当缓，治客当急。尺寸反者死，阴阳交者死，关格者，不得尽其命而死矣。

传变诸证并方

伤寒汗下后，热结胸中者，**宜桔梗连翘汤**。

桔梗　连翘　黄芩各一两　薄荷　甘草　川芎各五钱　栀子一个

上剉细，每服一两，水三盏煮至一盏，去滓温服。

伤寒汗下后，热结胸中，大便涩微，小便赤者，**宜黄连栀子汤**。

黄连　栀子　黄芩　大黄四味各五钱

上剉细，每服一两，水三盏，煎服。

伤寒后，心风狂妄者，**宜防风黄连汤**。

黄连　大黄　防风　远志　茯神五味各半两

上剉细，每服一两，水三盏，煎服。

伤寒汗下后，头痛，起目眩者，**宜独活汤**。

防风　独活　旋覆花　当归四味各七钱

上剉细，每服七钱，生姜同煎。

伤寒汗下后，腹中时痛，小便清者，**芍药干姜汤**。

芍药　干姜　白术　桂枝四味各半两

上剉细，每服五钱，生姜同煎。

伤寒热病后，头痛不止，**石膏川芎汤**。

石膏　川芎二味各一两

上为粗末，每服五钱，水煎服。

伤寒汗下后，头痛不止，可再发汗，**石膏汤**。

石膏　葛根　麻黄各五钱　黄芩　芍药　甘草各七钱

上剉细，每服七钱，生姜同煎。

---

① 丹田：原作"丹曰"，自适斋抄本及江户抄本均作"丹田"。据改。

伤寒汗下后，余热不退，或烦，或渴，面赤者，**人参散**。

人参　栀子　蓝叶　甘草　白鲜皮各半两

上剉细，每服五钱，水煎服。

伤寒汗下后，热不除而渴者，**人参知母散**。

伤寒汗下后，里急后重，下利者，**七宣丸**。

大黄一两　桃仁十二个，去皮尖　木香五钱　槟榔五钱　诃子皮五钱

上为细末，炼蜜为丸，如桐子大，每服五十丸，温水下。

伤寒汗下后，大小便自利，腹中痛者，燥肠丸。

附子一个，炮　龙骨半两　干姜一两　吴茱萸半两　米壳半两　诃黎勒皮半两

上为细末，酒糊为丸如梧子大，每服三十丸，温水下，利止，勿服。

伤寒汗下后，喘咳不止，恐传肺痿，**补肺散**。

人参一两　五味子五钱　桑白皮二两　款冬花①　蛤蚧一对

上为细末，每服五钱，沸汤一盏，调服。

伤寒汗下后，咳嗽肺虚，声音斯败者，**阿胶散**。

薯蓣一两　阿胶一两，炒　人参一两　五味子一两　麦门冬一两，去心　白术一两　干姜三钱，炮　桂枝五钱　杏仁三钱，去皮尖

上剉细，每服七钱，水二盏，入乌梅一钱，同煎服。

伤寒汗下后，喘嗽，烦躁，气滞涩，邪气逆者，**桔梗汤**。

桔梗　桑白皮各一两　甘草　贝母　诃黎勒各五钱

上剉细，每服五钱，水二盏，入五味子、乌梅肉各一钱，同煎。

伤寒汗下后，足肿，有湿气不除者，**木通散**。

木香　木通　槟榔　独活各一两　丹参七钱

上剉细，每服五钱，水煎服。

伤寒汗下后，饮食不入而逆气者，胃气虚故也，**枳实理中丸**。

仲景有方陈皮汤下。

伤寒汗下后，气逆，利不止者，寒也，枳实芍药干姜甘草汤。

芍药半两　甘草半两　枳壳麸炒，半两　干姜炮，半两

上剉细，每服五钱，水煎服。

伤寒噫气者，何气使然？答曰：胸中气不交故也。少阴经至胸中，交于厥阴，水火之相传，而有声，故噫气也，**如圣加枳实汤**。

甘草　桔梗　枳实炒，三味各五钱

上剉细，每服五钱，入五味子半钱，水煎。

---

① 款冬花：用量缺。

伤寒气逆而甚，无汗下证，**如圣加吴茱萸汤**。

甘草　桔梗　吴茱萸炒，五钱

上剉细，每服五钱，入五味子半钱，同煎。

伤寒汗下后，喘而噫气者，**如圣加人参藿香杏仁汤**。

甘草　桔梗　人参　藿香各五钱　杏仁三个，去皮尖

上剉细，每服五钱，水煎。

汗下后，动气在左右上下证

伤寒汗下后，脐左有动气者，**防葵散**。

防葵一两　木香五钱　柴胡　黄芩各半两

上剉细，每服五钱，水煎。

伤寒汗下后，脐上有动气者，**枳壳散**。

枳壳五钱，麸炒　赤茯苓一两　当归一两　京三棱炮，一两　木香五钱　诃黎勒五钱

上为细末，每服五钱，沸汤点服。

伤寒汗下后，脐右有动气者，**前胡散**。

前胡　赤茯苓各一两　大腹皮　人参各五钱　木香三钱　槟榔　大黄各三钱

上为细末，每服五钱，沸汤点服。

伤寒汗下后，脐下有动气者，**茯苓散**。

赤茯苓一两　槟榔三钱　桂心　大腹皮　川茴香炮，炒　良姜各五钱

上为细末，每服五钱，沸汤点服。

如久不治，传为积热，治之难痊，不可汗下也。

妇人无孕伤寒七证方七道

夫妇人伤寒中风，治法与男子无异，惟热入血室、妊娠伤寒则不同也，宜以四物安养胎血，佐以汗下之药而治之。

妇人伤寒中风，自汗，头痛，项背强，发热恶寒，脉浮而缓，恐热入血室，故倍加芍药，桂枝加芍药汤。

桂枝一两半　赤芍药三两半　生姜一两半　大枣六枚

上剉细，每服五钱，水煎。

妇人伤寒，脉浮而紧，头痛身热，恶寒无汗，发汗后恐热入血室，**宜麻黄加生地黄汤**。

麻黄二两半　桂枝二两　甘草半两　杏仁二十五个，去皮尖　生地黄一两

上剉细，每服五钱，水煎。

妇人伤寒，太阳经传，表证仍在而自利，并阳明也，宜**小柴胡加葛根汤**。

柴胡二两　甘草六钱　大枣三个　人参三钱　黄芩三钱　生姜三分　葛根三分

上剉细，每服一两，水三盏，煎服。

妇人伤寒，身热，脉长而弦，属阳明、少阳。往来寒热，夜噪昼宁，如见鬼状，经水适断，热入血室。大实满者，桃仁承气汤主之。不实满者，宜**小柴胡加牡丹皮汤**。

柴胡二两　黄芩七钱半　人参二两　半夏六钱　大枣三枚　甘草七钱半　生姜七钱半　牡丹皮二两

上剉细，每服一两，生姜同煎。

妇人伤寒，太阳标病，汗解表除，邪热内攻，热入血室，经水过多，无满实者，**甘草芍药汤**。

甘草　芍药　生地黄　川芎四味各一两

上剉细，每服一两，水三盏，煎至一盏半，去滓，入棕榈灰五钱，调匀，温服不止者，刺隐白。

妇人伤寒，表虚自汗，身凉，四肢拘急，脉沉而迟，太阳标与少阴本病，经水适断，**桂枝加附子红花汤**。

桂枝二两半　芍药　生姜各一两半　甘草一两，炙　附子炮　红花各五钱

上剉细，每服一两，水三盏，煎服。

妇人伤寒，头痛脉浮，医反下之，邪气乘虚而传于里。经水闭而不行，心下结硬，口燥舌干，寒热往来，狂言如见鬼状，脉沉而数，当下之，宜**小柴胡加芒硝大黄汤**。

柴胡二两　黄芩七钱半　半夏制，一两五钱　甘草七钱半　大黄七钱　芒硝七钱　大枣三枚　生姜七钱半

上剉细，每服一两，生姜同煎，去滓，下硝再沸，温服。若脉不沉，即不可下。

妇人有孕伤寒二十证方二十道

妇人伤寒，脉浮头肿，自利，腹中切痛，宜**桂枝加芍药当归汤**。

桂枝　芍药　当归各一两

上剉细，每服一两，水煎。

妇人妊娠，伤寒自利，腹中痛，食饮不下，脉沉者，大阴也，宜**芍药汤**。

芍药　白术各一两　甘草　茯苓各五钱　黄芪二两

上如前修服。

产后二证

产后往来寒热而脉弦者，少阳也，**小柴胡加生地黄汤**。

柴胡二两　黄芩七钱半　人参五钱　半夏一两五钱，制　甘草七钱半　大枣三枚　生地黄　栀子　枳壳麸炒，各五钱

上如前修服。

产后虚烦不得眠，**芍药栀豉汤**。

芍药　当归　栀子各五钱　香豉半合

上如前修服。

产后伤寒，便同下，发变证。

妊娠诸证，合用四物等汤方俱在《拔粹》下《元戎》方中。

产后往来寒热，四物内加小柴胡汤。

产后虚损，食饮不下，加建中、人参、白术、茯苓。诸虚不足，饮食不进，加建中汤。

产后血痢，脐腹疼痛，四物内加槐花、黄连、御米壳等分。

产后血崩如豆汁，涩黑过多者，加蒲黄、生地黄汁、阿胶、蓟根、艾、白芷。痢，脐腹疼痛，大便自利，经事频，并加白芍药。

立效散　治妇人胎动不安，如重物所坠，冷如冰。

川芎　当归各等分

上为粗末，秤三钱，水煎，食前温服。

治妇人胎漏，下血或因事下血。

枳壳去穰，麸炒，半两　黄芩半两　白术二两

上为粗末，每服五七钱，水煎去滓，食前。

治妇人带病，热入小肠为赤，热入大肠为白，皆任脉经虚也，宜**苦楝丸**[①]。

苦楝[②]碎，酒炒　茴香炒　当归各五钱

上为细末，酒糊为丸，每服五十丸，空心温酒送下。

治产妇血晕昏迷，上冲闷绝，不知人事者。

五灵脂二两半，一半生，一半炒

上为细末，每服一钱，温热水调下，口噤者，斡开灌之。若血崩不止，用炒熟者加当归，酒同煎，或水、酒、童便各半盏。同煎。

又方　水煎为膏，加神曲末和丸桐子大，空心温酒下。

---

① 苦楝丸：原作"苦练丸"，下同。
② 苦楝：原作"苦练"，即苦楝子。

调经门

万病丸 治女人月经瘀闭，月候不来，绕脐痛及产后血气不调。

干漆杵碎，炒令一时久，大烟出，烟头青白　牛膝去苗，酒浸一宿，焙，各一两

上为末，以生地黄汁一升，入二味药末，银石器内慢火熬，可丸即丸，如桐子大，每服二丸，空心米饮，或温酒下。

红花当归散 治妇人经候不行，或积瘀血，腰腹疼痛，及室女月经不通。

红花　当归尾　紫葳　牛膝　甘草　苏木细剉，以上各二两　白芷　桂心各一两半　赤芍药九两　刘寄奴五两

上为细末，空心热酒调三钱，食前服，临卧再服。

若久血不行，浓煎红花，酒调下，孕妇休服。

劫劳散 治心肾俱虚，劳嗽，唾中有红丝，发热，盗汗，名曰肺痿。

白芍药六两　黄芪　甘草　人参　当归　半夏洗　白茯苓　熟地黄　五味子　阿胶炒，各二两

上㕮咀，每服三大钱，水一盏半，生姜十二片，枣三个，煎至九钱，温服，日三。

麦煎散 治少男室女骨蒸，妇人血风攻疰，肌热盗汗。

鳖甲　大黄湿纸煨　常山　赤茯苓　柴胡　白术　当归　干漆炒令烟尽　生地黄　石膏各一两　甘草半两

上为细末，每服三钱，水一大盏，小麦五十粒，煎至六分，临卧温服。若有虚汗，加麻黄根一两，同煎。

牡丹散 治妇人月水不利，脐腹疼痛。

牡丹皮　川大黄炒，各一两　赤茯苓　生地黄　桃仁　当归　桂心　赤芍药　白术各七钱半　石韦去毛　木香各半两

上㕮咀，每服五钱，水一盏半，姜三片至七分，去滓，空心温服。

牛膝散 治妇人月水不利，脐腹疼痛。

牛膝一两　桂心　赤芍药　桃仁　延胡索　当归　牡丹皮　川芎　木香各七钱半

每服方寸匕，为极细末，温酒调下，食前。

温经汤 若经道不通，绕脐寒痛，脉沉紧宜此及桂枝桃仁汤、万病丸。

当归　川芎　芍药　桂心　牡丹皮　莪术各半两　人参　甘草　牛膝各一两

上㕮咀，每服五钱，水一盏半，去滓，温服。

桂枝桃仁汤

桂枝　芍药　生地黄　桃仁制，五十个　甘草一两

上为粗末，每服五钱，水二盏，姜三片，枣一个，同煎，去滓，温服。

琥珀散 治月经壅滞，心腹疠痛不可忍，及治产后恶露不快，血上抢心，迷闷不省，气绝欲死。

三棱 莪术 赤芍药 牡丹皮 刘寄奴 当归 熟地黄 桂心 乌药 延胡索各一两

上前五味用乌豆一升，生姜半斤切片，米醋四升，同煮，豆烂为度，焙干入后五味。同为细末，每服三钱，空心温酒调下乌豆一升，约五两。

柏黄散 疗经血不止。

黄芩一两二钱半，少则五分 当归 柏叶 蒲黄各一两，少则合四分 生姜五钱，少则二分 艾叶二钱半，少合则一分 生地黄六两，少合二十四分 伏龙肝二两七钱，少合则用十二分

上咬咀，用水二升，煎取八合，分为二服，此少合之数。

疗经血不止

歌曰：

妇人经血正淋漓，

旧瑞莲蓬烧作灰。

热酒一杯调八字，

自然安乐更无疑。

小蓟汤 治崩漏不止，阳伤于阴，令人下血，当补其阴，脉数疾，小者顺，大者逆。

小蓟茎叶研，取汁一盏 生地黄汁一盏 白术半两，剉

上三件入水一盏，煎至一半，去滓，温服。

琥珀散 治崩暴下血。

赤芍药 香附子 枯荷叶 男子发皂荚水洗 当归 棕榈炒焦存性 乌纱帽是漆纱头巾，取阳气充出故也

上等分，除棕榈外，其余并切粗片，新瓦上煅成黑炭，存性三分，为细末，每服五钱，空心童子小便调下。如人行十里，再一服，七八服即止。若产后血去多，加米醋、京墨、麝少许。

一法宜先以五积散加醋煎，投一二服，次服五灵脂散五灵脂散方在前。

金华散 治血室有热，崩下不止，服温药不效者。

延胡索 瞿麦穗 当归 干葛 牡丹皮各一两 石膏二两 桂心别为末，七钱半 蒲黄半两 威灵仙七钱半

上为细末，每服三钱，水一盏半，空心温服，日二。

芎劳酒 治崩中昼夜不止，医不能治。

芎䓖一两　生地黄汁一盏

上先用酒五盏，煮芎䓖一盏，去滓，下地黄汁，再煎三二沸，分为三服。

又方　治患崩中不止，结作血片，如鸡肝色，碎烂。

芎䓖十二分　阿胶　青竹茹各八分　续断　地榆　小蓟根各十分　当归六分　生地黄　伏龙肝各十一分

上用水九盏，煮取三盏，去滓，分作三服。

四物汤　方在前《元戎》内，加减于后。

若产后一月内，恶物积滞，败血作病，或胀或疼，胸膈胀闷，或发寒热，四肢疼痛，加延胡、没药、香白芷，与四物等分为细末，淡醋汤或童子小便、酒调下。

若血风，于产后乘虚发作，或产后伤风头痛，发热，百骨节痛，加荆芥穗、天麻、香附子、石膏、藿香各二钱半，四物料共一两中加之，水煎服。

若虚热心烦，与血相搏，口舌干渴，欲饮水者，加瓜蒌根一两，麦门冬七钱半。

若寒热往来，加炮干姜、牡丹皮各二钱半。

若妇人血虚，心腹疞痛不可忍者，去地黄，加干姜，名四神汤。

若老人风秘，加青皮等分煎。

若血痢，亦加胶艾煎。

若疮疾，加荆芥，酒煎，常服。

若以四物汤四两，加甘草半两，蜜丸，每两作八丸，酒醋共半盏，温汤同化下，名当归煎，去败血，生好血。

妇人百疾，只四物汤加吴茱萸煎。若阳脏，少使茱萸；阴脏，多使茱萸。

交加散　治荣卫不和，月经湛浊，逐散恶血，腹痛、血经诸疾并皆治之。

生姜十二两　生地黄一斤，二味制　白芍药　当归　延胡索醋纸裹煨令熟，用布擦去皮　桂心各一两　红花炒，无恶血不用　没药另研，各半两　蒲黄一两，隔纸炒

上将地黄汁炒生姜滓，姜汁炒地黄滓，各稍干，焙同诸药为细末，每服三钱，温酒调下。若月经不依常，苏木煎酒调下。

若腰疼，糖煎酒调下。

二圣大宝琥珀散

生地黄一斤　生姜一斤，二味制如交加散　当归　川芎　牡丹皮　芍药　莪术　蒲黄　白芷　羌活八味各炒　桂心不见火　熟地黄炒

上十味各一两，同前二味为细末，于瓮合内收之，加减于后。

若妇人冷气痛，并血海不调，膈气，炒姜酒调下三钱。

若产后胞衣不下，暖酒调下二钱。

若产后血犯心，眼见鬼神，用童小便半盏，酒半盏，同煎调二钱，此药治妇人诸疾，空心、日午、食前并暖酒调下，日二。

朱翰林白术煎　治妇人胎前、产后、血气诸疾。

木香半两，炮　三棱　莪术　白术各一两　枳壳去穰，麸炒黄　白茯苓　当归　延胡索　人参　熟地黄洗　牡丹皮　粉草各半两

上为末，米糊丸如桐子大，每服二三十丸，常服，温酒下。

若胎前浑身并脚手痛，炒姜酒下。

若胎前腹内疼，并安胎，紫草煎酒下。

若胎前呕逆吐食，粳米饮下。

若胎前饮食不得，浑身倦怠，豆淋酒下。

若胎前浑身发热，甘草汤下。

若胎前咳嗽，煨姜盐汤下。

若胎前头痛，煨葱茶下。

若胎前产后泻，紫苏姜酒下。

若催生胎衣不下，嚼葱白三寸，暖酒下。

若产后赤白痢，干姜甘草汤下。

若产后下血不止，烧漆灰一钱，调酒下。

若产后浑身虚肿，陈皮去白，焙干，浸酒下。

若头疼薄荷茶下。

若赤白带下，烧棕榈灰三钱，调酒下。

若久年血气成块，筑心痛，温酒下，炒姜酒下，及良姜浸酒下，皆可。

若妇人室女红，脉不通，煎红花，苏木酒下。若经脉不调，或前或后，或多或少，煎当归酒下。

若大小便秘结，灯心煎汤下。

若乳汁不行，苦荞煮猪蹄羹下。

若产后腰疼，煎芍药酒下。

中风门

小续命汤方在《发明》内附，加减于后。

若精神恍惚，加茯神、远志。

若骨节烦痛，有热者，去附子，倍芍药。心烦多惊，加犀角半两。骨间冷痛者，倍用桂、附。

若呕逆腹胀者，倍人参，加半夏一两。

若躁闷，大便涩者，去附子倍芍药，入竹沥一合，附子，煎服。

若脏寒下利者，去防己、黄芩，倍附子一两，加白术一两。

若便利、产后失血者并，老人小儿加麻黄、桂心、甘草各二两。

若治或歌哭或笑语，无所不及，用麻黄三两，人参、桂枝、白术各二两，无附子、防风、生姜，有当归一两。自汗者，去麻黄、杏仁，加白术。

若脚弱，加牛膝、石斛各一两。

若身疼痛，加秦艽一两。

若腰疼，加桃仁、杜仲各半两。

若失音，加杏仁一两。

春加麻黄一两，夏加黄芩七钱，秋加当归四两，冬加附子半两。

如神汤 治男子妇人腰痛。

延胡索 当归 桂心等分，一方有杜仲

上为末，温酒调下三钱，甚者不过数服。

独活汤 治腰痛脚膝拘挛重痹，亦治历节风、脚气流注。

独活三两 桑寄生 续断 杜仲 细辛 牛膝 秦艽 茯苓 白芍药 桂心 川芎 防风 人参 熟地黄 当归各二两

上㕮咀，每服三钱，水一盏，去滓温服，空心。无桑寄生，加甘草。

大腹子散 治风毒脚气，肢节烦疼，心神壅闷。

大腹子 紫蓟 木通 桑白皮 羌活 木瓜 荆芥 赤芍药 青皮 独活各一两 枳壳二两

上㕮咀，每服四钱，水一盏，姜五片，葱白七寸，去滓，空心温服。

骨碎补散 治妇人血风气攻，腰脚疼痛，腹胁拘急，肢节不持。

骨碎补炒 萆薢 牛膝 桃仁 海桐皮 当归 桂心 槟榔各一两 赤芍药 附子 川芎各七钱半 枳壳半两

上为粗末，每服三钱，水一大盏，姜三片，枣一个，煎去滓，食前热服。

紫苏散 治风毒脚气，腹内痰恶，脚重虚肿。

紫苏 木通 桑白皮 茴香各一两 枳壳二两 羌活 独活 荆芥穗 木瓜 青皮 甘草各半两 大腹子十个

上㕮咀，每服三钱，水一大盏，姜三片，葱白一茎，同煎。

桑白皮散 治脚气盛发，两脚浮肿，小便赤涩，腹胁胀满，气急，坐卧不得。

桑白皮 郁里仁各一两 赤茯苓二两 木香 防己 大腹子各半两 紫苏子 木通 槟榔 青皮各七钱半

上㕮咀，每服三钱，姜三片，水煎。

薏苡仁散 治脚气弱，痹肿满，心下急，大便涩。

薏苡仁 防风 猪苓 川芎 防己 郁里仁各一两 槟榔 大麻仁各一两 桑

白皮二两　枳实七钱　甘草半两　羚羊角屑一两

上为末，每服三钱，水煎。

四白散　治男子妇人血虚发热，夜多盗汗，羸瘦脚痛，不能行。

黄芪　厚朴　益智仁　藿香　白术　白扁豆　陈皮各一两　半夏　白茯苓　人参　乌药　甘草　白豆蔻各半两　芍药一两半　檀香　沉香各二钱半

上为细末，每服三钱，姜三片，枣一个，水煎。

苍术丸　治干湿脚气，筋脉拘挛，疼痛不能行。

乳香　没药各二钱，另研　牛膝　青盐各半两　熟艾四钱　川乌三钱　全蝎一钱，炒

上为细末，共研，药和匀，以木瓜一个大者，切一头留作盖，去穰，入上件药于内，将盖签定，安木瓜于黑豆中，蒸令极烂。取出去皮，连药研成膏，却入生苍术末，拌匀，丸如桐子大，每服五十九，空心木瓜汤下，以温盐酒亦可，日三服。忌血与蒜。

蒸病门

鸡苏丸　治虚热，昏冒，倦怠，下虚上壅，嗽血，衄血。

鸡苏叶半斤　黄芪一两　甘草　川芎各半两　防风一两　桔梗半两　荆芥穗一两　甘菊花三钱　生地黄半两　脑子半钱

上为细末，炼蜜丸，如弹子大，每服一丸，用麦门冬去心煎汤，嚼下。若肺损吐血，日渐乏力，瘦弱，行步不得，喘嗽痰涎。或发寒热，小便赤涩，加车前子三钱，用桑枝剉，炒香煎汤，嚼下。

温金散　治劳嗽。

甘草　黄芩　桑白皮　防风各一两　杏仁二十七粒，制　人参　茯神各半两　麦门冬二钱半

以前五味用米泔浸一宿，晒干，次入人参、茯神、麦门冬三味，同为细末，每服三钱，蜡一豆大，水煎，食后服。

子芩散　凉心肺，解劳热。

黄芪一两　白芍药　子芩　人参　白茯苓　麦门冬　桔梗　生干地黄各半两

上为粗末，先用竹叶一握，小麦七十粒，水三盏，姜三片，煎至一盏半，入药末三钱，重煎至七分，去滓，温服。

补肺汤　治劳嗽。

桑白皮　熟地黄各二两　人参　紫菀　黄芪　五味子各一两

上为末，每服三钱，水煎，入蜜少许，食后。

四君子汤加秦艽，黄蜡煎服，尤妙。

麦煎散 治少男室女骨蒸，妇人血风攻瘁四肢。

赤茯苓　当归　干漆生　鳖甲醋炙　常山　大黄煨　柴胡　白术　生地黄　石膏各一两　甘草半两

上为末，每服三钱，小麦五十粒，水煎，食后临卧服。

若有虚汗，加麻黄根一两。东坡曰：此黄州吴判官疗骨蒸，黄瘦口臭，肌热，盗汗，极效。吴君宝之如希世之珍，其效可知。

犀角散 治妇人客热，四肢烦闷疼痛。

犀角屑　赤芍药　地骨皮　红花　甘草各半两　柴胡一两　黄芪一两半　麦门冬　人参　枳壳　赤茯苓　生地黄各七钱半

上咬咀，每服四钱，姜三片，水煎。

黄芪散 治妇人客热，心胸壅闷，肢节烦疼。

生干地黄一两　黄芪一两　犀角屑　甘草　瓜蒌仁　黄芩各半两　人参　茯神各七钱半

上为末，每服三钱，淡竹叶五片，水煎。

地骨皮散 治血风气，体虚发渴，寒热。

柴胡　地骨皮　桑白皮　枳壳　前胡　黄芪各七钱半　白茯苓　五加皮　人参甘草　桂心　白芍药各半两

上咬咀，每服三钱，生姜三片，水煎。

柴胡散 治寒热，体瘦，肢节疼痛，口干，心烦。

柴胡　黄芪　赤茯苓　白术各一两　人参　地骨皮　枳壳制　桔梗　桑白皮赤芍药　生干地黄各七钱半　麦门冬三两　甘草半两

上咬咀，每服四钱，姜三片，水煎。

荆芥散 疗时气，风温寒热，瘴疟往来，潮热，并宜服之。

陈皮去白　麻黄去节　香附子　甘草各一两　荆芥穗　厚朴各二两　草果仁三个白芷　桂心各半两

上为粗末，每服四钱，姜三片，枣二枚，水煎。

清金汤 治丈夫、妇人远年日近肺气咳嗽，上气喘急，喉中涎声，胸满气逆，坐卧不安，饮食不下。

罂粟壳　人参　粉草各半两　陈皮　茯苓　杏仁制　明阿胶炒　五味子　桑白皮　薏苡仁　紫苏各一两　加百合　贝母去心　半夏曲　款冬花各一两

上咬咀，每服五钱，姜三片，枣二枚，乌梅半枚，水煎，临卧服。

橘皮汤《古今录验方》 疗春冬伤寒，秋夏冷湿咳嗽，喉中作声，上气不得下，头痛。

陈皮　紫菀　麻黄去根　杏仁　当归　桂心　甘草　黄芩各等分

上呕咀，每服五钱，水煎。

四七汤 治痰涎，咽喉之中上气喘逆，甚效。

紫苏叶二两　厚朴三两　茯苓四两　半夏五两

上为末，每服四钱，姜七片，枣一枚，水煎。

千缗汤 治痰喘。

半夏七枚，炮裂，四片破之　皂角去皮，炙一寸　甘草炙，一寸　生姜如指大

上同以水一碗，煮去半，顿服。

呕吐腹痛门

诃子散 治老幼霍乱吐利，一服取效。又治九种心痛，及心脾冷痛不可忍，神效。

诃子　甘草　厚朴制　干姜　草果仁　陈皮　良姜　茯苓　神曲　麦蘖各等分

上为细末，每服三钱，候发刺痛不可忍，用水一盏半，煎七分，入盐服。

鸡苏散 治虚损气逆，吐血不止。

鸡苏叶　黄芩各一两　当归半两　赤芍药半两　阿胶二两　伏龙肝二两　刺蓟
生地黄　黄芪各一两

上为粗末，每服四钱，姜三片，竹茹弹子大，水同煎。

五神汤 治妇人热毒上攻，吐血不止。

生藕汁　刺蓟汁　生地黄汁各三盏　生姜汁半盏　白蜜一盏

上和煎三两沸，无时，以一小盏，调炒面尘一钱服。

犀角地黄汤方在前《难知》内附

葱白散 治一切冷气不和及本脏膀胱，气攻冲疼痛，大治产前后腹痛，胎不安，忽血刺痛，宿冷，带癖。

川芎　当归　枳壳　厚朴　桂心　干姜　芍药　青皮　木香　麦芽　三棱
莪术　茯苓　神曲　人参　苦楝子　熟地黄　舶上茴香各等分

上为细末，每服三钱，水一盏，连根葱白二寸，拍破，盐半钱，煎至七分，温服。内大黄、诃子，宜相度病状。如大便不利，入大黄同煎，却不入盐。如大便自利，入诃子煎。

桂枝桃仁方方在前　治经候前先腹痛，不可忍者。

黑神丸

神曲　茴香各四两　木香　椒炒香，出汗　丁香各半两　槟榔四枚　漆六两半，生用，重汤煮半日，令香

上除椒漆外，五物皆半生半炒，为细末。用前生熟漆和丸，如弹子大，茴香末十二两，铺阴地荫干，候外干，并茴香收器中干，去茴香。肾余，膀胱，疝癖

及疝坠，五隔，血崩，产后诸血，漏下赤白，并一丸，分四服，死胎一丸，皆绵灰酒下。

若难产，炒葵子四十九枚，捣碎，酒煎下。诸疾不过三服，疝气十服，膈气癥癖五服，血瘕三丸，当瘥。

桃仁煎 治妇人血瘀血积，经候不通。

桃仁 大黄各一两 虻虫半两，炒黑 朴硝一两

上四味为末，以醇醋二升半，银石器中慢火煎取一半，下大黄、桃仁、虻虫等，不住手搅，欲下手丸，下朴硝，更不手搅，良久出之，丸如桐子大。前一日不用吃，晚食五更初，用温酒吞下五丸，日午取下，如赤豆汁，或如鸡肝、虾蟆衣状。前一日不用吃晚食，五更初用温酒吞下五丸，日午取下如赤豆汁，或如鸡肝、虾蟆衣状。未下再作，如鲜血来即止。

没药散 治一切血气，脐腹撮痛，及产后恶露不行，儿枕块痛。

血竭 没药并细研 桂心 当归 蒲黄 红花 木香 延胡索 干漆炒 赤芍药各等分

上为极细末，每服二钱，热酒调下，食前。若血块冲心痛甚，危者，以大顺散三钱，热酒调服，立止。

牡丹散 治妇人久虚，羸瘦，血块走疰，心腹疼痛。

牡丹皮 桂心 当归 延胡索各一两 莪术 牛膝 赤芍药各二两 荆三棱半两

上为粗末，每服三钱，水酒各半煎。

妊娠恶阻门

人参橘皮汤 治阻病，呕吐痰水。

人参 橘红 白术 麦门冬去心，各一两 甘草三钱 厚朴制 白茯苓各半两

上为粗末，每服四钱，淡竹茹弹子大，生姜三片，水同煎，空心，食前。

归原散 治妊娠恶阻，呕吐不止，头痛，全不入食，服诸药无效者。

人参 甘草 川芎 当归 芍药 丁香各半两 白茯苓 白术 陈皮各一两半 桔梗炒 枳壳炒，各二钱半 半夏洗七次，切，炒黄，一两

上㕮咀，每服三钱，生姜五片，枣一枚，水同煎。

安胎饮 治妊娠恶阻，心中愦闷，头重目眩，呕逆不食，或胎动不安，腰腹疼痛。

甘草 茯苓 当归 熟地黄 川芎 白术 黄芪 白芍药 半夏洗七次，炒 阿胶炒 地榆各等分

上㕮咀，每服三钱，姜四片，水同煎。

半夏茯苓汤 治妊娠恶阻，虚烦，吐逆，百节烦疼，羸瘦有痰，胎孕不牢。

半夏洗七次，炒黄　生姜五两　茯苓　熟地黄各三两　橘红　细辛　人参　芍药
紫苏　川芎各一两　桔梗　甘草各半两

上咬咀，每服五钱，姜七片，水煎，空心兼服茯苓丸。

若有客热烦渴，口疮，去橘皮、细辛，加前胡、知母各三两。

若腹冷下痢，去地黄，加炒桂心二两。

若胃中虚热，大便秘，小便赤涩，加大黄三两，去地黄，加黄芩一两。然半夏虽能动胎，若炒过则无妨也。

茯苓丸 治妊娠阻病，心中烦闷，痰吐晕重，先服半夏茯苓汤两剂后，服此药。

赤茯苓　人参　桂心　干姜　半夏泡洗七次，炒黄　橘红各一两　白术　葛根
甘草　枳壳各二两

上为细末，炼蜜为丸，桐子大，每服五十丸，米饮下日三。一方加麦门冬，《肘后》加五味子。

紫苏饮 治妊娠胎上逼，胀满疼痛，谓之子悬，兼治临产惊恐，气结连日不下。

当归　甘草各二钱半　大腹子　人参　川芎　陈皮　白芍药各半两　紫苏二两
上咬咀，每服半两，水一盏半，姜四片，葱白七寸，去滓温服，空心。

夺命丸 治妇人小产下血，子死憎寒，手指、唇口、爪甲青白，面色黄黑，或胎上抢心，则闷绝欲死，冷汗自出，或食毒物，伤动胎气，下血不止。治尚未损，服之可安，已死，服之可下。

牡丹皮　白茯苓　桂心　桃仁制　赤芍药各等分

上为细末，以蜜丸如弹子大，每服一丸，细嚼，淡醋汤下，速进两丸，至胎腐烂腹中，危甚者，立可取出。

阿胶散 治妊娠，或因顿仆，胎动不安，腰痛，腹满，或有所下，或胎上抢心。

熟地黄二两　白芍药　艾叶　当归　甘草　阿胶　黄芪各一两　一方有川芎
上咬咀，每服半两，姜三片，枣一个，水同煎。

当归芍药散 治妊娠腹中绞痛，心下急痛，及疗产后血晕，崩中，久痢。

白芍药半斤　当归　茯苓　白术各二两　泽泻　川芎各四两
上为细末，每服三钱，食前温酒调服，以蜜和丸，亦可。

芎归汤 治妊娠先患冷气，忽中心腹痛如刀刺。

川芎　人参　茯苓　桔梗　吴茱萸　当归各三两　厚朴制　芍药各二两
上咬咀，以水九升煎取三分，分三服，气下即安。

通气散　治妊娠腰痛，状不可忍，此药神妙。

破故纸不以多少，瓦上炒香熟为末，嚼胡桃肉一个，空心温酒调下三钱。

五加皮散　治妊娠腰疼不可忍，或连胯痛。先服此散。

杜仲四两　五加皮　阿胶炙　防风　狗脊　川芎　白芍药　细辛　草薢各三两
杏仁八十个，去皮尖，炒

上㕮咀，以水九升，煮取二升，去滓下胶，作三服。

五加皮丸　治妊娠腰痛不可忍者，次服此丸。

续断　杜仲各二两半　芎劳　独活各三两　五加皮　狗脊　草薢　芍药　薯蓣
诃子肉各八两

上为细末，炼蜜丸如桐子大，空心酒下四十丸，日三。

咳嗽门

桔梗散　治妊娠肺壅咳嗽喘急。

天门冬去心，一两　贝母　人参　甘草　桑白皮　桔梗　紫苏各半两　赤茯苓
一两　麻黄去节，七钱半

上㕮咀，每服四钱，姜三片，水煎。

马兜铃散　治妊娠胎气壅滞，咳嗽喘急。

马兜铃　桔梗　人参　甘草　贝母各半两　陈皮去白　大腹子　桑白皮　紫苏
各一两　五味子半两减半

上㕮咀，每服四钱，姜三片，水煎。

麻黄散　治妊娠外伤风冷，痰逆，咳嗽不食。

麻黄去节　陈皮去白　前胡各一两　半夏洗，炒　人参　白术　枳壳炒　贝母
甘草各半两

上㕮咀，每服四钱，葱白五寸，姜三片，枣一个，水同煎。

紫菀汤　治妊娠咳嗽不止，胎不安。

紫菀一两　桔梗半两　甘草　杏仁　桑白皮各二钱半　天门冬一两

上㕮咀，每服三钱，竹茹一块，水煎去滓，入蜜半匙，再煎二沸，温服。

升麻散　治妊娠壅热，心神烦躁，口干渴逆。

升麻　黄芩　人参　麦门冬　栀子仁　柴胡　茯神　瓜蒌根　犀角屑各一两
知母　甘草各半两

上㕮咀，每服四钱，水煎。

知母散　治妊娠烦躁，闷乱口干，及胎脏热。

知母　麦门冬　甘草各半两　黄芪　子芩　赤茯苓各七钱半

上㕮咀，每服四钱，竹茹一块，水煎。

葛根散　治妇人妊娠，胸膈烦躁，唇口干渴，四肢壮热，少食。

葛根　黄芩　人参　葳蕤　黄芪　甘草　麦门冬各等分

上㕮咀，每服四钱，竹茹弹子大，水煎。

人参黄芪散　治妊娠身热，烦躁口干，食少。

人参　黄芪　葛根　秦艽　麦门冬各一两　知母七钱半　甘草半两　赤茯苓一两

上㕮咀，每服四钱，姜三片，淡竹叶十四片，水同煎。

独活防风汤　治妊娠中风，角弓反张，口噤语涩，谓之风痉，亦名子痫。

麻黄去节　防风　独活各一两　桂心　羚羊角屑　升麻　甘草　酸枣仁　秦艽各半两　川芎　当归　杏仁制，各七钱

上㕮咀，每服四钱，姜四片，竹沥一合，水同煎。

防风葛根汤　治妊娠中风，腰背强直，时复反张。

防风　葛根　川芎　地黄各二两　杏仁制　麻黄去节，各一两半　桂心　独活　甘草　防己各一两

上㕮咀，每服四钱，水煎。

葛根汤　治妊娠临月因发风痉，忽闷愦不识人，吐逆眩倒，名子痫。

葛根　贝母去心　牡丹皮　防己　防风　当归　川芎　白茯苓　桂心熬　泽泻　甘草各二两　独活　石膏　人参各三两

上㕮咀，以水九升煮取三升，分二服。贝母令人易产，未临月，升麻代之。

伤寒门

白术散　治妊娠伤寒，烦热头痛，胎气未安，或时吐逆，不下食。

白术　橘红　麦门冬　人参　赤茯苓　前胡　川芎各一两　甘草　半夏洗，炒，各半两

上㕮咀，每服四钱，姜四片，竹茹二钱半，水煎。

升麻散　治妊娠伤寒，头痛，身体壮热。

升麻　苍术炒　麦门冬　麻黄去节，各一两　黄芩　大青各半两　石膏二两

上为粗末，每服四钱，姜四片，淡竹叶二七片，水同煎。

柴胡散　治孕妇伤寒。

柴胡　前胡　川芎　当归　人参　芍药　粉草　生地黄各等分

上为细末，每服三钱，姜三片，枣三枚，水煎，要出汗加葱。

秦艽散　治妊娠时气五六日，不得汗，口干多吃冷水，狂语呕逆。

秦艽　柴胡各一两　石膏二两　前胡　赤茯苓　甘草　葛根　升麻　犀角屑　黄芩各半两

上㕮咀，每服四钱，姜四片，竹茹三钱，水煎。

败毒散、升麻葛根汤皆可用之。

七宝散　治男子妇人一切疟疾，或先寒后热，或先热后寒，不问鬼疟食疟，

不伏水土，山岚瘴气似疟者，亦皆治之。

常山　厚朴姜制　青皮　陈皮并不去白　甘草　槟榔　草果仁各等分

上咬咀，每服半两。于未发，隔夜用水一碗，酒一盏，煎至一大盏滤出，露一宿，却将滓再用酒水，更依前煎一次，去滓，别以碗盛，亦露一宿。来日当发之，早烫温，面东先服头药，少歇再服药滓，大有神效。

霍乱吐泻门

人参散　治妊娠霍乱吐泻，心烦腹痛。

人参　厚朴姜制　橘皮各一两　当归炒　干姜炮　甘草炙，各半两

上为末，每服四钱，枣三个，水同煎。

白术散　治妊娠霍乱，腹痛，吐逆不止。

白术炒　益智仁　枳壳制　橘红各七钱　草豆蔻煨，去皮　良姜炒，各半两

上为末，每服四钱，姜四片，水同煎。

草果饮　治妊娠脏气本虚，脾胃久弱，脏腑虚滑，脐腹疼痛，日夜无度。

厚朴姜汁浸，炒黄，二两　肉豆蔻一个，面裹煨　草豆蔻一个，煨

上咬咀，每服三钱，姜三片，水煎。

三黄熟艾汤方在《活人》内①。

黄连汤　治妊娠下痢赤白，脓血不止。

黄连八钱　厚朴制　阿胶炙　当归各六分　艾叶　黄柏各四分　干姜五分

上为细末，空心米饮调下方寸匕，日三服。

厚朴散　治妊娠下痢黄水不绝。

厚朴姜汁炙，三两　黄连二两　肉豆蔻五个，连皮

上用水二升煮取一升，顿服。

又方　治妊娠挟热下痢，亦治丈夫常痢。

黄连　黄柏各一升　栀子仁二十枚

上为末，每服五钱，水二盏浸三时，久煮十沸，顿服。

若呕者，加橘皮一两，生姜二两。

又方　治妊娠下痢腹痛，小便涩。

糯米一合　当归炒　黄芪各一两

上细切和匀，以水二盏煮取一盏二分，去滓，分四服。

又方　治妊娠素弱，频并下痢，腹痛羸瘦，面色痿黄，不美饮食。

厚朴一两半　白术　川芎　白芍药　熟地黄各一两　当归炒，一两　干姜　人参

---

① 方在活人内："活人"指《类证活人书》。《济生拔萃》内无此方药详细内容。《类证活人书》载三黄熟艾汤：黄芩、黄柏、黄连各二分，热艾（半个鸡子大）一团为粗末，每服三钱，水煎，不拘时服。功能除热止痢。治伤寒四五日，大下热痢，诸药不止者。

各半两　诃子三分　甘草一分

上咬咀，每服四钱，枣三枚，水煎。

葶苈散　治妊娠遍身洪肿。

葶苈子二两半　白术五两　茯苓　桑白皮　郁里仁各二两

上为粗末，水六升，煮取二升，分三服，小便利即瘥。

又方

泽泻　葶苈各三两　茯苓　枳壳　白术各六两

上细切，以水六升煮取二升，分二服。

泽泻散　治妊娠气壅身体，腹胁浮肿，喘急，大便不通，小便赤涩。

泽泻　桑白皮　木通　枳壳　赤茯苓　槟榔各等分

上咬咀，每服四钱，姜四片，水同煎，食前。

防己汤　治妊娠脾虚，通身浮肿，心腹胀满，喘促，小便不利。

防己七钱半　桑白皮　赤茯苓　紫苏茎叶各一两　木香二钱半

上为粗末，每服四钱，姜四片，水同煎，食前。

无名方四[①]　治妊娠三五个月，胎死在腹内不出。

大腹子　赤芍药　榆白皮各三两　当归一两，炒　滑石末七钱　瞿麦　葵子　茯苓　粉草　子芩各半两

上为粗末，每服四钱，水煎。

无名方五[②]　邓知县传。疗死胎不出。

朴硝研细半两，以童子小便温调下，屡效。

花蕊石散方在《机要》中　治妇人败血奔心，胎死腹中，胎衣不下等证，极妙。

清魂散　治产后血晕。

泽兰叶　人参各二钱半　荆芥一两　川芎半两　甘草二钱

上为末，用温酒热汤各半盏调二钱，急灌之。

广济方　治产后血晕，心闷不识人，神言鬼语，气急欲绝。

芍药　甘草　丹参并咬咀，各一两　生地黄汁一升　生姜汁　白蜜一合

上水二升，先煮前三味，取八合，下地黄、生姜汁、蜜，分为二分。

独行散　治产后血晕，昏迷不省，冲心闷绝。

五灵脂半生半炒，二两

上为细末，温酒调下二钱，口噤者，拗开口灌之，入喉即愈。一方加荆芥等分为末，童便调下。

---

① 无名方四：原无方名。以"无名方四"代之。

② 无名方五：原无方名。以"无名方五"代之。

又方　治产后血晕危困。

生地黄汁一大盏　当归二钱半，剉　赤芍药二钱半，剉

上水煎三五沸，温服，如觉烦热，去当归，入童子小便半盏，服之。

夺命散　治产后血晕入心经，语言颠倒，健忘，失志。

没药　血竭等分

上细研为末，产后便用童子小便，与细酒各半盏，煎一二沸，调下二钱，良久再服，其恶血自下。

苏合香丸童子小便调下，亦妙。

又方　治产后败血冲心，发热狂言奔走，脉虚大者。

干荷叶　生地黄干　牡丹皮等分

上三味浓煎汤，调蒲黄二钱匕，一服即定。四物汤加柴胡，小柴胡加生干地黄等分，煎服亦可。

又方　治产后中风，不省人事，口吐涎，手足瘈疭。

当归　荆芥穗各等分

上为细末，每服三钱，水一盏，酒少许，煎至七分，灌之。如牙关紧急，用匙斡开灌下，屡用救人有效。

经效方　治产后中风，腰背强直，时时反张，名曰风痉。

防风　干葛　川芎　地黄各二两　麻黄去节　甘草　桂心　独活　羌活　秦艽　防己各四两　杏仁五十个，去皮尖，炒

上㕮咀，每服一两，水煎有汗者，不可服。

小续命汤连进数服愈。

又方　治产后中风，半身手足不遂，言语蹇涩，恍惚多忘，精神不定。

独活　当归　芍药　防风　川芎　玄参　天麻各五钱　桂心三钱

上㕮咀，以水八升，煮取二升半，分为三服，觉效更作一剂，又作丸，每服二十九。

若有热，加葛根五两，有冷加白术五两。若有气证，加生姜一两半。

若手足不稳，加牛膝一两二钱，草薢三两，黄芪四两。

若腹痛，加当归、芍药各七钱半。

若不食，加人参五钱，玄参一两。

若寒中，三阳所患必冷，小续命汤加生姜汁煎。

若暑中，三阴所患必热，小续命汤去附子，减桂心一半加薄荷煎。

产后门

趁痛散　治产后气弱血滞，身热头痛，遍身疼痛。

牛膝　当归　桂心　白术　黄芪　独活　生姜各半两　甘草　薤白各二钱半

上咬咀，每服半两，水三盏煎至盏半，去滓，食前。

五积散加醋煎，治感寒头痛身疼方在《难知》内附。加桃仁煎，治腰痛逐败血，去风湿。

生地黄汤 治产后腰疼，腹中余血未尽，并手足疼，不下食。

生地黄汁一升　芍药　甘草各二两　丹参四两　蜜一合　生姜汁半合

上切，以水三升煮取一升，去滓内地黄汁，蜜姜汁微火煎一二沸，一服三合，日二夜三，利一两行。

牡蛎散 治产后恶露，淋沥不绝，心闷短气，四肢乏弱，头目昏重烦热。

牡蛎　川芎　熟地黄　白茯苓　龙骨各一两　续断　当归炒　艾叶酒炒　五味子　人参各半两　甘草二钱半　地榆半两

上为末，每服三钱，生姜三片，枣一枚，水同煎，食前。

蒲黄散 治产后三四日，恶露不下，呕逆壮热。

芍药二两五钱　知母二两　生姜　当归　蒲黄各二两　红花五钱　荷叶中心蒂七个　生地黄汁一盏

上咬咀，以水二升煎至一升，去滓，下蒲黄煎四沸，空心分作三服。

备急丹 治产后恶血冲心，胎衣不下，腹中血块。

以锦纹大黄一两，为细末，用釅醋半升同煎，成膏丸如桐子大，患者用醋七分盏化五丸至七丸，服之须臾[1]血下即愈。若坠马内损，恶血不散，服之神效。

失笑散 治心腹痛欲死，百药不效，服此顿愈。

五灵脂　蒲黄各等分

上为末，先用釅醋调二钱，熬膏，入水一盏，煎至七分，食前热服，是验。

地黄散 治产后恶物不尽，腹内疗痛。

生干地黄　当归并略炒，各一两　生姜半两，细切如蝇头大，新瓦炒令焦黑

上为细末，姜酒调二钱服。

卷荷散 治产后血上冲心，血刺血晕，腹痛，恶露不快。

初出卷荷　红花　当归各一两　蒲黄纸炒　牡丹皮各半两

上为细末，每服三钱，空心温酒调下，一腊内用童小便调下。

又方 疗产后血结下不尽，腹中绞痛不止。

大黄另浸　生干地黄　当归各二两半　川芎　芍药　桂心各一两　甘草　黄芩各一两半　桃仁四十九枚，制

上切细，以水七升煮取二升半，下大黄，更煎一二沸，分三服。

又方 治先患冷气，因产后发腹痛。

---

① 须臾：原作"湏更"，疑形近而误。

芎劳　桂心　当归　茯苓　吴茱萸　芍药　甘草各一两半　桃仁二两半

上㕮咀，水七升煮取二升，去滓，分三服。

桃仁芍药汤　治产后腹痛。

桃仁半升　芍药　当归　川芎　干漆碎，熬　桂心　甘草各二两

上细切，以水八升，煮取二升半，去滓，分三服。

又方　治腹中绞痛不可忍。

延胡索　当归　白芍药　川芎　干姜各等分

上为末，每服三钱，温酒调下。

又方　治证同前。

延胡索　桂心各半两　当归一两

上为细末，热酒调下。

紫金丸　治产后恶露不快，腰痛，小腹如刺，寒热头痛，久有瘀血，月水不调亦可治，心痛与失笑散同。

五灵脂炒为末　真蒲黄等分

上以好米醋调五灵脂末，慢火熬成膏子，次以蒲黄末搜①和丸，如樱桃大，每服一二丸，水与童子小便各半盏，煎至七分，至药化，温服之少顷，再一服，恶露即下。

若久有疼，血成块，月信不利者，并用酒磨下。

产后六七日忽然脐腹痛，皆由呼吸冷气，乘虚入客于血，宜服。

当归建中汤　方在《元戎》内附。

以当归建中汤和四顺理中丸，共研蜜丸，饭饮吞下，极妙。

羊肉汤　治产后内虚，寒气入腹，腹中绞痛。

肥羊肉一斤　当归　甘草　芍药各一两

上㕮咀，以水一斛，先煮羊肉取七升，入药更煮作二升，去滓，分服。

产宝方　治产后心腹切痛，不能饮食之气，往来寒热。

当归　川芎　黄芩　人参　甘草　芍药　防风　生姜各七钱半　大黄五钱，宜相强弱投之　桃仁八十个

上㕮咀，以水七升煮取二升，下大黄，更煎三沸，分作三服。

桂心丸　治产后血气不散，积聚成块，上攻心腹，或成寒热，四肢羸瘦烦疼。

青皮　干漆炒烟尽，各七钱半　没药　槟榔　当归　桂心　赤芍药　牡丹皮各半两　大黄炒　桃仁去皮尖　鳖甲酥炙　厚朴制　三棱煨　延胡索各一两

上为细末，炼蜜丸桐子大，每服三四十丸，温酒下。

---

① 搜：此处意为"挖，掏"，即用手挖、掏五灵脂膏，与蒲黄末和为丸子。

产宝方 治血瘕，痛无定处。

童小便三升 生地黄汁 生藕汁各一升 生姜汁二升

上先煎，前三味约三分减二，次下生姜汁，慢火煎如稀饧，每取一合，温酒调下。

又方 治血瘕痛，脐下胀，不下食。

当归二两 桂心 芍药 血竭 蒲黄各一两半 延胡索一两

上为细末，每服二钱匕，温酒调下。

竹叶汤 治产后虚渴，少气力。

竹叶三升 甘草 人参 茯苓各一两 小麦五合 生姜 半夏各三两 麦门冬五两 大枣十五枚

上㕮咀，以水九升，先煮竹叶、小麦、生姜、枣，取七升，去滓内药。再煎取二升，去滓，一服五合，日三夜一。

延胡索散 治产后血渴不止。

延胡索 郁金 干葛 桂心 青皮 枳壳制，等分

上并以好醋浸一宿，焙干为细末，每服二钱，冷橘皮汤调下三服，瘥。

草果饮子 治妇人产后疟疾，寒热相半，或多热者。

半夏洗 赤茯苓 甘草炙 草果炮，去皮 川芎 陈皮 白芷各二钱 青皮去白 良姜 紫苏各一钱 干葛四钱

上㕮咀，每服秤三钱，姜三片，枣二枚，水同煎，去滓，当发日侵早①连进三服，无有不安。

生熟饮子 治产后疟疾多寒者。

肉豆蔻 草果仁 厚朴生 半夏 陈皮 甘草 大枣去核 生姜各等分

上细剉，和匀，一半生用，一半以湿皮纸里煨令香，熟去纸，同和匀。每服秤五钱，水二盏煎至七分，食前一服，食后一服。

增损柴胡汤 治产后虚羸发寒热，饮食少，腹胀。

柴胡 人参 甘草 半夏 陈皮 川芎 白芍药各等分

上㕮咀，每服三钱，姜五片，枣二枚，水同煎，食后，日二。

熟地黄散 治产后蓐劳，皆由体虚，气力未复，劳动所致，四肢烦疼，时发寒热。

熟地黄 人参 白芍药 白茯苓 白术 续断各一两 黄芪 桂心 五味子 当归 麦门冬 川芎各七钱半

上㕮咀，每服四钱，姜三片，枣一枚，水同煎。

---

① 侵早：意为天刚亮，拂晓。

黄芪丸 治产后蓐劳，寒热进退，头目眩痛，百骨节疼酸，气力赢乏。

黄芪 鳖甲 当归炒，各一两 桂心 白芍药 续断 川芎 牛膝 苁蓉 沉香 柏子仁 枳壳各七钱半 五味子 熟地黄各半两

上为细末，炼蜜丸桐子大，每服四五十丸，粥饮下，食后。

无名方六[①] 疗产后呕吐不止。

橘红一两 半夏曲 甘草各半两 藿香二两

上为细末，每服三钱，姜三片，水煎。

参苏饮 治产后血入于肺，面黑发喘欲死者。

人参一两，另为[②] 苏香二两

上以水两碗，煮取一碗以下，去滓，调参末，随时加减服，神效不可言。

黄连丸 治产后赤白痢，腹中绞痛不可忍。

黄连四两 阿胶 蒲黄 栀子仁各一两 当归一两半 黄芩二两 黄柏三两

上为细末，炼蜜为丸，桐子大，每服六十丸，米饮下，日三夜一。

救急散 治产后赤白痢，腹中绞痛。

芍药 阿胶 艾叶 熟地黄各四两 甘药 当归各三两

上㕮咀，水二升煮取八合，分二服，空心。

桑螵蛸散 治产后小便数及遗尿。

桑螵蛸三十个，炒 鹿茸酥炙 黄芪各三两 牡蛎煅 人参 厚朴 赤石脂各二两

上为细末，空心米饮调下三钱匕。

又方 桑螵蛸半两，炒 龙骨一两

上为细末，米饮调下二钱，空心。

无名方七[③] 疗产后大小便不利，下血。

车前子 黄芩 蒲黄 牡蛎 生地黄 芍药各一两半

上为细末，空心米饮服方寸匕，忌面蒜。

立效方 下乳汁。

粳米 糯米各半合 莴苣子一合并淘净 生甘草半两

上煎汁一升，研药令细，去滓分作三服，立下。

又方 猪蹄一只 通草四两

上以水一斛，煮作羹食之。

---

① 无名方六：原无方名。以"无名方六"代之。
② 另为：据后文义，应为"另研"。
③ 无名方七：原无方名。以"无名方七"代之。

皂角散 治吹奶。

歌曰：妇人吹奶意如何，皂角烧灰蛤粉和。热酒一杯调八字，须用揉散笑呵呵。

又方 乳香一钱，研　栝蒌根末一两

上研令匀，温酒调二钱服，天南星末用温汤调涂之。

连翘汤 治产后妒乳①并痈。

连翘　升麻　芒硝一两　玄参　芍药　白蔹　防己　射干各八钱　大黄二钱
甘草六钱　杏仁四十个，去皮尖

上㕮咀，以水五升煮二升，下大黄，次下硝，分三服。

张氏橘皮汤 治乳痈未结即散，已结即溃，极痛不可忍者，神效。因小儿吹奶变成斯疾者，并皆治之。

陈皮汤浸去白，晒干，面炒微黄，为细末，麝香研，酒调二钱。初发觉赤肿疼痛，一服见效。

神效瓜蒌散 治乳疽奶劳神效。

瓜蒌一个，去皮，焙为末，子多者有力　生甘草　当归酒浸，焙，各半两　乳香一钱
通明没药二钱半，二味另研

上为末，用无灰酒三升，于银石器内慢火熬取一升清汁，分作三服。食后良久服，如有奶劳便服此药，可杜绝病根。如毒气已成，能化脓为黄水。毒未成，即于大小便中通利。如疾甚，再合服，以退为妙。

五香连翘汤亦可，方在《宝鉴》内。

小儿十二证 方十二道

夫小儿伤寒与大人不同，何也？小儿奇经未盛，精神未全，八脉皆虚，七神尚弱，语言不正，喜怒不节，性情未定，非食谷味，专于精神也。

是食乳专于精神也，真牙未生，变蒸尚在，岂不异于大人哉？

设令小儿十岁已上卒暴身壮热恶寒，四肢冷或耳鼽冷，鼻中气热，或为瘢疹也。与伤寒表证相似，胎气始发，自内之外，与伤寒表证同治者，误也。

当作小瘢疮治之，小儿伤寒身热，头痛面赤者，在表也。气粗腹满，小便赤涩者，在里也。小儿形候虽有汗下之病，未及五岁，可以视听，未可脉别，故不行于诊。五岁以上，谷气渐实，可以脉别浮、沉、迟、数，表里寒热，察色听声而得其全，故知小异大同也。小儿伤寒头痛，身壮热无汗，鼻气壅塞，目涩，小便清者，知不在里，可汗而发之，**宜麻黄黄芩汤**。

---

① 妒乳：乳痈。

麻黄三两　赤芍药　黄芩各半两　甘草炙　桂枝各二钱半

上为粗末，水煎。

小儿中风，身热头项皆强，自汗，表不和也，**宜升麻黄芩汤**。

升麻　葛根　黄芩　芍药各五钱半　甘草一钱半

上剉细，每服二钱，水煎。

小儿表伤则皮肤闭而为热盛，即生风，欲为惊畜，血气未实，不能胜邪，故发畜也。大小便依度口中气热，当发之，**宜大青膏**。

天麻末五钱　白附子末二钱半　蝎蛸去毒，生，半钱　朱砂研，一字　麝香一字
乌梢蛇肉酒浸焙干，取末半钱　青黛研，一钱　天竺黄研，一字

上同再研细，生蜜和成膏，每服半皂子大，月中儿粳米大，同牛黄膏温薄荷汤化一处服之，五岁以上，同甘露散服之。

小儿伤寒热烦，小便赤涩，大便褐色，面赤气热者，**导赤散**。

生地黄　木通　甘草各等分

上为细末，每服三钱，竹叶五七片同煎。

小儿热结于内，腹胀壮热，大便赤黄，燥烦闷乱者，**泻青丸**。

当归　龙胆　川芎　山栀子　大黄　羌活　防风各等分

上为细末，炼蜜丸鸡头大，每服半钱至一丸，煎竹叶，同沙糖水化下。

小儿结热于内，口干而渴，身黄体重者，**白术散**。

人参　白术　白茯苓　甘草炒　藿香叶各一两　葛根二两

上为粗末，每服一钱至二钱，水煎。

小儿结热，上气喘者，**四顺散**，一名清凉饮子。

大黄蒸　甘草炙　当归洗　芍药洗，各等分

上为细末，每服一钱，薄荷三叶同煎。

小儿客热在内，不思乳食，宜导赤散，次服**益黄散**。

陈皮一两　青皮　诃子肉　甘草各半两　丁香二钱

上为细末，每服二钱，水煎。

小儿癍疮始觉，有表证，**升麻汤**。

升麻　葛根　甘草　芍药各等分

上为粗末，每服二钱，水煎。

小儿癍出不快者，或未出者，**紫草升麻汤**。

紫草嫩者　升麻　甘草炙，各半两

上剉细，每服三钱，粳米五十粒，同煎。

小儿癍出欲透皮肤，身热，咽喉不利，**甘草桔梗升麻汤**。

甘草半两　桔梗一两　升麻半两

上剉细，每服二钱，水煎。

小儿瘢疮黑陷者，**真牙汤**。

人牙二枚，烧存性，入麝香少许

上为细末，用紫草升麻汤调下。

小儿瘢疹黑陷方

干烟脂三钱　胡桃一个，烧存性

上为细末，煎胡荽酒调药一钱服之，立效。

小儿瘢疹黑陷方

腊月秃枭①脑子或一个，或二个，以好酒调服若干者，以好酒浸少时化开，依上调服立效。

小儿瘢后，眼有翳膜，竹叶汤同沙糖化下，泻青丸一两丸，渐至微利，神效。

小儿咳嗽喘逆，身热鼻干燥者，是热入肺经，为客热，呷呀有声，**黄芪汤**。

黄芪二两　人参三钱半　桑白皮三钱　地骨皮五钱　甘草二钱半

上㕮咀，煎至七分，放冷时时服之。

人参羌活散　治小儿寒邪温，时疫瘢疹，头疼体痛，壮热多睡，下治潮热，烦渴痰实，咳嗽。

羌活　独活　柴胡　人参　芎藭　枳壳麸炒　甘草炙，各二两　前胡　桔梗天麻酒浸，炙　地骨皮各半两　白茯苓去皮，二两

上为散，每服二钱，水一盏，入薄荷少许，同煎，去滓，温服，不拘时候。

七味羌活膏　治急慢惊风，壮热发搐。

羌活　独活　乌蛇肉酒浸一宿，焙，各一两　天麻　全蝎　人参　白僵蚕各半两

上为末，炼蜜为丸，如皂子大，每两作五十丸，每服一丸，煎荆芥汤化下。

---

① 枭：鸮。

卷第十四　海藏癜论萃英

目　录

疮疹标本

昔睦亲宫十太尉病疮疹，众医治之。王曰：疹未出，属何脏腑？一医言胃气热，一医言伤寒不退，一医言在母腹中有毒。钱氏曰：若言胃气热，何以乍凉乍热？若言母腹中有毒，属何脏也？医曰：在脾胃。钱氏曰：既在脾胃，何以惊悸？钱曰：夫胎在腹中，月至六七，则已成形，食母秽液，入儿五脏，食至十月，满胃脘中，至生之时，口有不洁。产母以手拭净，则无疾病。俗以黄连汁压之，方下脐粪及涎秽也。此亦母之不洁，余气入儿脏中，本先因微寒入而成。疮疹未出，五脏皆见①病证，内一脏受秽多者，乃出疮疹。初欲病时先呵欠，顿闷，惊悸，乍凉乍热，手足冷，面腮赤燥，咳嗽，喷嚏，此五脏证俱也。呵欠、顿闷，肝也；时发惊悸，心也；乍凉乍热、手足冷，脾也；面赤、腮颊赤、喷嚏，肺也；惟肾无候，以在腑下，不能食秽故也。凡疮疹乃五脏毒，若出归一证，肝水疱，肺脓疱，心癍，脾疹，惟肾不食秽毒而无诸证。疮黑者属肾，由不慎风冷而不饱内虚也。又用抱龙丸数服愈，以其别无他候，故未发出则见五脏证，已出则归一脏矣。

海藏云：本先因微寒入一句，并由不慎风冷而不饱内虚一句，勿认作寒证，当识用抱龙丸，即知癍疹多热也。

治小儿壮热，昏睡，伤风，风热，疮疹，伤食，皆相似未能辨认，间服升麻葛根汤、惺惺散、小柴胡汤甚验，盖此数药通治之，不致误也。惟伤食则大便酸臭，不消化，畏食或吐，宜以药下之。海藏云：伤食宜以药下之者，当详其所伤何物，生硬寒热不等，不可遂用巴豆之类大毒之药下之。升麻葛根汤，太阳阳明也；惺惺散，风热咽不利，脾不和，少阳渴，小便不利也；小柴胡汤，往来寒热，胸胁微痛，少阳也。然欲知其经，当以脉别之。

小儿耳冷骫②冷，手足乍暖乍凉，面赤，时嗽时嚏，惊悸，此疮疹欲发也，未能辨认，间服升麻汤、消毒散，已发未发皆宜服，仍用胡荽酒、黄柏膏。暑月烦躁，食后与白虎汤、玉露散；热盛与紫雪；咽喉或生疮，与甘桔汤、甘露散。余依钱说。大人小儿同治法，惟剂小大不同耳。

海藏云：消毒散，太阳药；白虎汤，治身热，目疼，鼻干，不得卧，阳明药也，正为泄时暑之剂；甘露饮子，肺肾药也；甘桔汤，少阴药也；紫雪、天门冬、麦门冬、黄芩、地黄为血剂；玉露散，肺肾药；石膏、寒水石为气剂。

升麻葛根汤方在前《保命》小儿门内。

海藏云：太阳阳明之剂。

惺惺散 治伤寒时气，风热痰壅咳嗽及气不和。

---

① 见：原作"儿"，据《小儿药证直诀》改。

② 骫（wěi）：骨端弯曲。引申为枉曲；弯曲。

桔梗　细辛去叶　人参　甘草炒　白茯苓去皮　白术　栝蒌根各一两

上同为细末，每服二钱，水一盏，入薄荷五叶，煎至七分，温服。如要和气，入生姜五片同煎，用防风一分，用川芎一分此又一法。海藏云：此加减四味，亦各随经证也。

消毒散　治疮疹未出，或已出未能匀遍。又治一切疮，凉膈去痰，治咽喉痛。

牛蒡子二两，炒　甘草半两，剉，炒　荆芥穗二钱半

上同为粗末，每服三钱，水一盏半，去滓，温服。海藏云：此前所注，皆温平之剂。一法加防风、薄荷。

黄柏膏　治疮疹已出，用此药涂面，次用胡荽酒，外治法。

黄柏一两　新绿豆一两半　甘草四两

上同为细末，生油调，从耳前至眼眶并厚涂之，日三两次，如早用，疮不至面，纵有亦少。

胡荽酒

胡荽细切四两，以好酒二盏，煎一二沸，入胡荽再煎少时，用物合定放冷。上每吸一两口，微喷，从顶至足匀遍，勿喷头面，病人左右，常令有胡荽，即能辟去汗气，疮疹出快。

四圣散　治疮疹出不快及倒靥①。

紫草茸　木通剉　甘草剉，炒　枳壳麸炒，去穰

上同为粗末，每服一钱，水一中盏，煎至八分，温服无时。

甘露饮子　治心胃热，咽痛，口舌生疮，并疮疹已发未发并可服之。又治热气上攻，牙龈肿，齿动摇。

生地黄　熟地黄　天门冬去心　麦门冬去心　枇杷叶去毛　枳壳麸炒，去穰　黄芩去心　石斛去苗　甘草剉，炒　山茵陈叶

上各等分，为粗末，每服二钱，水一盏，食后温服。牙齿则含嗽并服。海藏云：甘露饮为血剂。

泻青丸方在《保命》小儿条下　海藏云：东垣先生治癍后，风热毒翳膜气晕遮睛，以此剂泻之大效。初觉易治。

补肝丸　四物汤内加防风、羌活等分，为细末，炼蜜为丸是也。

镇肝丸　泻青丸去栀子、大黄。治肝虚。

地黄丸　治肾虚解颅，即魃病也，治脉毛而虚。

熟地黄八钱　山茱萸　干山药　泽泻　牡丹皮　白茯苓各四钱

---

①　倒靥：意为痘疮不能结痂，也指天花患者疮毒外发时身上脸上长的疱疹。

上为末，炼蜜丸如桐子大，三岁已下一二丸或三五丸，空心温水下。

泻肾丸　治脉洪而实。前地黄丸熟地黄改生地黄，去山茱萸是也。此治左手本部脉，若右尺洪实，以凤髓丹泻之。此地黄丸，即仲景八味丸去桂附，若加五味子，肾气丸也。此益肺之原，以生肾水焉。

泻白散　泻肺脾热，目黄，口不吮乳，喘嗽。

桑白皮一两，剉，炒黄　地骨皮一两　甘草半两，炒

上为细末，每服一二钱，水一盏，入粳米百粒同煎，食后服。易老加黄连。海藏云：治肺热传骨蒸自汗，用此以直泻之。栀子、黄芩亦能泻肺，当以气血分之。

阿胶散　补肺。

阿胶一两半，麸炒　马兜铃半两　甘草二钱半，炙　黍粘子二钱半，炒香　杏仁七个，去皮尖　糯米

上为末，每服一二钱，水一盏，食后。海藏云：杏仁本泻肺，非若人参、天门冬、麦门冬之补也，当以意消息。

导赤散　泄丙方在《保命》小儿条下。

泻心汤　泻丁。

黄连一两去须

上为极细末，每服一字至半钱一钱，临卧温水调下。海藏云：易老单泻心汤加减法出于此。乃实邪也，实则泄其子。

益黄散　补脾。

青皮　诃子肉　甘草各半两　陈皮一两　丁香二钱

上为细末，每服二钱，水一盏，煎服。海藏云：此剂泻脾以燥湿。

泻黄散　泻脾热目黄，口不能吮乳。

藿香叶七钱　山栀子仁二两　石膏半两　甘草三两　防风四两

上剉，同蜜酒微炒香，为细末，每服一钱至二钱，水一盏，煎清汁服。海藏云：此剂泻肺热。

白术散

藿香叶　白术　木香　白茯苓　甘草炒　人参各一两　干葛二两，剉

上为末，每服一钱至二钱，水煎，如饮水者多煎与之。海藏云：四君子汤加减法，治湿胜气脱，泄利太过。

生犀汤　黄龙汤、犀角地黄汤加减法。

生犀磋①，取末，二分　地骨皮　赤芍药　柴胡　干葛剉，各一两　甘草半两，炙

---

① 磋：底本作"错"，据《海藏癍论萃英》改。磋，指把象牙加工成器物。

上为末，每服一二钱，水煎。海藏云：此少阳、阳明相合也。

宣风散

槟榔二个　橘皮　甘草各半两　牵牛四两，生熟用

上为极细末，三二岁蜜汤调下半钱，已上一钱，食前易老加防风。海藏云：与通膈丸相上下，气血也。

通膈丸

大黄　牵牛　木通各等分

上为细末，滴水丸，粟粒大，每服三五十丸，量虚实加减。

异功散　温中和气。治吐泄思食^①，凡小儿虚冷病，先与数服，以正其气。

人参　茯苓　白术　甘草　陈皮各等分

上为细末，每服二钱，水一盏，生姜五片，枣二枚，同煎。海藏云：四君子补脾汤加减法。

凉惊丸

草龙胆　防风　青黛研，各三钱　龙脑一钱　钩藤末，二钱　黄连五钱　牛黄　麝香

上为细末，面糊丸，粟米大，每服一二十丸，金银汤下。

黄芪散　治盗汗。

牡蛎烧　黄芪　生地黄各等分

上为末，水煎。

连翘散　治一切热，兼治疮疹，有神。

连翘　防风　栀子　甘草

上为末，水煎。海藏云：治热在外而不厥，此少阳药也。

化毒汤　治小儿疮痘已出，未出并可服之。

紫草茸　升麻　甘草炙，各等分

上㕮咀，水二盏，粳米五十粒同煎。此乃阳明之药也。

紫草木通汤　治小儿疮疹。

紫草　木通　人参　茯苓　粳米各等分　甘草减半

上为末，每服四钱，水煎。此小便不利之剂也。

鼠粘子汤^②　治小儿疮痘欲出，未能得透皮肤，热气攻咽喉，眼赤心烦。

鼠粘子四两，炒　荆芥穗二两　甘草一两　防风半两

上为细末，沸汤点服，临卧。大利咽喉，化痰涎，止嗽，老幼皆宜。海藏云：

---

① 吐泄思食：存疑，无可参照文本。
② 鼠粘子：前文作"黍粘子"，均为牛蒡子别名。

太阳少阳药也，首论温平者此也。

活血散 治疮子或出不快。

白芍药一钱

酒调，如欲止痛，只用温热水调下。海藏云：张和之治四肢出不快，加防风大效。此正的太阴药也。

如圣饮子 治小儿疮疹，毒攻咽喉肿痛。

桔梗一两 甘草生，一两 牛蒡子炒，一两 麦门冬去心，半两

上为末，竹叶同煎，细细服。

犀角地黄汤 方在《拔粹》内《脉诀》中。

洁古老人癍论

论曰：癍疹之病，其为证各异。疮发掀肿于外者，属少阳三焦相火也，谓之癍。小红靥行皮肤之中不出者，属少阴君火也，谓之疹。凡显癍证，若自吐泻者，慎勿乱治而多吉，谓邪气上下皆出也。大凡疮疹，首尾皆不可下，恐妄动而变，此谓少阳通表宜和之也。当先安里解毒，次微发之。安和解毒，须安五脏，防风汤是也。如大便不涩者，须微发之药，钱氏方中甚多，宜选用之。如大过秘，宜微利之，当归丸、枣变百祥丸是也。初知癍疹，若使之癍疹并出，小儿难禁，是以别生他证也。首尾不可下者，首日上焦，尾日下焦，若能吐利，犹不可下也，便宜安里。若不吐泻者，先安里药三五服。如能食而大便秘结内实者，宜疏利之。若内虚而利者，宜用里药，末后一服，调微发之药服之。大抵安里之药多，发表之药少，秘则微疏之，令邪气不壅并而能作番次，使儿易禁也。身温暖者顺，身凉者逆，二者宜多服防风汤和之安里。若大便实秘，能饮食而内实，宜当归丸微利之。

解毒防风汤

防风一两 地骨皮 黄芪 芍药 荆芥 枳壳 黍粘子各半两

上为粗末，每服四五钱，水煎。

当归丸

当归半两 甘草一钱 黄连 大黄各二钱半

上先将当归熬膏子，入药末，三味为丸，渐加服之，以利为度。

枣变百祥丸 治癍疹大便秘结。

红芽 大戟去骨，一两 青州枣去核，三十个

上用水一碗，同煎至水尽为度，去大戟不用，将枣焙干，可和作剂旋丸，从少至多，以利为度。

海藏老人癍论

夫癍之为病，皆由子在母腹中时，浸渍食母血秽，蕴而成毒，皆太阴湿土壅滞，君相二火之所作也。因小儿真气既盛，正气又王，邪无所容，或因天冷，或因伤表，或因伤里，癍由是而生焉。治当何如？外者外治，内者内治，中外皆和，其癍自出。至于恶寒者发之表，大热者夺之，渴者清之，大便秘结者下之，小便不通者利之，惊者安之，泄者分之，何以执一为哉？大抵伤寒同治，最为高论，随经用药，不可阙也。假令五日已里，诸病与癍疹不能别辨者，不可疑作癍疹，必须发之，但各从其所伤应见治之，皆不妨。癍出若强发之，其变不可胜数矣。前人言首尾俱不可下者，何也？曰：首不可下者，为癍未显于表，下则邪气不得伸越，此脉证有表而无里，故禁首不可下也；尾不可下者，为癍毒已显于外，内无根蒂，大便不实，无一切里证，下之则癍气逆陷，故禁尾不可下也。有如所言温暖盖覆不令通风，以其癍未出，或身表凉而恶寒，或天令寒而恶冷，温暖盖覆不令通风也。癍若已出，身热天暄，何必用盖覆，而不使之通风乎？后人执此二句，首尾俱不敢下，温暖不令通风，不知天令之所加，人身之所感，致使误人多矣。大抵前人之言，随时应变，以其所可者而言之，后人不知其变，故执常而不移也。噫！首尾俱不可下者，以其始终脏腑，元无凝滞也。若有一切里证及大便结者，安得不下？温暖不使之通风，以其发在冬时，故如此也。若发在夏时，癍虽未出，亦不用于此也。癍之用药，大率以脉为主，浮中沉之诊乎，举按之候，察其虚实，定其中外，则可以万全矣。

未显癍证所用之药

外伤，升麻汤主之。

内伤，枳实丸主之。

大便软者，枳术丸主之。

若伤冷者温之，神应丸主之。

恶寒者发之，宜防风苍术汤。

表大热者夺之，此表者，通言三阳也。夫阳盛则气必上行，言"夺者"治法不令上行也。渴者清之，大渴者白虎汤，小渴者凉膈散。

大便秘结者下之，桃仁承气汤、四顺饮子、柴胡饮子选用，察其在气在血。

小便不通者利之，导赤散、八正散之类，当求上下二焦，何经而用之。

惊者安之，凉惊丸；重者泻青丸。

泄者分之，寒则异功散、四君子汤，热则泽泻茯苓汤。

已显癍证所用之药

出不快，化毒汤。

出太多，犀角地黄汤、地骨皮鼠粘子汤。

咽不利，桔梗甘草鼠粘子汤。

烦者，桔梗甘草栀子汤。

肺不利，紫草茸甘草枳壳汤。

太阳出不快，荆芥甘草防风汤。

阳明出不快，升麻加紫草汤。

少阳出不快，连翘防风汤。

四肢出不快，防风芍药甘草汤。

疮疹轻重候

凡未出而发搐者，是外感风寒之邪，内发心热之所作也，当用茶粉下解毒，犀角地黄汤主之。

一发便密如针头，形势重者，合轻其表而凉其内，连翘升麻汤。

若癍已发密重，微喘饮水者，有热证，用去风药微下之。

若出不快，清便自调，知其在表不在里，当微发散，升麻葛根汤。

若青干黑陷，身不大热，大小便涩，则是热在内，煎大黄汤下宣风散。

若身表大热者，表证未罢不可下。

若癍疹已出，见小热，小便不利，当利小便，八正散。

若已发后有余毒未散，复有身热疮肿之类，当用茶粉下解毒丸。疮疹已出，后有声音者，乃形病气不病也；疮疹未出，先声音不出者，乃形不病而气病也；若疮疹出而声音不出者，是形气俱病也，当清其肺气，宜用八风汤，并凉膈散去硝、大黄亦可。

卷第十五　田氏保婴集

目　录

月里生惊

急取猪乳细研，辰砂、牛黄各少许，调抹口中。神效。乳母服防风通圣散三剂，其惊自销①。

月里生赤

肌肤赤如丹涂者，先用牛黄散托里，续后用蓝叶散涂外。乳母服清凉饮子三大剂。

月里生呕

先用朱砂丸下之，如利，后用朱沉煎坠其邪气。物自下而不呕也。

月里生黄

因母受湿热传于胎也，乳母宜服生地黄汤。

生下不大便

治法先用硬葱针任肛门，如大便不下，后用牛黄散送朱砂丸，一时自见。

春日病温

凡遇温病，未满三日，先用惺惺散。二服后，四五日不解，烦渴干呕，用白术散。如自汗口燥，用制白虎汤。至六七日大便燥结，用四顺饮子。下心腹大实大满，牛黄通膈丸。下初觉之时，疑是疮疹，只宜用葛根升麻汤解肌。

夏日吐泻

凡小儿盛暑吐泻，邪热在下则泻，在上则吐。亡津必渴，用玉露散。虽吐，时时与啜之，过三日不愈，身热脉大，小便黄，用五苓益元各半，热汤调温饮之。身凉脉细，小便清，早辰益黄散，午后玉露散，过四五日如困弱，宜服异功汤、和中丸、开胃丸。

秋日泄痢

治痢《活法机要》二十五论内甚多，宜选而用之。

冬日咳嗽

治咳嗽方，前《发明》内甚多，宜选而用之。

---

① 销：或应为"消"。

五脏病

治法曰：肝热则手捏衣领，泻青丸主之。肺热则手掐眉毛，甘桔汤主之。心热则上窜咬牙，导赤散主之。脾热则目黄肚大，泻黄散主之。肾虚则下窜畏明，地黄丸主之。

急慢惊风

洁古曰：急惊者，阳证也。客热于心因闻大惊，宜用凉惊丸、导赤散、泻青丸、泻肝丸、地黄丸。搐止宜服安神丸。慢惊者，阴证也。因吐泻病久，脾胃虚损，似搐而不似搐，亦名瘛疭。脉有力先用宣风散导之，后用益黄散平之。天麻防风丸亦可。

大凡小儿过暖生热，热极生风，提抱生瘕，喂饲生癖也。

呕吐

凡有呕吐不止者，皆宜朱沉煎。定吐紫金核用，无不效也。

重舌

治法：竹沥清黄柏末点舌上。如不愈，后用真蒲黄敷之，不过三次愈。

木舌

治法：用《局方》中紫雪一分，竹沥半合和之，时时抹入口中自消。

鹅口

小儿初生，白屑满舌，治法用发缠指头，蘸井花水揩拭之，后用黄丹鍜[①]出火气，掺于上。自愈。

口疮

治法：乳母同儿宜服洗心散、泻心汤；然后用黄柏末、青黛研细掺之。

撮口

治法：宜用白僵蚕末蜜调涂儿口，又用牛黄一钱竹沥一合，时时抹入口中即瘥。

---

① 鍜（xiá）：意为保护颈项的铠甲。此处"黄丹鍜出火气"，因黄丹乃熬铅所作，铅本水中之金，最能制火。

解颅

治法：宜用生干地黄散。

夜啼

治法：宜五味子散，亦宜用灯花七枚研细，乳汁送下，立已。

脓耳

治法：宜红玉散掺之。

鼻疳

治法：先用甘草，白矾水洗净后，掺芦荟、黄连、黄柏末，日三上。

脱肛

治法：宜用蒲黄一两，猪脂二两。炼猪脂和蒲黄成膏涂肠头上，即缩入。

便青

因惊气内感，脾气不和。治法宜服白术汤。

颊赤

由心脏邪热上攻也，宜服导赤散。

弄舌

脾脏微热，舌络紧也。治法勿用冷药下之，当少与泻黄散。若肥实者，用牛黄散治之。

赤流

治法：宜服犀角散。一法先镰去恶血，服上药。一法用牛膝一两去苗，甘草半两生剉碎，水煎一大盏去滓，调伏龙肝涂之。

虫痛

其候哭啼，俯仰坐卧不安。自按心腹，时时大叫，面无正色，或青或黄，唇慢而白，目无精光，口吐涎沫。此为虫痛，宜服安虫散。

客忤 ①

因而惊忤者。治法：用灶中黄土二两研，鸡子一枚去壳，二件相和，入少许水调，先以桃柳汤浴儿，后将此药涂五心及顶门上。

眉炼

治法：用青金散传之。如不愈，烧小麦存性研细，好油调涂。

疮癣

治法：浸淫疮宜用苦瓠散涂之；干癣宜用羊蹄根绞自然汁，调腻粉涂之；湿癣宜用青金散贴之。

暴喘

俗传为马脾风也，大小便硬，宜急下之。用牛黄散、夺命散，后用白虎汤平之。

偏坠

宜服防葵丸。令儿坐于土中，午时，灸印下偏坠之处七壮。

便难

便难燥结，儿或涩药腹胀闷乱，命在顷刻，可用握宣丸。以男左女右手握之，不移时，大小便自利也。

辨小儿病证

目赤兼青者，发搐也；目直而青身反折者，生惊也；咬牙甚者，发惊也；口吐涎沫而叫者，虫痛也；昏睡善嚏悸者，将发疮疹也；吐泻昏睡露睛者，胃虚热也；吐稠涎咯血者，肺热也；吐泻昏睡不露睛者，胃实热也；泻青白谷不化者，胃冷也；吐泻乳不化者，伤食也，宜下之；身热饮水者，热在内也；泻黄红赤黑者，脾胃热毒也；呵欠面赤者，风热也；身热不饮水者，热在外也；呵欠面青者，惊风也；呵欠面黄者，脾虚惊也；呵欠而多睡者，内热也；呵欠气热者，伤风也。

---

① 客忤（gǎn）：有"触犯，干扰"之意。同"客忤"。《育婴家秘》："凡儿童嬉戏，不可妄指它物作虫作蛇，儿童啼哭，不可令装扮欺诈，以止其啼，使神志昏乱，心小胆怯成客忤也。"所谓"客忤"，是指因突然强烈的意外刺激而引起的精神失调，轻则哭闹，夜卧不安；重则抽搐，其状似病。

钱氏得效大青膏方，在前《保命集》小儿条下。

惺惺散　方在前《癍论萃英》内。

升麻汤　方在前《保命集》小儿条下。

地骨皮散　治虚热潮作，亦治伤寒壮热及余热。

知母　炙甘草　半夏洗七次　银州柴胡去芦　人参去顶　地骨皮　赤茯苓已上各等分

上为细末，每服二钱，生姜五片水煎，食后温服，量大小加减。

生犀散　治证同前。

生犀剉末，二钱　地骨皮　赤芍药　柴胡　葛根各一两　炙甘草半两

上为粗末，每服一二钱，水煎食后温服。

益黄散　方在前《萃英》内。

安神丸　治心虚疳热，面黄颊赤，壮热惊啼，神志恍惚不宁。

麦门冬去心，焙　马牙硝　白茯苓干　山药　寒水石研　甘草各半两　朱砂一两，研　龙脑一字，研

上为细末，炼蜜丸如鸡头大，每服半丸。沙糖水化下，无时。

导赤散　方在前《保命》小儿条下。

豆蔻香连丸　方在后《卫生宝鉴》小儿条下。

大芦荟丸　治疳杀虫，和胃止泻。

胡黄连　黄连　芦荟研　木香　白芜荑去扇　雷丸　青皮去白　鹤虱微炒，已上各半两　麝香二钱，另研

上为细末，粟米饭和丸如绿豆大，米下一二十丸，无时。

宣风散　方在前《萃英》内。

消毒散　方在前《萃英》内。

郁李丸　治襁褓小儿大便不通，小便涩滞，并惊热痰实，欲得溏动者。

郁李仁一两　川大黄一两，酒浸，炒　滑石半两

上另为末，将郁李仁研为膏，和末为丸，如黍米大。量儿大小与之，以乳汁或薄荷汤下。食前。

泻青丸　方在《保命》小儿条下。

泻白丸　方在《萃英》内。

泻黄丸　方在《萃英》内。

调肝散　治疮疹太盛宜服，令疮不入眼。

生犀二钱半　龙胆一钱　黄芪半两　大黄二钱　桑白皮半两，炒黄　麻黄去节，一钱　钩藤子一钱　石膏半两　瓜蒌去皮　甘草炒，各二钱

上为粗末，每服二钱，水煎食后温服。微利效。

生地黄汤　治小儿生下胎黄。

生地黄　赤芍药　川芎　当归　瓜蒌根各等分

上㕮咀，每服五钱，水煎，乳母服。时时少抹入儿口中。

木香丸　治小儿泄泻青白脓血相杂。

黄连一两，用吴茱萸炒，后去茱萸　豆蔻二个　木香一钱，二味一处，面炒

上为细末，面糊为丸，黍米大。赤痢，粟米饮下。白痢，厚朴汤下。空心。

防风苍术汤　治小儿邪在表，恶风恶寒所伤，疮疹未出。可解表发瘢疹。

防风半两　苍术　石膏各一两　炙甘草半两　川芎　黄芩各二钱半

上为粗末，每服二钱，生姜三片，薄荷七叶。水煎。日二。

柴胡饮子　方在《宝鉴》气分热条下。

八正散　方在《宝鉴》小便不通条下。

桃仁承气汤　治小儿疮疹结燥，百无一失方在前《难知》畜血证条下。

生地黄散　治瘢疹后寒热往来，嗜卧烦燥闷乱。

生地黄　当归　地骨皮　人参　甘草炙　赤芍药

上等分，㕮咀，每服水煎，服无时。

苦瓠散　小儿浸淫，疮渐展不止。

苦瓠二两　蛇蜕皮半两，烧灰　露蜂房半两，微炙　梁上尘一合

上为细末，生油调涂，故帛上贴。

天麻防风丸　治小儿惊风，身热喘粗，多睡惊悸，手足搐搦，精神昏愦，痰涎不利，热风温。

天麻　防风　人参各一两　蝎尾去毒，半两　甘草　朱砂　雄黄各二钱半　牛黄一钱　麝香一钱　僵蚕炒黄，半两

上为细末，炼蜜丸，樱桃大，朱砂为衣，每服一丸。薄荷汤下，无时。

牛黄夺命散　治小儿肺胀喘满，胸高气急，两肋扇动，陷下作坑，两鼻窍张，闷乱嗽渴，声嗄不鸣，痰涎潮塞，俗云马脾风。若不急治，死在朝夕。

白牵牛一两，半生半熟　黑牵牛一两，半生半熟　川大黄　槟榔各一两

上为细末，三岁儿每服二钱，冷浆水调下。涎多加腻粉少许，无时，加蜜少许。

朱沉煎　治小儿呕吐不止。

朱砂二钱，水飞　沉香二钱　藿香叶三钱　滑石半两　丁香十四个

上为细末，每服半钱，用新汲水一盏，芝麻油点成花子，抄药在上，须臾，坠滤去水，却用别水送下。空心。

凉惊丸　小儿惊热，疳瘦，乳癖。

大黄半两，煨　黄连半两　龙胆　防风　川芎　薄荷叶各二钱半

上为细末，面糊为丸，粟米大，青黛为衣，每服三五丸，加至二十丸，温水下。

地黄丸　治小儿疮疹口疮，咽喉肿痛，牙疳臭烂。

天门冬　麦门冬　玄参各三两　甘草　薄荷叶各一两

上为细末，熬生地黄汁和丸，樱桃大，每服一丸，温蜜水化服。

紫草回瘢散　小儿瘢疹出不快，或倒靥毒气入腹。

紫草茸　黄芪　桑白皮　木通　枳壳　白术各等分

上为粗末，每服三钱，水酒各半盏，麝香少许，同煎。

定吐紫金核　治小儿一切呕吐不止。

半夏汤洗七次，姜制　人参　白术　木香　丁香　藿香

上六味各二钱半，为极细末，稀面糊为丸，李核大。后用沉香一钱为末，朱砂一钱，水飞，二味同研匀为衣，阴干，每服一丸。用小枣一枚去核，纳药在内，湿纸裹烧熟，嚼与小儿服。后以米饮压之。

四顺饮子　一名清凉饮子。方在《保命》小儿条下。

犀角散　治小儿骨蒸肌瘦，颊赤口干，日晚潮热，夜有盗汗，五心烦躁，四肢困倦，饮食虽多不生肌肉。

犀角末　地骨皮　麦门冬　枳壳去穰，麸炒　大黄蒸　柴胡　茯苓　赤芍药　黄芪　桑白皮　人参　鳖甲涂醋炙焦。已上各等分

上为粗末，每服二钱，入青蒿少许，水煎，量儿大小加减。

五味子散　治小儿夜啼及肠痛至夜辄剧，状似鬼祟。

五味子　当归　赤芍药　白术各半两　茯神　陈皮　桂心　甘草炙，各二钱半

上为末，每服量儿大小加减，水煎。

红玉散　治小儿脓耳。

白矾火枯　干胭脂　麝香各一钱

上同研匀，先以绵裹杖子捻净掺之。

安虫散　治小儿虫痛。

胡粉炒黄　鹤虱炒黄　川楝子去皮核　槟榔各二钱　白矾枯，二钱半

上为细末，每服一字。大者半钱，温米饮调下。痛时服。

青金散　治小儿湿癣浸淫疮。

白胶香二两，研　蛤粉半两　青黛二钱半

上研匀为细末，干掺疮上。

握宣丸　治小儿大小便难，呕吐，药食不下，命在顷刻。

巴豆一钱半　硫黄　良姜　附子　槟榔　甘遂各等分

上为细末，粟米饭和丸绿豆大，用椒汤洗。小儿男左女右手握之用，绵裹定，

看行数多少置药，洗去不用即止。

黄芪汤　治咳嗽喘逆，身鼻干燥者，是热入肺经为客热，呷呀有声。黄芪为主，人参为佐。

黄芪二两　人参三钱半　桑白皮三钱　地骨皮五钱　甘草二钱半

上㕮咀，水煎放冷。时时服之。

无价散　治风热喘促闷，闷乱不安，俗谓之马脾风者。

辰砂二钱半　轻粉半钱　甘遂一钱半，面裹煮，焙干

上为细末，每服一字，用温浆水少许，上滴小油一点。抄药在上，沉下去，却浆水灌之。立效如神。

小儿身体蒸热，胸膈烦满，皮肤如渍橘之黄，白睛亦然。湿热所致也。宜**加减泻黄散**主之。

黄连　茵陈各五分　黄柏　黄芩各四分　栀子　茯苓　泽泻各三分

上㕮咀，都作一服，水一大盏，煎至六分。去滓，稍热服，食前。

小儿狐疝气偏，有大小时时上下者，蜘蛛十四枚熬焦，桂半两，二物为散，每服八分一匕。日再，酒调下。蜜丸亦通。

大人小儿口噤，不开牙关者，诸药勿效。生天南星末一钱，脑子少许，相和研匀，用指蘸生姜自然汁，蘸药于左右大牙根上，搽之立开。

灸慢惊风及脐风撮口

小儿慢惊风，灸尺泽二穴各七壮，在肘中横纹约上动脉中。炷如小麦大。

小儿初生，脐风撮口，诸药不效者，灸然谷穴在内踝前起，大骨下陷中。可灸三壮，针入三分，不宜见血，立效。

灸小儿癫痫风痫惊痫

小儿癫痫，瘛疭，脊强低引项，灸长强穴三十壮，在脊底端跌地取之乃得。

小儿癫痫，惊风，目眩，灸神庭穴七壮，在鼻直上入发际五分。

小儿风痫，灸鼻柱上发际宛宛中，灸三壮，炷如小麦大。

小儿惊痫，先惊怖啼叫，后乃发也。灸顶上旋毛中三壮，及耳后青丝脉。炷如小麦大。旋毛中即百会穴也。

小儿癖气久而不瘥者，灸中脘一穴。章门一穴，在大横外直脐季肋端，侧卧曲上足举臂取之。右中脘、章门各灸七壮。脐后脊中灸二七壮，取中脘。从𩩲骭[1]

---

[1]　𩩲骭：《医宗金鉴·正骨心法要旨》言："胸骨即𩩲骭骨，乃胸胁众骨之统名也。俗名膺骨，一名臆骨，一名胸膛。"

下取病人四指是穴。灸之无不效也。

小儿胁下满，泻痢，体重四肢不收，痃癖积聚腹痛，不嗜食，痰疟寒热。脾俞二穴，在十一椎下两旁，相去各一寸五分。又治腹胀引背，食饮多，渐渐羸瘦黄，可灸七壮。黄疸者可灸三壮。

灸疳瘦法

小儿疳瘦，于胸下鸠尾骨尖上灸三壮，次于脊下端尾翠骨尖上，灸三壮。

小儿疳瘦脱肛，体瘦渴饮，形容瘦瘁，诸方不瘥。尾翠骨上三寸骨陷中，灸三壮。

小儿身羸瘦，贲豚腹肿，四肢懈堕，肩背不举。章门二穴，灸七壮。

小儿脱肛泻血，秋深不较。灸龟尾一壮，炷如小麦大。脊端穷骨也。

小儿脱肛者，灸脐中三壮。

小儿脱肛久不瘥，及风痫中风，角弓反张，多哭，言语不泽，发无时节，盛即吐沫。灸百会一穴七壮，在鼻直入发际五寸顶中央旋毛中。可容豆炷如小麦大。

小儿偏坠，若非胎中所有，在后生者，于茎下肾囊前中间弦子上，灸七壮愈。

小儿龟胸，缘肺热胀满攻胸膈所生。又缘乳母食热面，五辛转更，胸高起也。灸两乳前各一寸五分，上两行三骨罅间六处，各三壮，炷如小麦大。春夏从下灸上，秋冬从上灸下。若不依此法，十灸不愈一二也。

又一法：小儿喘胀，俗谓之马脾风。又谓之风喉者。以草茎等病儿手中指里，近掌纹至中指尖截断，如此三茎，自乳上微斜直上，立两茎于稍尽头，横一茎，两头尽头点下，各灸三壮。此法多曾见愈。

卷第十六　兰室秘藏东垣先生试效

目　录

调中益气门

调中益气汤 治脉弦洪缓而沉，四肢满闷，肢节疼痛沉重，嗜卧无力，不思饮食并皆治之。

黄芪一钱 炙甘草半钱 人参半钱，有咳嗽者去 柴胡三分 橘皮如腹中气不转运，更加一分，木香一分或二分。如无此证者勿加，只用橘皮二钱 升麻三分，此二味为上气不足，胃气与脾气下溜。乃补上气，从阴引阳 苍术半钱 黄柏二分，酒洗

如显躁热，是下元阴火蒸蒸然发也，加生地黄二分，黄柏二分。

如大便虚坐不得，或大便了而不了，腹中常常逼迫，皆血虚血涩，加当归身三分，无此证则去之。

如身体沉重，虽小便数多，亦加茯苓二分，苍术一钱，泽泻半钱，黄柏三分，时暂从权而去湿也。

如胃气不和，加半夏半钱汤洗，生姜三片有嗽者去之，生地黄二分，以制半夏毒。

如痰厥头痛，非半夏不能除，此足太阴脾所作也。如兼躁热，加黄柏二分，生地黄二分。

如无以上证，只服前药。

上件剉如麻豆，都作一服，水二大盏，去滓带热食远服之。

如夏月，须加白芍药三分。春月腹中痛尤宜加。如恶热而渴或腹痛者，更加芍药半钱，生黄芩二分。

如恶寒腹中痛，加中桂三分，去黄芩，谓之桂枝芍药汤。亦于芍药汤中加之同煎。

如冬月腹痛，不可用芍药。盖大寒之药也，只加干姜二分，或加半夏五七分，以生姜少许制之。

如秋冬之月，胃脉四道为冲脉所逆，胁下太阳[①]脉二道而反上行，病名曰厥逆。其证气上冲咽不得息，而喘息有音不得卧，用吴茱萸半钱或一钱半，汤洗去苦，观厥气多少而用之。亦于前药中作一服服之。

如夏月有此证，为大热也。此病随四时为寒热温凉也。宜以黄连酒洗、酒黄柏、酒知母各等分。

上为细末，熟汤为丸，如梧桐子大，每服一百丸或二百丸，白汤送下空心。不令胃中停留。以美肉食早膳压之。治饮食劳倦所得之病。乃虚劳七损证也，常宜以甘温平之甘多辛少，是其治也。

---

① 太阳：《东垣试效方》本做"少阳"。

宽中喜食无厌丸

滋形气，喜饮食方在《脾胃论》中进食丸是也。

和中丸 补胃进食。

干生姜　橘皮　人参各一钱　干木瓜二钱　炙甘草三钱

上为细末，汤浸蒸饼为丸，如梧桐子大，温水送下。

槟榔丸 消食，破滞气。

槟榔　木香　人参各二钱　橘皮五钱　炙甘草一钱

上为细末，汤浸，蒸饼为丸，如梧桐子大，温水下。

消积滞集香丸 治伤生冷，硬物不消。

京三棱　广茂　青皮　陈皮　川楝子　益智　茴香　丁皮各一两　巴豆和皮米炒焦黑色，五钱

上为细末，醋糊为丸，每服五七十丸，生姜汤下，食前。

黄芪当归汤 治热上攻头目，沿身胸背发热。

当归身一钱，酒洗　黄芪半两

上㕮咀，水煎服。

消渴门

消渴消中自古只治燥，只止渴，误矣。殊不知足阳明诸血所生病，手阳明主津所生病。此治津不足，治在下焦，急攻其阳，无攻其阴。

和血益气汤 治口干舌干，小便数，舌上赤脉。此药生津液，除干燥，生肌肉。

杏仁六个　生甘草三分，已上二味治口干舌干也　石膏六分，治小便数也　酒黄连八分，治舌上赤脉也　桃仁六个　酒生地黄七分　酒黄柏一钱　酒当归梢四分　柴胡　炙甘草三分　升麻一钱　红花少许　酒知母半钱　麻黄三分　酒防己五分　羌活半钱

上剉如麻豆大，都作一服，水二大盏，煎至一盏，去滓，稍热服，食后忌酒、醋、湿面、房事。

眼门

百点膏 张济民病翳六年，以至遮障瞳人，因此药见效。

黄连拣净洗二钱，剉如麻豆大，水一大碗熬至一半，再入下项药　当归身六分　甘草六分　防风八分　蕤仁去皮尖米，三分

上各剉如麻豆大，蕤仁别研如泥，同熬至滴在水中不散，去沫，入蜜少许再熬，少时为度，临卧点尤效。

黄芩黄连汤

黄芩酒洗，炒，一两　黄连酒洗，炒，一两　草龙胆酒洗四遍，炒四遍　酒生地黄各一两

上㕮咀，每服二钱，水煎服。

蔓荆子汤　治劳役饮食不节，内障眼病，此方效之如神。

黄芪　人参各一两　炙甘草八钱　蔓荆子二钱半　黄柏三钱，酒拌炒四遍　白芍药三钱

上㕮咀，每服三五钱，水煎。

熟干地黄丸　治血弱阴虚不能养心，致心火旺，阳太甚，偏头肿闷，瞳子散大，视物则花。法当养血凉血益血，除风散火，则愈矣。

熟干地黄一两　当归身酒洗，焙，五钱　柴胡八钱　人参二钱　地骨皮三钱　甘草炙，三钱　黄芩半两　黄连三钱　枳壳炒，三钱　五味子三钱　天门冬去心，三钱　生地黄酒洗，七钱半

上同为细末，炼蜜为丸，绿豆大，每服一百丸，茶清送下，食远。

益阴肾气丸　此壮水之主以镇阳光。

熟地黄二两　牡丹皮　生地黄酒洗　当归梢酒洗　五味子　干山药　柴胡各五钱　山茱萸半两　茯神　泽泻各二钱半

上同为细末，炼蜜为丸，桐子大，朱砂为衣，每服五七十丸，淡盐汤下，空心。

头痛门

清空膏　治偏正头痛，年深久不愈者，善疗风湿热头上壅，损目及脑痛不止。

羌活　防风　黄连炒，各一两　柴胡七钱　炙甘草一两半　川芎五钱　黄芩三两，刮去黄色剉碎，一半酒炒一半炒细挺子，煮佳

上为极细末，每服二钱匕，热盏内入茶少许，汤调如膏，抹在口内，少用白汤送下，临卧。

如苦头痛，每服加细辛二钱。

如太阴脉缓有痰，名曰痰厥头痛，去羌活、防风、川芎、甘草，加半夏一两半。

如偏头痛，服之不愈，减羌活、防风、川芎一半，加柴胡一倍。

如发热恶热而渴，此阳明头痛，只白虎汤中加好吴白芷。

彻清膏

川芎三分　蔓荆子一钱　细辛一分　生甘草半钱　炙甘草半钱　薄荷叶三分　藁本一钱

上为细末，食后，茶清调下，一钱或半钱。

白芷散 治头痛。

石膏 白芷各二钱 薄荷叶 芒硝各三钱 郁金一钱

上为极细末，口含水鼻内嗜之。

安神汤 治头痛，头旋眼黑。

羌活一两 防风三钱半 柴胡 升麻 酒知母 酒生地黄各半两 酒黄柏一两
黄芪二两 炙甘草三钱 生甘草二钱

上㕮咀，每服秤半两，水二大盏煎至一盏半，加蔓荆子半钱，川芎三分，再
煎至一盏，去滓，临卧热服。

妇人门

凉血地黄汤 治妇人血崩，是肾水阴虚不能镇守包络相火，故血走而崩也方
在《卫生宝鉴》中。

脾经中血海二穴：在膝髌上内廉白肉际二寸中，治女子漏下恶血，月事不调，
灸三壮。

足少阴肾经中阴谷二穴：在膝内辅骨后，大筋下、小筋上，按之应手，屈膝
取之，妇人漏血不止，少腹急引阴痛，腹胀如蛊。女子如妊娠，可灸三壮。

酒煮当归丸 治癀疝，白带下，脚气，腰[①]以下如在冰雪中，阴寒之极者。

当归一两 茴香半两 黑附子七钱,炮去皮脐 高良姜七钱

上四味剉如麻豆大，以上等干酒一升半同煎至酒尽为度。木炭火上焙干，同
为细末。

炒黄盐 丁香各半两 全蝎三钱 柴胡二钱 升麻 木香各一钱 苦楝半钱,生
用 甘草炙,半钱 玄胡索四钱

上与前四味同为细末，酒煮白面糊为丸，桐子大，服二十丸，空心。宿食消
尽，淡醋汤送下，忌油腻冷物、酒、湿面等。

丁香胶艾汤 治因崩，白带白滑[②]之物虽多，间有如屋漏水下，时有鲜红血。

当归身一钱半 熟地黄 白芍药 川芎各半钱 阿胶炜,六分 丁香四分 生艾
叶一钱

上川芎、地黄、丁香为细末，当归酒洗剉，艾亦剉，都作一服，水五大盏先
煎作一盏半，去滓，入胶炜再上火煎至一大盏，带热，空心，候宿食消尽服之，
三两服愈。

---

① 腰：原作"脚"，误。据《兰室秘藏》改。

② 滑：原作"崩"，误。据《兰室秘藏》改。

补经固真汤　一妇人，白带久矣，诸药不效，诊得心包尺脉极微，其白带流而不止。

炙甘草　柴胡各一钱　干姜末三钱　橘皮半钱，不去白　人参二钱　白葵花十六个，去萼剪碎　生黄芩一钱，另剉　郁里仁一钱，去皮尖，另研如泥

上件除黄芩外，以水三大盏煎至一盏七分，再入黄芩同煎至一盏，去滓，空心带热服之，候少时以早膳压之。

衄血吐血门

麦门冬饮子[①]　治吐血久不愈，以三棱针于气街上，出血立愈，更服。

五味子十个　麦门冬　当归身　生地黄　牡丹皮　人参各半钱　黄芪一钱

上为粗末，都作一服，水二盏去滓，热心热服。

两寸脉芤，或衄血或呕血，**犀角地黄汤**主之方在《云岐脉诀》中。

救脉汤　治吐血。

升麻　柴胡　人参　苍术各一钱　当归梢　熟地黄　白芍药　黄芪各二钱　苏木半两　甘草　陈皮各二钱

上为末，都作一服，水煎，去滓，温服，食前。

诸痛门

独活汤　治因劳役得腰痛如折，沉重如山。

羌活　防风　独活　肉桂　煨大黄　泽泻各三钱　桃仁五十个　当归梢　连翘各半两　炙甘草二钱　酒防己　酒黄连[②]各一两

上㕮咀，每服半两，酒半盏，水一盏半同煎，去滓，热服。

破血散痛汤　治乘高损伤坠马，恶血流于胁下，痛甚不能转侧。

羌活　防风　中桂各一钱　柴胡　连翘各二钱　当归梢二钱　麝香少许，另研　苏木一钱半　水蛭炒去烟尽，另研

上件分作二服，每服酒二大盏、水一大盏，去滓调蛭、麝二味热服。

苍术复煎散　治寒湿相合，脑痛，恶寒，项筋脊骨胛眼痛，膝髌痛，脉沉洪。

苍术四两，水二碗煎至二大盏，去滓入下项药末　羌活一钱　升麻　泽泻　柴胡　藁本　白术各半钱　黄柏三钱　红花少许

上煎去滓，稍热服之空心，取微汗为效，忌酒、湿面。

---

① 麦门冬饮子：原无方名，据《兰室秘藏》加。
② 酒黄连：《兰室秘藏》作"酒黄柏"。

小儿门

夫外物惊，宜镇平以黄连安神丸，若气动所惊，宜寒水石安神丸，忌防风丸、凉惊丸之类。

黄连安神丸方在《发明》内。

寒水石安神丸方在《田氏保婴》内。

益黄散 治胃中风热。

黄芪二钱 人参一钱 生甘草 炙甘草各半钱 芍药七钱 陈皮一钱，不去白 黄连少许

上为细末，每服二钱，水煎，食前。

夫小儿癍疹始出之证，必先见面燥腮赤，目胞赤，呵欠顿闷，乍凉乍热，咳嗽嚏喷，足稍冷，多睡惊，并疮疹之证。或生脓胞，或生小水癍，或生瘾疹，此三等不同，盖诸证皆太阳寒水，起于右肾之下，煎熬左肾，足太阳膀胱寒水夹脊逆流，上头下额，逆手太阳丙火不得传导，逆于面上，是壬[①]寒水逆克丙丁热火故也。

小儿疮疹之由，皆始生之时，啼声一发，口中所含恶血随吸而下，还于右肾包络之胞中，其疮之发，下焦相火炽也。三等之癍，皆出于足太阳寒水之经。外为大寒，内为二火交攻，化血肉为脓。寒为发寒邪[②]，可令内泻二火，又令湿气上归本位。一二服癍疹即愈，以后再无二番癍出之患，而损生命者矣。

消毒救苦散 治癍疹悉具，消化，便令不出，如已出稀者，再不生。

麻黄 羌活 防风各五分 川芎 藁本 葛根 苍术 酒黄芩 生黄芩 柴胡以上各二分 细辛 红花 苏木 橘皮 白术各一分 升麻 生地黄 酒黄柏各五分 生甘草一分 当归身 黄连各三分 连翘半钱 吴茱萸半分

上剉如麻豆大，每服五钱，水二大盏煎，去滓，热服。

因内伤必出癍，营气逆故也。大禁牵牛、巴豆食药，宜以半夏、枳术、大黄、益智之类去其青泻，止其吐，若耳尖冷，呵欠，睡中惊，嚏喷，眼涩，必出癍也。

诸大脓胞、小水癍、瘾疹三色，皆荣气逆而寒复其表，宜以四味升麻汤中加当归身、连翘，此定法也。

如肺或脓癍，先显喘咳，或气高而喘促，加人参，少加黄芩以泻伏火而补元气。

如心出小红癍，必先见溢，惊，身热，肌肉肿，脉弦洪，少加黄连。

如命门出瘾疹，先必骨疼身热，其疼痛不敢动摇，少加生地黄、黄柏。

---

① 壬：或应为壬癸。《兰室秘藏》作"壬癸寒水克丙丁热火"。

② 寒为发寒邪：据《兰室秘藏》及《东垣试效方》均为"当外发寒邪"。

辨小儿瘛证：呵欠，嚏喷，睡中急惊，耳尖冷，眼涩。

辨小儿伤寒：口热，口中醋气，奶瓣不消，腹中疼痛。

黍粘子汤　如瘛子已稠密，身表热，急与此药，以防以后青干黑陷。

黍粘子炒香　当归身酒洗　炙甘草各一钱　柴胡　连翘　黄芩　黄芪各一钱半
地骨皮二钱

上同为粗末，每服秤二钱，水煎去滓，空心。药毕且休与乳食。

肠癖下血门

升阳去热和血汤　治肠癖下血作派，其血唧出有力而远射，四散如筛。春二
月中下二行，腹中大作痛，乃阳明气冲[1]，热毒所作也，当去湿毒和血而愈。

生地黄　牡丹皮　生甘草各半钱　熟甘草　黄芪各一钱　当归身　苍术　秦艽
熟干地黄　肉桂各三分　橘皮二分　升麻七分　白芍药一钱半

上㕮咀，都作一服，水四盏，煎至一盏，去滓，稍热服，空心，宿食消尽
服之。

马刀疮门

散肿溃坚汤　治马刀疮，结硬如石，或在耳下至缺盆中，或至肩上，或于胁
下，皆手足少阳经中。及瘰疬遍于头，或至颊车，坚而不溃，在足阳明经中所出。
或二疮已破，乃流脓水，并皆治之。临卧服药，斟酌病人饮食多少，大便硬软，
以意料之。

酒草龙胆半两酒洗，炒四遍，剉　炙甘草半钱　升麻六分　柴胡半钱　桔梗半两
连翘三钱　葛根　白芍药　黄连各二钱　昆布半两　知母酒洗二次，制，半两　当归
梢半钱　黄芩梢一钱半，酒洗炒，一半生用　瓜蒌根半两，剉细，酒洗　黄柏酒炒四次制，
半两　京三棱三钱，酒洗微炒　广莪三钱，剉，酒洗，微炒

上㕮咀，每服秤六钱或七钱，水二盏，先浸多半日，煎至一盏，去滓，热服。
于卧处伸足在高处，头微低，每噙一口作十次咽，至服毕依常安卧，取药在胸中
停蓄也。

另攒半料作细末，炼蜜为丸，如绿豆大，每服一百丸或百五十丸。此药汤留
一口送下，更加海藻半两，炒。

救苦胜灵丹[2]治瘰疬、马刀挟瘿，从耳下或耳后下颈至肩上，或入缺盆中，乃
手足少阳经分野。其瘰疬者，在于头下，或至颊车，乃足阳明之分野，受心脾之

---

① 气冲：原作"气街"，据《兰室秘藏》改。

② 救苦胜灵丹：此方《兰室秘藏》名为"救苦化坚汤"。

邪而作也。今将二证合而治之。

黄芪一钱，护皮毛间腠理虚，乃活血脉，亦疮家圣药。又能补表之元气消弱也。通和阳气，泄火邪也。

人参三钱，补肺气之药也，如气短不调，有喘者用之。

炙甘草半钱，能调和诸药，泻火益胃气。

升麻一钱　葛根半钱　真漏芦半钱，如无，去此一味

此三味，俱足阳明本经药也。

连翘一钱，此一味，十二经中，血结气聚必此散之，疮药中不可无。

牡丹皮三钱，去肠胃留血滞血。

当归身　熟地黄　生地黄各五钱

此三味，诸药中和血、生血、凉血药也。

白芍药五分，其味酸，其气寒，能补中益肺之虚弱，治腹中痛必用。

肉桂三分，能散结积，阴疮疡须当少用之。一曰寒因热用，又为寒阴覆盖其疮，以辛热以浮冻之气。

柴胡八分，同连翘用，乃少阳引用也。

黍粘子五分，无肿不用。

若无马刀挟瘿疮，是不在少阳经也。去柴胡一味。手足太阳脊强痛，不可回顾，腰似折，项似拔者加：

羌活　防风各一钱　独活半钱

其防风一味辛温，若疮在膈上，虽无手足太阳经证，亦当用之，为能散结，去上部风药，病人身拘急者，风也。

昆布五分，其味咸苦，若坚硬者宜用。

广莪煨，五分，荆三棱煨，五分，若疮坚硬甚者用之。

益智仁三分，如吐沫、吐食、胃上寒者用之，无则去之。

大麦蘖面一钱，治腹中缩急，兼能消食补胃。

神曲末炒，五分，为食不消化故也。

黄连五分，治烦闷。

如有热，或脚腿无力，加炒黄柏五分。

如有躁烦欲去衣者，肾中伏火也，更宜添加之。无此证勿用。

如服药腹胀者加厚朴五分，炒，无则勿用。

上同为细末，白汤浸蒸饼和匀，捻作饼子，日干，捣如米粒大，每服秤二钱三钱，白汤送下。

如气不顺加橘皮，甚者更加木香。

如在阳明分野，去柴胡、黍粘子二味。

如在少阳分野，去独活、漏芦、升麻、葛根，更加瞿麦穗三分。

大抵用药之法，不唯疮疡，诸疾病量人气弱者，当去苦寒之药，多加人参、黄芪、甘草之类，泻火而先补其元气。假令邪在上中下三处。若在上焦，加黄芩，一半酒洗，一半生用，黄连酒洗；在中焦，亦加黄连，一半生用，一半酒洗；在下焦，则加酒洗黄柏、酒洗知母、酒防己之类，选用之。

如大便不通，滋其邪盛者，急加酒洗大黄以利之。

如因血燥而大便燥干者，加桃仁、酒洗大黄。

如风结燥不行者，加麻子仁、大黄。

如风涩而大便不行者，加煨皂角仁、大黄、秦艽以利之。

如风脉涩，有气涩而不大便者，加郁里仁、大黄以除气燥。

如寒阴之病，为寒结秘而大便不通，以《局方》中半硫丸，或加煎附子、干姜，冰冷与之。

升麻托里汤　治妇人两乳间出黑头疮，疮顶塌下，作黑眼子，其脉弦洪，按之细小。

升麻　葛根　连翘各一钱半　肉桂　黄柏各三钱　当归身　黄芪　炙甘草各一钱　黍粘子半钱

上㕮咀，都作一服，水酒同煎，去滓，稍热服。

保生救苦散　治因火烧或热油烧烫者。

生寒水石不计多少，为细末，用油调涂，或干用贴之，立效。

圣愈汤　诸恶疮，血出不止。以寒水石细末擦之，立止如神。

杂病门

朱砂安神丸　治心烦懊恼，心乱怔忪，胸中气乱，心下痞闷，食入反出。

朱砂四钱　黄连五钱　生甘草二钱半

上为细末，蒸饼为丸，如黄米大，每服十丸，唾津送下。

补气汤　治皮肤间有麻木，此肝气不行故也。

黄芪一两　白芍药一两半　橘皮不去白，一两半　泽泻半两　炙甘草一两

上㕮咀，每服一两，水二大盏煎，去滓，温服。

当归六黄汤　治盗汗之圣药也。

当归　生地黄　熟地黄　黄柏　黄芩　黄连　黄芪加一倍，各等分

上为粗末，每服三五钱，煎如常，小儿减半服之。

发表解表升麻汤　治遍身壮热，骨节疼痛。

升麻一钱　柴胡七分　当归五分　羌活　苍术各一钱　防风八分　甘草七分　藁本五分　橘皮三分

冬加不去节麻黄。

春加去节麻黄。

上呚咀，都作一服，水煎，去滓，温服后，以葱醋汤发之。

卷第十七　活法机要

东垣与洁古《家珍》及刘守真《病机保命》大同而小异

目　录

泄痢证

脏腑泄痢，其证多种，大抵从风湿热也。是知寒少热多，故曰暴泄。非阴久泄，非阳溲而便脓血，知气行而血止也。宜大黄汤下之，是为重剂。黄芩、芍药，是为轻剂，治法宜补宜泄，宜止宜和，和则芍药汤，止则诃子汤。有暴下无声，身冷自汗，小便清利，大便不禁，气难喘息，脉微呕吐，急以重药温之，浆水散是也。后重则宜下，腹痛则宜和，身重者除湿，脉弦者去风。脓血稠粘，以重药竭之，身冷自汗，以毒药温之。风邪内缩，宜汗之。鹜溏为痢，当温之。在表者发之，在里者下之。在上者涌之，在下者竭之。身表热者，内疏之。小便涩者，分利之。盛者和之，去者送之，过者止之。除湿则白术、茯苓；安脾则芍药、桂；破血则黄连、当归；宣通其气，则槟榔、木香。如泄痢而呕，上焦则生姜、橘皮；中焦则芍药、当归、桂、茯苓；下焦则治以轻热，甚以重热药。若四肢懒倦，小便少或不利，大便走，沉困，饮食减，宜调胃去湿，白术、茯苓、芍药三味，水煎服。如发热恶寒，腹不痛，加黄芩为主。如未见脓而恶寒，乃太阴欲传少阴也。加黄连为主，桂枝佐之。如腹痛甚者，加当归，倍芍药。如见血，加黄连为主，桂、当归佐之。如烦躁，或先便白脓后血，或发热，或恶寒，非黄连不止上部血也。如恶寒，脉沉，或白，腰痛，或血，脐下痛，非黄芩不能止，此中部血也。如恶寒脉沉，先血后便，非地榆不能止下部血也。唯脉浮大者不可下。

黄芩芍药汤 方在《宝鉴》泄痢条下。

大黄汤 治泄痢久不愈，脓血稠粘，里急后重，日夜无度，久不愈者。

大黄一两

上剉细，好酒二大盏，同浸半日许，煎至一盏半，去大黄不用，将酒分二服，顿服之。如未止再服，以利为度。复服芍药汤和之，痢止再服黄芩芍药汤和之，以彻其毒也。

芍药汤 方在《宝鉴》内痢疾条下。

白术黄芪汤 服前药，痢疾虽除，更宜此和之。

白术一两　黄芪七钱　甘草三钱。一方无黄芪，用黄芩半两。

上㕮咀，均作三服，水煎服清。

防风芍药汤 治泄痢飧泄，身热脉弦，腹痛而渴，及头痛微汗。

防风　芍药　黄芩以上各一两

上㕮咀，每服半两或一两，水煎。

白术芍药汤 治太阴脾经受湿，水泄注下，体重微满，困弱无力，不欲饮食，暴泄无数，水谷不化，宜此和之。

白术　芍药各一两　甘草五钱

上剉，每服一两，水煎。

苍术芍药汤 治痢疾痛甚者。

苍术二两　芍药一两　黄芩　桂各五钱

上剉，每服一两，水煎。

诃子散 如腹痛渐已，泄下微少，宜止之。

诃子皮一两，生熟各半　木香半两　黄连三钱　炙甘草各三钱

上为细末，每服二钱，以白术芍药汤调下，如止之不已，宜归而送之也。诃子散内加厚朴一两，竭其邪气也。

浆水散 治暴泄如水，周身汗出，身上尽冷，脉微而弱，气少不能语，甚者加吐，此谓急病。

半夏二两，汤洗　附子半两，炮　干生姜　炙甘草　桂各五钱　良姜二钱半

上为细末，每服三五钱，浆水二盏煎至半，和滓热服。

黄连汤 治大便后下血，腹中不痛者，谓之湿毒下血。

黄连　当归各半两　炙甘草二钱半

上㕮咀，每服五钱，水煎。

芍药黄连汤 治大便后下血，腹中痛者，谓之热毒下血。

芍药　黄连　当归各半两　大黄一钱　淡味桂半钱　炙甘草二钱

上㕮咀，每服五钱，水煎。如痛甚者，调木香、槟榔末一钱服之。

导气汤 治下痢脓血，里急后重，日夜无度。

芍药一两　当归五钱　大黄二钱半　黄连一钱　黄芩二钱半　木香　槟榔各一钱

上为末，每服五钱，水煎。

加减平胃散方在《宝鉴》内泄痢条下。

地榆芍药汤 治泄痢脓血，乃至脱肛。

苍术八两　地榆二两　卷柏三两　芍药三两

上㕮咀，每服一两，水煎，病退止。

五泄之病，胃、小肠、大瘕三证，皆以清凉饮子主之，其泄自止。厥阴证，加甘草以缓之。少阴证，里急后重，故加大黄。又有太阴、阳明二证，当进退大承气汤主之。太阴证，不能食也，当先补而后泄之，乃进药法也。先煎厚朴半两制，水煎，二三服后未已，谓有宿食不消，又加枳实二钱同煎一三服，泄又未已，如稍进食，尚有热毒，又加大黄三钱，推过，泄止住药。如泄未止，为肠胃有久尘垢滑黏，加芒硝半合，宿垢去尽则愈也。阳明证，能食是也，当先泄而后补，谓退药法也。先用大承气汤五钱，水煎服，如利过泄未止，去芒硝，后稍热退，减大黄一半，再煎两服。如热气虽已，其人必腹满，又减去大黄，与枳实厚朴汤，又煎三两服。如腹满退，泄亦自愈，后服厚朴汤，数服则已。

疠风证

疠风者，荣气热附，其气不清，鼻柱坏而色败，皮肤疡溃，风寒客于脉而不去，故名疠风，又曰脉风，俗曰癞。治法刺肌肉百日，汗出百日，凡二百日须眉生而止。先桦皮散从少至多，服五七日，灸承浆穴七壮，灸疮愈，再灸再愈，三灸之后，服二圣散，泄热祛血之风邪，戒房室三年，病愈。

桦皮散　治肺脏风毒遍身，疮疥及瘾疹瘙痒成疮，面上风刺粉刺。

桦皮四两，烧灰　荆芥穗二两　杏仁二两，去皮尖，用水一碗于银器内，煮去水一半已来，放令干用　炙甘草半两　枳壳四两，去穰，用炭火烧欲灰，于湿纸上，令干

上件除杏仁外，余药为末。将杏子另研，与诸药和匀，磁盒内放之，每服三钱，食后温水调下。

二圣散　治大风疠疾。将皂角刺一二斤烧灰，研细，煎大黄半两，调下二钱，早服桦皮散，中煎升麻汤下泻青丸，晚服二圣散，此数等之药，皆为缓疏，泄血中之风热也。七圣丸、七宣丸，皆治风壅邪热，润利大肠，中风风痫、疠风、大便秘涩，皆可服之。

破伤风证

夫风者，百病之始也。清净则腠理闭拒，虽有大风苛毒，弗能为害。故破伤风者，通于表里，分别阴阳，同伤寒证治。人知有发表，不知有攻里和解，此汗、下、和三法也。诸疮不瘥，荣卫虚，肌肉不生，疮眼不合者，风邪亦能外入于疮，为破伤风之候。诸疮上灸，及疮着白痂，疮口闭塞，气难通泄，故阳热易为郁结，热甚则生风也，故表脉浮而无力。太阳也，在表宜汗，脉长而有力。阳明也，在里宜下。脉浮而弦小者，少阳也，半在表半在里，宜和解。若明此三法，而治不中病者，未之有也。

羌活防风汤　治破伤风邪，初传在表。

羌活　防风　川芎　藁本　当归　芍药　甘草各四两　地榆　细辛各二两

上㕮咀，每服五钱，水煎，量紧慢加减用之。热则加大黄三两，大便秘则加大黄一两，缓缓令过，热甚更加黄芩二两。

白术防风汤　若服前药过，有自汗者。

白术　黄芪各一两　防风二两

上㕮咀，每服五七钱，水煎。

破伤风，脏腑秘，小便赤，用热药，自汗不休，故知无寒也。宜速下之，先用芎黄汤，三二服后，用大芎黄汤下之。

芎黄汤

川芎—两　黄芩六钱　甘草二钱

上咬咀，水煎。

大芎黄汤

川芎五钱　羌活　黄芩　大黄各一两

上咬咀，水煎。

羌活汤　治半在表半在里。

羌活　菊花　麻黄　川芎　白茯苓　防风　石膏　前胡　黄芩　蔓荆子　细辛　甘草　枳壳以上各一两　薄荷　白芷各半两

上咬咀，生姜同煎，日三。

防风汤　治破伤风同伤寒表证未传入里，宜急服此药。

防风　羌活　独活　川芎各等分

上咬咀，水煎服后，宜调蜈蚣散大效。

蜈蚣散

蜈蚣—对　鳔五钱　左盘龙五钱，炒烟尽用

上为细末，用防风汤调下，如前药。解表不已，觉直转入里，当服左龙丸。服之渐渐，看大便硬软，加巴豆霜。

左龙丸　治直视在里者。

左盘龙五钱，炒　白僵蚕五钱，炒　鳔五钱，炒　雄黄一钱，研

上同为细末，烧饭为丸，桐子大，每服十五丸，温酒下。如里证不已，当于左龙丸内一半末，加入巴豆霜半钱，烧饭为丸，桐子大，同左龙丸一处。每服加一丸，渐加服至利为度。若利后更服后药。若搐痉不已，亦宜服后药，羌活汤也。

羌活汤

羌活　独活　地榆　防风各一两

上咬咀，水煎，如有热加黄芩，有涎加半夏。若病日久，气血渐虚，邪气入胃，全气养血为度。

养血当归地黄汤

当归　地黄　芍药　川芎　藁本　防风　白芷各一两　细辛五钱

上为粗末，水煎。

头风证

肝经风盛，木自摇动。梳头有雪皮，乃肺之证也。谓肺主皮毛，实则泄青丸主之，虚则消风散主之。

雷头风证

夫雷头风者，震卦主之，诸药不效，为与证不相对也。

升麻汤—两　苍术—两　荷叶全，一个

上为细末，每服五钱，水煎，或烧荷叶一个，研细，用前药调服亦可。

胎产证

妇人童幼，至天癸未行之间，皆属少阴，天癸既行，皆从厥阴论之。天癸已绝，乃属太阴经也。治胎产之病，从厥阴经，无犯胃气及上三焦，为之三禁：不可汗，不可下，不可利小便。发汗者，同伤寒下早之证；利大便，则脉数而已动于脾；利小便，则内亡津液，胃中枯燥。制药之法，能不犯三禁，则荣卫自和，而寒热止矣。如发渴，而白虎，气弱，则黄芪，血刺痛而用以当归，腹中疼而加之芍药。大抵产病天行，从增损柴胡，杂证从增损四物，宜详察脉证而用之。

产前寒热，小柴胡汤中去半夏，谓之**黄龙汤**。

二黄散　治妇人有孕胎漏。

生地黄　熟地黄各等分

上为细末，煎白术枳壳汤调下。

半夏汤　治胎衣不下，或子死腹中，或子冲上而昏闷，或血暴下，及胎干不能产者。

半夏曲—两半　桂七钱半　桃仁三十个，微炒去皮尖　大黄五钱

上为细末，先服四物汤三两服，次服半夏汤，生姜同煎。

增损柴胡汤　治产后经水适断，感于异证，手足牵搐，咬牙昏冒，系属上焦。

柴胡八钱　黄芩四钱半　人参三钱　甘草四钱，炒　石膏四钱　知母二钱　黄芪五钱　半夏三钱

上为粗末，每服半两，生姜、枣同煎。

秦艽汤　前证已去，次服此以去其风邪。

秦艽八钱　芍药半两　柴胡八钱　防风　黄芩各四钱半　人参　半夏各三钱　炙甘草四钱

上为粗末，水煎。

荆芥散　二三日后经水复行，前证俱退宜此。

小柴胡汤一料，加荆芥穗五钱，枳壳麸炒去穰，五钱。

上为粗末，同小柴胡煎法。

防风汤　三二日后，宜正脾胃之气，兼除风邪。

苍术四两　防风三两　当归—两　羌活—两半

上为粗末，水煎。

三分散　治产后日久虚劳，针灸小药俱不效者。

川芎　熟地黄　当归　芍药　白术　茯苓　黄芪以上各一两　柴胡　人参各一两六钱　黄芩　半夏　甘草各六钱

上为粗末，水煎服清。

血风汤　治产诸风痿挛无力。

秦艽　羌活　防风　白芷　川芎　芍药　当归　地黄　白术　茯苓各等分　加半夏　黄芪

上为细末，一半为丸，炼蜜如桐子大，一半为散，温酒调下，丸药五七十丸。

治血运血结，或聚于胃中，或偏于少腹，或运于胁肋，四物汤四两，倍当归，川芎、鬼箭、红花、玄胡各一两，同为粗末，如四物煎服，清调**没药散**服之。

虻虫去羽足，一钱，微炒　水蛭二钱，炒　麝香少许　没药一钱

上为细末，煎前药调服，血下痛止，只服前药。

加减四物汤　治产后头痛，血虚气弱，痰癖寒厥，皆令头痛。

羌活　川芎　防风　香附子炒，各一两　细辛一两半　炙甘草　当归各五钱　石膏二两半　熟地黄一两　香白芷一两半　苍术一两六钱，去皮

上为粗末，每服一两，水煎。

如有汗者，是气弱头痛也，前方中加芍药三两，桂一两半，生姜煎。

如头痛痰癖者，加半夏三两，茯苓一两半，生姜煎。

如热厥头痛，加白芷三两，石膏三两，知母一两半。

如寒厥头痛，加天麻三两，附子一两半，生姜煎。

四物汤　治诸变证。方已载《元戎》方中。

红花散　治妇人产后血昏，血崩，月事不调远年，干血气，皆治之。

干荷叶　牡丹皮　当归　红花　蒲黄炒，各等分

上为细末，每服半两，酒煎和滓，温服。

如衣不下，别末，榆白皮煎汤调下半两，立效。

当归散　治妇人恶物不下。

当归　芫花炒

上为细末，酒调三钱。

又一方，好墨醋淬末之，小便、酒调下。

治胎衣不下，蛇退皮炒焦，细末，酒调下。如胎衣在腹，另碾榆白皮末，同煎服，立下。

生地黄散　诸见血无寒，衄血，下血，吐血，溺血，皆属于热。

生地黄　熟地黄　枸杞子　地骨皮　天门冬　黄芪　芍药　甘草　黄芩以上各

等分

上为粗末，每服一两，水煎，脉微身凉，恶风，每一两加桂半钱。

麦门冬饮子　治衄血不止。

麦门冬　生地黄各等分

上剉，每服一两，水煎。又衄血，先朱砂、蛤粉，次木香、黄连。大便结，下之，大黄、芒硝、甘草、生地黄。

溏软，栀子、黄芩、黄连可选而用之。

带下证

赤者，热入小肠；白者，热入大肠，其本湿热宛结于脉不散，故为赤白带下也。宛，屈也，结也。屈滞而病热不散，先以十枣汤下，之后服苦楝丸、大玄胡散，调下之，热去湿除，病自愈也。

月事不来，先服降心火之剂后，服局方中五补丸，后以卫生汤，治脾养血气可也。

苦楝丸　治赤白带下。

苦楝碎，酒浸　茴香炒　当归各等分

上为细末，酒糊丸如桐子大，每服五十丸，空心酒下。

卫生汤

白芍药　当归各二两　黄芪三两　甘草一两

上为粗末，水煎空心，如虚者，加人参一两。

大头风证

夫大头风证者，是阳明邪热太甚，资实少阳相火而为之也。多在少阳，或在阳明，或在太阳，视其肿势在何部分，随经取之。湿热为肿，木盛为痛，此邪见于头，多在前后先出，治之大不宜药速，速则过其病所，谓上热未除，中寒复生，必伤人命。此病是自外而之内者，是血病。况头部分受邪，见于无形迹之部，当先缓而后急。先缓者谓邪气在上，着无形之部分，既着无形，无所不至。若用重剂速下，过其病，难已。虽无缓药，若急服之，或食前，或顿服，皆失缓体，则药不能得除病，当徐徐浸渍无形之邪也。或药性、味、形体、据象，皆要不离缓体是也。

且后急者，谓缓剂已泻，邪气入于中，是到阴部，染于有形质之所，若不速去，则损阴也。此终治却为客邪，当急去之，是治客以急也。且治主当缓者，谓阳邪在上，阴邪在下。若急治之，不能解纷而益乱也。治客以急者，谓阳分受阴邪，阴分受阳邪，此客气急除去之也。

假令少阳阳明为病，少阳为邪，出于耳前后也。阳明为邪者，首大肿也。先以黄芩黄连甘草汤，通炒过剉煎，少少不住服，或剂毕，再用煨枣粘子新瓦上炒香，同大黄煎成，去滓，内芒硝，俱各等分，亦时时呷之。无令饮食在前，得微利及邪气已，只服前药。如不已，再同前次第服之，取大便利，邪气则止。

如阳明渴者，加石膏，如少阳渴者，加瓜蒌根。

阳明行经，升麻、芍药、葛根、甘草。

太阳行经，羌活、防风之类。

黑白散 治大头风如神方在后^①《家珍》内。

消毒丸 在《宝鉴》内附。

疟证

夏伤于暑，秋必病疟。盖伤而浅者，近而暴；伤之重者，远而疾。痎疟者，久疟也。是知夏伤于暑，温热闭藏，而不能发泄于外，邪气内行，至秋而发为疟也。何经受之，随其动而取之。有中三阳者，有中三阴者。经中邪气，其证各殊，同伤寒论之也。五脏皆有疟，其治各异，在太阳经谓之风疟，治多汗之。在阳明经，谓之热疟，治多下之。在少阳经，谓之风热疟，治多和之。在阴经则不分三经，总谓之湿疟，当从太阴经论之。

治疟疾，处暑前发，头痛，项强脉浮，恶寒有汗，**桂枝羌活汤**。

桂枝　羌活　防风　甘草各半两

上为粗末，水煎，如吐者，加半夏曲等分。

治疟病，头痛项强，脉浮恶风，无汗者，**麻黄羌活汤**。

麻黄去节　羌活　防风　甘草各半两

上为粗末，水煎，如吐者，加半夏曲，等分。治发疟如前证而夜发者，**麻黄桂枝汤**。

麻黄一两，去节　炙甘草三钱　黄芩五钱　桂二钱　桃仁三十个，去皮尖

上为末，水煎，桃仁散血缓肝，夜发乃阴经有邪，此汤散血中风寒也。

治疟，服药寒热转大者，知太阳、阳明、少阳三阳合病也，宜桂枝黄芩汤和之。

甘草　黄芩　人参各四钱半　半夏四钱　柴胡一两二钱　石膏　知母各五钱　桂枝二钱

上为粗末，水煎。

从卯至午时发者，宜大柴胡汤下之。

从午至酉发者，知其邪气在内也，宜大承气汤下之。

---

① 后：原作"前"。因《洁古家珍》在《活法机要》前，故改。

从酉至子时发者，或至寅时者，知其邪气在血也，宜桃仁承气汤下之。微利后，更以小柴胡汤制其邪气可也。

热证

有表而热者，谓之表热；无表而热者，谓之里热；有暴发而为热者，乃久不宜通而致也。有服温药而为热者，有恶寒战栗而热者。盖诸热之属心火之象也，治法：小热之气，凉以和之；大热之气，寒以取之；甚热之气，则汗发之，发之不尽，则逆制之，制之不尽，求其属以衰之。苦者，以治五脏，五脏属阴而居于内，辛者以治六腑，六腑属阳而在于外。故内者下之，外者发之。又宜养血益阴，其热自愈。

地黄丸方在前《发明》内附。

如烦渴发热，虚烦蒸病，空心服地黄丸，食后服**防风当归饮子**。

柴胡　人参　黄芩　甘草各一两　滑石三两　大黄　当归　芍药各半两　防风半两

上为粗末，生姜同煎，如痰实咳嗽，加半夏。

金花丸　治大便黄，米谷完出，惊悸，尿血，淋闭，咳血，衄血，自汗头痛，积热肺痿。

黄连　黄柏　黄芩　山栀子仁各一两

上为细末，滴水为丸，桐子大，温水下。

如大便结实加大黄，自利不用大黄。

如中外有热者，作散剉服，名解毒汤。

如腹满呕吐，欲作利者，解毒汤内加半夏、茯苓、厚朴各三钱，生姜同煎，如白脓下痢后重者，加大黄三钱。

凉膈散方在《难知》内附，加减于后。

若咽嗌不利肿痛，并涎嗽者，加桔梗一两，荆芥穗半两。

若咳而呕者，加半夏半两，生姜煎。

若鼻衄呕血者，加当归、芍药、生地黄各半两。

或淋闭者，加滑石四两，茯苓一两。

当归承气汤　治热攻于上，不利于下，阳狂奔走，骂詈不避亲疏。

大黄　当归各一两　甘草半两　芒硝九钱

上㕮咀，生姜、枣同煎。

牛黄膏　治热入血室，发狂不认人者。

牛黄二钱半　朱砂　郁金各三钱　脑子　甘草各一钱　牡丹皮三钱

上为细末，炼蜜为丸，如皂子大，新水化下。

治表热恶寒而渴，阳明证，白虎汤也。

若肤如火燎而热，以手取之不甚热，为肺热也。目睛赤，烦躁，或引饮，独黄芩一味主之。

若两胁下肌热，脉浮弦者，柴胡饮子主之。

若胁肋热，或一身尽热者，或日晡肌热者，皆为血热也，四顺饮子主之。

若夜发热，主行阴，乃血热也。四顺饮子、桃仁承气选而用之。若昼则明了，夜则谵语，四顺饮子证。

若发热，虽无胁热，亦为柴胡证。

昼则行阳二十五度，气药也，大抵则柴胡饮子。

夜则行阴二十五度，血药也，大抵则四顺饮子。

眼证

眼之为病，在腑则为表，当除风散热，在脏则为里，宜养血安神。暴发者，为表而易治，久病者在里而难愈。除风散热者，泻青丸主之。养血安神者，定志丸。妇人则熟干地黄丸主之。

治眼暴赤暴肿，**散热饮子**。

防风　羌活　黄芩　黄连以上各一两

上㕮咀，水煎，食后温服。

如大便秘涩，加大黄一两。

如痛甚者，加当归、地黄各一两。

如烦躁不得眠睡，加栀子一两。

地黄汤　治眼久病昏涩，因发而久不愈者。

防风　羌活　黄芩　黄连　地黄　当归　人参　茯苓以上各等分

上为粗末，水煎。

四物龙胆汤　治目暴发方在《元戎》四物汤条下附。

点眼药则有**蟾光膏**方在后册《杂方》内附。

洗眼药则有**夜光膏**方在《宝鉴》内附。

嗅药在后《杂方》内附。

消渴证

消渴之疾，三焦受病也。有上消，有消中，有消肾。上消者肺也，多饮水而少食，大便如常，小便清利，知其燥在上焦也，治宜流湿以润其燥。

消中者胃也，渴而饮食多，小便赤黄，热能消谷，知其热在中焦也，宜下之。

消肾者，初发为膏淋，谓淋下如膏油之状，至病成而面色黧黑，形瘦而耳焦，小便浊而有脂液。治法宜养血以肃清，分其清浊而自愈也。

黄连膏

黄连末一斤　生地黄　自然汁　白莲花　藕汁　牛乳汁各一斤

上将汁熬成膏子剂，黄连末为丸，桐子大，每服二十丸，少呷温水送下，日进十服，渴病立止。

八味丸　治消肾方在《发明》内附。

肿胀证

五脏六腑皆有胀。经云：平治权衡，去菀陈莝，开鬼门，洁净府。平治权衡者，察脉之浮沉也；去菀陈莝者，疏涤肠胃也；开鬼门者，发汗也；洁净府者，利小便也。蛊胀之病，治以鸡屎，醴酒调服。水胀之病，当开鬼门，洁净府也。

治水肿，蝼蛄去头尾，与葡萄心同研，露七日曝干，为末，淡酒调下，暑月用佳。

又方：枣一斗，锅内入水，上有四指，用大戟并根苗盖之遍盆，合之煮熟为度。去大戟不用，旋旋吃，无时。尽枣决愈，神效。

疮疡证

疮疡者，火之属，须分内外以治其本。若其脉沉实，当先疏其内，以绝其源也；其脉浮大，当先托里，恐邪气入内也。有内外之中者，邪气至盛，遏绝经络，故发痈肿。此因失托里及失疏通，又失和荣卫也。治疮之大要，须明托里、疏通、行荣卫之三法。内之外者，其脉沉实，发热烦躁，外无焮赤，痛深于内，其邪气深矣。故先疏通脏腑，以绝其源。外之内者，其脉浮数，焮肿在外，形证外显，恐邪气极而内行，故先托里也。内外之中者，外无焮恶之气，内亦脏腑宣通，知其在经，当和荣卫也。用此三法之后，虽未瘥，必无变证，亦可使邪气峻减而易痊愈。

内疏黄连汤　治呕哕心逆，发热而烦，脉沉而实，肿硬木闷而皮肉不变色，根系深大，病远在内，脏腑秘涩，当急疏利之。

黄连　山栀子　芍药　当归　槟榔　木香　连翘　薄荷　黄芩　桔梗　甘草
以上各一两

上为末，水煎，先吃一二服，次后加大黄一钱，再服加二钱，以利为度。

如有热证，止服黄连汤，大便秘涩，则加大黄。

如觉无热证，煎后药，复煎散，时时服之。如无热证及大便不秘涩，止服复煎散，稍有热证，却服黄连汤，秘则加大黄，如此内外皆通，荣卫和调，则经络自不遏绝矣。

内托复煎散　治肿焮于外，根槃不深，形证在表，其脉多浮，痛在皮肉，邪气盛而必侵于内，须急内托以救其里也。

地骨皮　黄芪　防风各二两　芍药　黄芩　白术　茯苓　人参　甘草　当归　防己以上各一两　柳桂淡味，加五钱

上㕮咀，先煎苍术一斤，用水五升，煎至三升，去苍术滓，入前药十二味，再煎至三四盏，绞取清汁，作三四服，终日服之。又前苍术滓为汤，去滓，再依前煎十二味药滓服之。此除湿散郁热，使胃气和平，如或未已，再作半料服之。若大便秘及烦热，少服黄连汤。如微利，烦热已退，却服复煎散半料。如此，使荣卫俱行，邪气不能自侵也。

当归黄芪汤　治疮疡脏腑已行，如痛不可忍者。

当归　黄芪　地黄　川芎　地骨皮　芍药各等分

上㕮咀，水煎，如发热，加黄芩；如烦躁不能睡卧者，加栀子；如呕则是湿气侵胃，倍加白术。

内消升麻汤　上治血气壮实，若患痈疽，大小便不通。

升麻　大黄各二两　黄芩一两半　枳实麸炒　当归　芍药各一两半　炙甘草一两

上㕮咀，水煎食前。

复元通气散　治诸气涩，耳聋，腹痛，便痈，疮疽无头，止痛消肿。

青皮　陈皮各四两　甘草三两，生熟各半　川山甲炮　栝蒌根各二两　加金银花一两　连翘一两

上为细末，热酒调下。

五香汤　治毒气入腹，托里，若有异证，于内加减。

丁香　木香　沉香　乳香各一两　麝香三钱

上为细末，水煎，空心。

呕者去麝，加藿香叶一两，渴者加人参一两。

赤芍药散　治一切丁疮疽痈，初觉憎①寒疼痛。

金银花　赤芍药各半两　大黄七钱半　瓜蒌大者一枚　当归　甘草　枳实各三钱

上为粗末，水酒各半煎。

桃红散　敛疮生肌，定血，辟风邪。

滑石四两　乳香　轻粉各二钱　小豆粉一钱　寒水石三两，烧

一方：改小豆粉为定粉一两。

上为极细末，干贴。

冰霜散　治火烧皮烂大痛。

寒水石生　牡蛎烧　朴硝　青黛各一两　轻粉一钱

---

① 憎：原作"增"，据《活法机要》改。

上为细末，新水或油调涂，立止。

乳香散　治杖疮神效。

自然铜半两，火烧，醋蘸十遍　乳香　没药各三钱　茴香四钱　当归半两

上为细末，每服五钱，温酒调下。

五黄散　治杖痛，定痛。

黄丹　黄连　黄芩　黄柏　大黄　乳香以上各等分

上为细末，新水调成膏，用绯绢、帛上摊贴。

花蕊石散　治一切金疮，猫狗咬伤，妇人败血恶血，奔心，血运，胎死胎衣不下至死者，以童子小便调下一钱，取下恶物，神效。

硫黄明净者，四两　花蕊石一斤

二味拌匀，用纸筋和胶泥固济，瓦罐子一个，入药内，密泥封口了焙干，安在四方砖上砖上书八卦五行字，用炭一秤围烧，自巳午时从下生火，直至经宿火尽，又经宿罐冷，取研极细，磁盒内盛。

截疳散　治年深疳瘘疮。

黄连半两　白蔹　白及丹各一两　轻粉一钱　龙脑　麝香各半钱，另研　蜜陀僧一两

上为细末，和匀干糁，或纴上以膏贴之。

生肌散

寒水石剉　滑石各一两　乌鱼骨　龙骨各一两　定粉　蜜陀僧　白矾灰　干烟脂各半两

上为极细末，干糁用之。

平肌散　治诸疮久不敛。

蜜陀僧　花蕊石二物同煅赤　白龙骨各一两　乳香另研　轻粉各一钱　黄丹　黄连各二钱半

上为极细末，和匀干糁。

碧霞挺子　治恶疮，透了不觉疼痛者。

铜绿一两　硇砂二钱　蟾酥一钱

上为细末，烧饭和作麦朴挺子，每用刺不觉痛者，须刺血出，方纴药在内，以膏贴之。

用药加减：

如发背丁肿，脓溃前后，虚而头痛，于托里药内加五味子。

恍惚不宁，加人参、茯神；虚而发热者，加地黄、栝蒌根。

潮热者，加柴胡、地骨皮；渴不止者，加知母、赤小豆。

虚烦者加枸杞、天门冬；自利者加厚朴。

脓多者加当归、川芎；痛甚者加芍药、乳香。

肌肉迟生者，加白蔹、官桂；有风邪者，加独活、防风。

心惊悸者，加丹砂；口目瞤动者，加羌活、细辛。

呕逆者，加丁香、藿香叶；痰多者，加半夏、陈皮。

回疮金银花散　治疮疡痛，甚则色变紫黑者。

金银花连枝叶剉，二两　黄芪四两　甘草一两

上㕮咀，用酒一升，同入壶瓶内。闭口重汤内煮三两时辰，取出去滓，顿服之。

雄黄散　治疮有恶肉不能去者。

雄黄一钱，研　巴豆不去皮研，一个，去皮半钱

上二味，再同研如泥，入乳香、没药各少许，再研匀细，少上，恶肉自去矣。

瘰疬证

夫瘰疬者，结核是也。或在耳后，或在耳前，或在耳下，连及颐颔，或在颈下连缺盆，皆谓之瘰疬，或在胸及胸之侧，或在两胁，皆谓之马刀，手足少阳主之。

治结核前后耳有之，或耳下、颔下有之，皆瘰疬也。桑椹二斗，极熟黑色者，以布裂取自然汁，不犯铜铁，以文武火慢熬，作薄膏子，每日白沸汤点一匙，食后，日三服。

连翘汤　治马刀[①]。

连翘　瞿麦花各一斤　大黄三两　甘草二两

上㕮咀，水煎服后，十余日可于临泣穴灸二七壮。服五六十日，方效。在他经者，又一方：加大黄，木通五两，知—作贝母五两，雄黄七分，槟榔半两，减甘草不用，同前药为细末，熟水调下三五钱，服之。

瞿麦饮子

连翘一斤　瞿麦穗半斤

上为粗末，水煎，临卧服。此药经效多不能速验，宜待岁月之久除也。

咳嗽证

咳谓无痰而有声，肺气伤而不清也。嗽谓无声而有痰，脾湿动而为痰也。咳

---

① 连翘汤治马刀：原作"治马刀连翘汤"，据《活法机要》改。

嗽是有痰而有声，盖因伤于肺气而咳动于脾湿，因咳而为嗽也。治效嗽者，治痰为先。治痰者下气为上，是以南星、半夏胜其痰，而咳嗽自愈也。枳壳、陈皮利其气，而痰自下也。痰而能食者，大承气汤微下之；痰而不能食者，厚朴汤治之。夏月嗽而发热者，谓之热痰嗽，小柴胡汤四两，加石膏一两、知母半两用之。冬月嗽而发寒热，谓之寒嗽，小青龙加杏仁服之。蜜煎生姜汤，蜜煎橘皮汤，烧生姜、胡桃，皆治无痰而嗽者。此乃大例，更当随时、随证加减之。

利膈丸方在《宝鉴》内附。

咳气丸 治久嗽痰喘，肺气浮肿。

郁李仁 青皮去白 陈皮去白 槟榔 木香 杏仁去皮尖 马兜铃炒 人参 广术 当归 泽泻 茯苓 苦葶苈炒，各二钱 防己五钱 牵牛取头末，一两半

上为细末，生姜汁面糊为丸，桐子大，生姜汤下。

治咳嗽诸方在《家珍》内，并《宝鉴》内者，更宜选而用之。

虚损证

虚损之疾，寒热因虚而感也。感寒则增阳，阳虚则阴盛，故损则自上而下，治之宜以辛、甘、淡，过于胃则不可治也。感热则损阴，阴虚则阳盛，故损则自下而上，治之宜以苦、酸、咸，过于脾则不可治也。自上而损者，一损损于肺，故皮聚而毛落；二损损于心，故血脉虚弱，不能荣于脏腑，妇人则月水不通；三损损于胃，故饮食不为肌肤也。自下而损者，一损损于肾，故骨痿不能起于床；二损损于肝，故筋缓不能自收持；三损损于脾，故饮食不能消克也。故心肺损则色弊，肝肾损则形痿，脾胃损则谷不化也。

治肺损皮聚而毛落，宜益气，**四君子汤**方在前《难知》内附。

治心肺虚损，皮聚而毛落，血脉虚损。妇人月水愆期，宜益气和血，**八物汤**方在前《元戎》内附。

治心肺损及胃，损饮食不为肌肤，宜益气和血，调饮食，**十全散**方在前《元戎》内附。

治肾肝损，骨痿不能起于床，宜益精，筋缓不能自收持，宜缓中，**牛膝丸**。

牛膝酒浸 萆薢 杜仲剉，炒 苁蓉酒浸 菟丝子 防风 胡芦巴炒 桂减半 破故纸 沙苑 白蒺藜

上等分为细末，酒煮猪腰子为丸，每服五七十丸，空心温酒下。如腰痛不起者，服之甚效。

治阳盛阴虚，肝肾不足，房室虚损，形瘦无力，面多青黄，而无常色，宜荣血养肾，**地黄丸**。

苍术—斤，泔浸　熟地黄—斤　干姜春七钱，夏半两，秋七钱，冬—两

上为细末，蒸枣肉为丸，桐子大。每服五七十丸至百丸，诸饮下。若加五味子，为肾气丸，述类象形，神品药也。

如阳盛阴虚，心肺不足，及男子妇人，面无血色，食少嗜卧，肢体因倦，宜八味丸方在《元戎》内附。

如形体瘦弱无力多困，未知阴阳，先损夏月，宜地黄丸，春秋宜肾气丸，冬月宜八味丸。

治病久虚弱，厌厌不能食，**和中丸**方在前《脾胃论》中。

吐证

吐证有三：气、积、寒也，皆从三焦论之。上焦在胃口，上通于天气，主内而不出；中焦在中脘，上通天气，下通地气，主腐熟水谷；下焦在脐下，通于地气，主出而不纳。是故上焦吐者，皆从于气。气者，天之阳也。其脉浮而洪，其证食已暴吐，渴欲饮水，大便结燥，气上冲而胸发痛，其治当降气和中。中焦吐者，皆从于积，有阴有阳，食与气相假为积而痛。其脉浮而匿，其证或先痛而后吐，或先吐而后痛，治法当以小毒药去其积，槟榔、木香和其气。下焦吐者，皆从于寒地道也。其脉沉而迟，其证朝食暮吐，暮食朝吐，小便清利，大便秘而不通。治法当以毒药通其秘塞，温其寒气，大便渐通，复以中焦药和之，不令大便秘结而自愈也。

治上焦气热上冲，食已暴吐，脉浮而洪，宜先和中，**桔梗汤**。

桔梗　白术各—两半　半夏曲二两　陈皮去白　白茯苓　枳实麸炒　厚朴姜制，炒香各—两

上㕮咀，水煎，取清调木香散二钱，隔夜空腹服之。后气渐下，吐渐止，然后去木香散，加芍药二两，黄芪—两半，每一料中叩算加之。

如大便燥结，食不尽下，以大承气汤去硝，微下之，少利再服前药补之。

如大便复结，依前再微下之。

木香散

木香　槟榔各等分

上为细末，前药调服。

厚朴丸　主翻胃吐逆，饮食噎塞，气上冲心，腹中诸疾，其药味即与万病紫菀丸同。方在《元戎》方内附其加减于后。

春夏再加黄连二两，秋冬再加厚朴二两。

如治风，于春秋所加黄连、厚朴外，更加菖蒲、茯苓各—两半。

如治风痫不愈者，依春秋加减外，更加人参、菖蒲、茯苓各一两半。如失精者，加菖蒲、白茯苓为辅。

如肝之积，加柴胡、蜀椒为辅。

如心之积，加黄连、人参为辅。

如脾之积，加吴茱萸、干姜为辅。

如肾之积，加菖蒲、茯苓为辅。

秋冬久泻不止，加黄连、茯苓。

心痛证

诸心痛者，皆少阴、厥阴气上冲也。有热厥心痛者，身热足寒，痛甚则烦躁而吐，额自汗出，知为热也。其脉浮大而洪，当灸太溪及昆仑，谓表里俱泻之，是谓热病汗不出，引热下行，表汗通身而出者，愈也。灸毕，服金铃子散则愈。痛止，服枳术丸去其余邪也。有大实，心中痛者，因气而食，卒然发痛，大便或秘久而注闷，心胸高起，按之愈痛，不能饮食，急以煮黄丸利之。利后，以藁本汤去其邪也。有寒厥心痛者，手足逆而通身冷汗出，便溺清利，或大便利而不渴，气微力弱，急以术附汤温之。寒厥暴痛，非久病也。朝发暮死，急当救之。是知久病无寒，暴病非热也。

金铃子散 治热厥心痛，或发或止，久不愈者。

金铃子 玄胡各一两

上为细末，每服二三钱，酒调下，温汤亦得。

治大实心痛二药：厚朴丸同紫菀丸在《元戎》方内，煮黄丸方在《阴证略例》内。

治大实心痛，大便已利，宜**藁本汤**，止其痛也。

藁本半两 苍术一两

上为粗末，水煎服清。

治寒厥暴痛，脉微气弱，宜**术附汤**温之方在《云岐脉论》内附。

疝症

男子七疝，妇人瘕聚带下，皆任脉所主阴经也。肾、肝受病，治法同归于一。

酒煮当归丸

当归剉 附子炮 苦楝子剉 茴香各一两

上剉，以酒三升同煮，酒尽为度，焙干作细末入。

丁香 木香各二钱 全蝎二十二个 玄胡二两

上同为细末，与前药一处拌匀，酒糊为丸，每服三五十丸至百丸，空心温酒下。凡疝气带下皆属于风，全蝎治风之圣药，茴香、苦楝皆入小肠，故以附子佐之，丁香、木香则导为用也。

治奔豚及小腹痛不可忍者，**苦楝丸**。

苦楝　茴香各一两　黑附子一两，炮去皮脐

上用酒二升，煮酒为度，曝干或阴干捣，为极细末，每一两药末入：

全蝎十八个　玄胡五钱　丁香十五个

上共为细末，酒糊为丸，桐子大，每服百丸，空心酒下。如痛甚，煎当归入酒下，大效。

卷第十八　卫生宝鉴太医罗谦甫类集

目　录

饮食倍伤论

阴气者，静则神藏，躁则消亡。饮食自倍，肠胃乃伤。谓食物无务于多，贵在能节，所以保冲和而遂颐养也。若贪多务饱，饫塞难消，徒积暗伤，以召疾患。盖食物饱甚，耗气非一，或食不下而上涌，呕吐以耗灵源；或饮不消而作疾，咯唾以耗神水，大便频数而泄，耗谷气之化生，溲便滑利而浊，耗源泉之浸润。至于精清冷而下漏，汗淋漉而外泄，莫不由食物过伤，滋味太厚。如能节满意之食，省爽口之味，常不至于饱甚，即顿顿必无伤，物物皆为益。津液内蓄。华精和凝，邪毒不能犯，疾疢无由作矣。

治饮食所伤，诸方具在《脾胃论》中。

木香槟榔丸 疏导三焦，宽胸膈，破痰饮，快气润肠。

木香 槟榔 青皮去白 枳壳麸炒 杏仁麸炒去皮尖，各一两，半夏曲 皂角去皮，酥炙 郁李仁去皮，以上各二两

上为细末，别用皂角四两，用浆水一碗，搓揉熬膏，更入熟蜜少许，丸如桐子大，每服五十丸，淡生姜汤下。

虚中有热

人参黄芪散 治虚劳客热，肌肉消瘦，四肢倦怠，五心烦热，咽干颊赤，心忪潮热，盗汗减食，咳嗽脓血。

人参去芦，一两 秦艽 茯苓各二两 知母二两半 桑白皮一两半 桔梗一两 紫菀一两半 柴胡二两半 黄芪三两半 生地黄二两 半夏汤洗七次，一两半 鳖甲三两，酥炙黄，去栏[①] 天门冬去心，三两

上为粗末，每服三钱，水煎，去滓服

续断散 治骨蒸热劳，传尸瘦病，潮热烦躁，喘嗽气急，身疼盗汗。

续断 紫菀 桔梗 青竹茹 五味子各三两 生地黄 桑白皮各五两 甘草炙二两 赤小豆半升

上为粗末，每服三钱，入小麦五十粒，水煎，去滓，日三服。

兼治咳嗽唾脓血，童男室女亦同。

柴胡散 治虚劳羸瘦，面黄无力，减食，盗汗，咳嗽不止。

柴胡一两 五味子半两 地骨皮一两半 鳖甲一两 去栏，醋炙 知母一两

上味为细末，每服二钱，入乌梅两个，青蒿五叶水煎，去滓服。

秦艽鳖甲散 治骨蒸壮热，肌肉消瘦，唇红颊赤，困倦盗汗。

---

① 栏：通"襕"，即裙襕。

地骨皮　柴胡各一两　秦艽　知母　当归各半两　鳖甲一两，酥炙，去裙栏

上为粗末，每服五钱，入乌梅一个，青蒿同煎，临卧空心各一服。

人参地骨皮散　治脏中积冷，荣中热，按之不足，举之有余，阴不足阳有余也。

茯苓半两　知母　石膏各一两　地骨皮　人参　柴胡　生地黄　黄芪各一两半

上㕮咀，每服一两，生姜三片，水煎，细细服。

犀角紫河车丸　治传尸劳，服三月必平复，其余劳证，只数服愈。

紫河车一具，儿孩儿胞衣是也，米泔淹一宿，洗净，焙干用　鳖甲酥炙　桔梗　胡黄连　芍药　大黄　败鼓皮心醋炙　贝母去心　龙胆子　黄药子　知母以上各二钱半　广莪　犀角末　芒硝各一钱半　朱砂二钱，另研

上为细末，炼蜜为丸如桐子大，朱砂为衣，每服二十丸，酒下，空心服。

人参柴胡散　治邪热客于经络，肌热痰嗽，五心烦躁，头目昏痛，夜有盗汗。妇人虚劳骨蒸尤宜。

白茯苓　人参　白术　柴胡　当归　半夏曲　干葛　甘草炙　赤芍药以上各一两

上为细末，每服三钱，姜四片，枣二枚，水煎，带热服。

清神甘露丸　治男子妇人虚劳，不至大骨枯、大肉陷，并皆治之。

生地黄汁　白莲藕汁　牛乳汁生用

上三味各等分，用砂石器内，以文武火同熬成膏子，用后药：

人参　白术　黄连　黄芪　五味子　胡黄连

上各等分为细末，前膏子和剂，如桐子大，每服五十丸，煎人参汤下。

上焦热

龙脑鸡苏丸　除烦解劳，下热，肺热咳嗽，衄血吐血，血崩血淋，解酒毒，胆疸等证。

鸡苏叶净叶一斤　真蒲黄二两，炒　木通二两　阿胶二两，炮　炙甘草一两半　生地黄六两为膏　人参　黄芪各二两　麦门冬二两，去心　柴胡二两，同木通二物一处，汤半升浸二宿，取汁入膏

上为细末，好蜜二斤，先炼二沸，下生地黄末，不住搅，时时入木通柴胡汁，慢慢熬成膏，勿令焦，将余药末同和丸，豌豆大，每服二十丸，嚼破，温水下。

如虚劳烦热消渴惊悸，煎入人参汤下。

如咳嗽血衄吐血，麦门冬汤下，并食后。

如血崩淋疾，空心服。诸淋，车前子汤下。

气分热

柴胡饮子 解一切肌热，蒸热，积热，寒热往来，及伤寒发汗不解，或汗后余热劳复，或妇人经病不快，产后但有如此之证，并宜服之。

黄芩 甘草炙 大黄 芍药 柴胡 人参 当归以上各半两

上为粗末，每服四钱，姜三片，水煎服。

通治甚热之气

黄连解毒汤 治大热甚烦，错语不得眠。

黄连七钱半 黄柏 栀子各半两 黄芩一两

上剉如麻豆大，每服五钱，水煎去滓，热服，未知，再服。

海藏加防风、连翘，为金花丸，治风热；加柴胡，治小儿潮热；与四物相合为各半汤，治妇人潮热。

三焦之寒

方在前《阴证略例》内

中风论并加减续命、羌活、愈风、大秦艽等汤方在前《发明》内。

四白丹 能清肺气养魄。中风者多昏冒，气不清和也。

白术 白茯苓 人参 缩砂 香附子 甘草 防风 川芎各半两 白芷一两 白檀一钱半 知母二钱 羌活 薄荷 独活各二钱半 细辛二钱 麝香一钱，另研 牛黄半钱，另研 龙脑半钱，另研 藿香一钱半 甜竹叶二两

上为细末，炼蜜为丸，每两作十丸，临卧嚼一丸，煎愈风汤咽下。能上清肺气，下强骨髓。

二丹丸 治健忘。养神定志和血以安神，外华腠理。

熟地黄 天门冬 丹参各一两半 茯苓 甘草各一两 远志半两，去心 人参半两 麦门冬一两，去心 朱砂半两，研为衣

上为细末，炼蜜为丸，如桐子大。每服五十丸至百丸，空心，煎愈风汤下。

洁古老人**天麻丸**方在前《元戎》方中。

中风灸法

风中脉则口喁斜 [①]。

中腑则肢体废。

---

① 斜：原为"邪"，《卫生宝鉴》载"风中脉则口喁斜"，故更正为斜。

中脏则性命危。

凡治风莫如续命汤之类，然此可扶持疾病，若要收全功，火艾为良。

灸风中脉口眼㖞斜。

穴之处所，具在前《针法》[1]内。

听会二穴　颊车二穴　地仓二穴

凡㖞向右者，为左边脉中风而缓也，宜灸左二七壮。右边脉中风而缓也，宜灸右二七壮。艾炷大如麦粒。

灸风中腑手足不遂。

百会一穴　肩隅二穴　曲池二穴　风市二穴　足三里二穴　绝骨二穴

凡觉手足痹或麻或痛，良久乃已，此将中腑之候，宜灸。在左灸右，在右灸左。

灸中风，眼戴上不能视者，灸第二椎并第五椎上各灸七壮，一齐下，火柱如半枣核大，立愈。

灸风中脏气塞涎上不退极危者。

百会一穴　风池二穴　大椎一穴　肩井二穴　曲池二穴　间使二穴　足三里二穴

凡觉心中愦乱，神思不怡，或手足麻，此中脏之候也。不问风与气，可速灸此七穴五七壮，日别灸之，至随年壮止。

风痫之疾

龙脑安神丸　治男子妇人五积癫痫，无问远年近日，发作无时。

茯神三两　人参　地骨皮　甘草各二两　麦门冬去心，二两　龙脑三钱，另研　牛黄另研，半两　朱砂二钱，飞　桑白皮一两　马牙硝二钱，另研　麝香三钱，另研　乌犀末一两　金箔十五片

上十三味为细末，炼蜜为丸，弹子大，金铂为衣，冬月温水化下，夏月凉水。又治虚劳发热，咳嗽，语涩舌强，日进三服。

参朱丸　治风痫大有神效。

人参　蛤粉　朱砂

上为细末，用豵[2]猪心血为丸，桐子大，每服三十丸，金银水送下，食远。

---

① 针法：此指《针经节要》。

② 豵（zōng）：小猪，《本草纲目》言："豕生六月曰豵。"

沉香天麻汤　治痫瘛筋挛。

沉香一钱　天麻三钱　羌活五钱　防风三钱　益智仁一钱　当归一钱半　独活四钱半夏三钱，汤洗　川乌头二钱，炮　炙甘草一钱半　姜屑一钱半　黑附子三钱，炮去皮脐

上㕮咀，每服五钱，生姜三片，水煎。

洁古云，昼发治阳跷申脉穴，在外踝下陷中，容爪甲白肉际是也。夜发治阴跷照海二穴，在于足内踝下陷中是也。先灸两跷各二七壮，然后服前药。

厉风证

换肌散　治大风疾，年深久不能愈，以至面毛堕落，鼻梁崩坏，额颅肿破。不至逾月，取效如神。

白花蛇三两，酒浸一宿　黑乌蛇三两，酒浸一宿　地龙去土，三两　当归一两　细辛一两　香白芷一两　天麻二两　蔓荆子　威灵仙　荆芥穗　甘菊花　苦参　紫参沙参　木贼　沙苑蒺藜　不灰木　炙甘草　天门冬　赤芍药　九节菖蒲　定风草何首乌　胡麻子炒黄　川芎　草乌头去皮脐　苍术泔浸，去皮　木鳖子仁以上各三两

上同为极细末，每服五钱匕，酒调下，食后，酒多为妙。

如圣散　治大风疾，洗疮药，大有神效。

顽荆子　苦参　玄参　厚朴　荆芥穗　紫参　陈皮　沙参　麻黄去节，以上各一两　蔓荆子　防风　白芷　威灵仙各二两

上为细末，用药三钱，桃柳枝各一把，水五升同煎，临卧热洗之。忌五辛物。

醉仙散　治大风疾，遍身瘾疹，瘙痒麻木。

胡麻子　牛蒡子　枸杞子　蔓荆子各半两，四味一处，炒　白蒺藜　苦参　瓜蒌根　防风各半两

上为细末，每用十五钱末，入轻粉一处拌匀，每服一钱，茶清调下，晨午夕各一服。后五七日，先于牙缝内出臭黄涎，浑身疼痛，次后利下脓血，病根乃去。

补气泻营汤　治厉风满目连颈。先砭其处，令恶气肿尽出，乃服此药。

升麻　连翘各六分　苏木　当归　黄连各三分　黄芩四分　甘草一分半　黄芪三分　人参二分　生地黄四分　桃仁三个　桔梗五分　麝香少许　胡桐泪一分　地龙三分　全蝎三分　蟊虫去翅足，三个　白豆蔻二分　水蛭炒令烟尽，三个

上㕮咀，除连翘、胡桐泪、白豆蔻各另为细末，麝香、蟊虫、水蛭三味同为细末，都作一服。水二盏，酒一盏，入连翘煎至一盏，去滓。再入白豆蔻仁，二味并麝香等，再煎至七分，稍热服，早饭后午饭前，忌酒面等。

鹤膝风证

伊祁丸　治鹤膝风及腰膝风缩之疾。

伊祁颈尾全者　桃仁生　白附子　阿魏　桂心　安息香用研桃仁　白芷各一两

乳香　没药各三分，前九味用童子小便酒二升，炒熟冷处　　北漏芦　当归　芍药　牛膝
羌活　地骨皮　威灵仙各一两

上蜜为丸，弹子大，空心暖酒化下一丸。

胡楚望博士病风痓，手足指节如桃李，痛不可忍，服之悉愈。

头痛证

川芎散　治头风，偏正头疼。

川芎　细辛　羌活　槐花　甘草炙　香附子　石膏各半两　荆芥穗　薄荷　菊
花　茵陈　防风各一两

上为细末，每服二钱，食后茶清调下，日三。

石膏散　治头疼不可忍。

麻黄去根节　石膏各一两　何首乌半两　干葛七钱半

上为细末，每服三钱，生姜三片，水煎，稍热服。

川芎散　治偏头痛神效。

甘菊花　石膏　川芎各三钱　白僵蚕六钱，生用

上为极细末，每服三钱，茶清调下。

时毒疙瘩

漏芦丸　治脏腑积热，发为肿毒，时疫疙瘩，头面洪肿，咽嗌堵塞，水药不
下，一切危恶疫疠。

漏芦　升麻　大黄　黄芩　蓝叶　玄参各三两

上为粗末，每服二钱，水煎。肿热甚，加芒硝二钱半。

消毒丸　治时毒疙瘩恶证。

大黄　牡蛎烧　白僵蚕炒，各一两

上为细末，炼蜜为丸，弹子大，新水^①化下一丸，无时。内加桔梗黍粘子汤
尤妙。

胃虚面肿

胃风汤^② 治虚风证。能食，麻木，牙关急搐，目内蠕动，胃中有风，故面
独肿。

白芷一钱六分　升麻二钱　葛根　苍术各一钱　炙甘草一分　柴胡二分　藁本三

---

①　新水：《卫生宝鉴》为新汲水，后文皆同，不再出注。

②　胃虚面肿胃风汤：原无标题及方名，因《卫生宝鉴》药目录作"胃虚面肿方"而增加标题，
据《卫生宝鉴》原文应为"胃风汤"。

分　羌活　黄柏　草豆蔻各三分　蔓荆子一分　当归身一钱　干生姜二分　枣四枚　麻黄半钱，不去节

上㕮咀，分作二服，水煎。

面热

升麻加黄连汤

升麻　葛根各一钱　炙甘草五分　白芷七分　酒制黄连四分　川芎三分　白芍药五分　生犀末三分　荆芥穗二分　酒制黄芩四分　薄荷叶二分

上㕮咀，先水浸川芎、荆芥、薄荷，外都作一服，水同煎。

面寒

升麻加附子汤

升麻　葛根各一钱　白芷　黄芪　黑附子炮，各七分　炙甘草　人参各五分　益智仁三分　草豆蔻仁五分

上㕮咀，都作一服，连须葱白数茎，同煎。

眼目之疾

金露膏

蕤仁槌碎　黄丹各一两　黄连半两　蜜六两

上件先将黄丹铁锅内炒，令黄色至紫色，入蜜搅匀，下长流水四升，以嫩柳枝五七茎，把定搅之，次下蕤仁，候滚十数沸，又下黄连，用柳枝不住手搅，熬至二升。笊篱内倾药在纸上，慢慢滴之，无令尘污，如有瘀血，加硇砂末一钱，上火煨开，入前膏子内用。

夜光丸　治赤眼翳膜昏花。

宣黄连　诃子去穰，各二两　当归一两　铜绿一钱

上㕮咀，以河水三升，同浸两昼夜，入银石器熬取汁，约一大盏，内八分来得所，觑滓黑色为度。生绢细取汁，再入文武火熬，槐柳搅，滴水成珠为度。

猻猪胰子二个，先去脂，以禾秆叶稍裹于水，水内搓洗，换水无度令净。细切，入黄连膏内，煮黑色，取出用之　黄丹四两，新水浸，淘去滓，焙干碾细用　炉甘石一两，童子小便一大碗，炭火烧红蘸之，令小便尽，甘石粉白为度，研极细　鹅梨十枚，竹刀去皮核，生布取汁用　青盐六两，研细　蜜一斤，炼去滓蜡，十沸止

上将梨汁、甘石入膏子熬五七沸，入青盐，以槐柳枝搅至褐色，方盛磁瓮，冰冷水浸，拔去火毒，腊月合为妙，正月十一月次之，余月皆不可。

鼻中诸病

生地黄汤 治鼻衄昏迷不省。

生地黄三五斤，不暇取汁，使患者生吃吸汁三斤许，又以其冲塞鼻，须臾血止，取汁服尤佳。

地黄散 治衄血往来久不愈。

生地黄　熟地黄　枸杞子　地骨皮各等分

上为细末，每服二钱，蜜汤调下，日三。

清肺饮子 治衄血吐血久不愈。

五味子十个　麦门冬去心　当归身　人参　生地黄各半钱　黄芪一钱

上为粗末，都作一服，水煎。以三棱针刺气冲，出血立愈。

门冬饮子 治脾胃虚弱，气促气弱，精神短少，衄血吐血。

人参五分　黄芪一钱　五味子五个　芍药一钱　甘草一钱　紫菀一钱半　当归身　麦门冬各五分

上㕮咀，分作二服，水煎，食后。

咽喉口齿

龙麝聚圣丹 治心脾客热，毒气攻心，咽喉赤肿疼痛，或成喉疖，或结硬不消，愈而复发，经久不瘥，或舌本肿胀，满口生疮，饮食难咽，并宜服之。

川芎一两　生地黄　犀角屑　羚羊角　南琥珀研，各半两　马牙硝研，三钱　南硼砂研，一两　人参三钱　赤茯苓三钱　玄参　桔梗　升麻　铅白霜研　连翘各五钱　朱砂二钱，水飞　牛黄二钱，研　麝香三钱，研　脑子①三钱，研　金箔为衣

上为细末，炼蜜为丸，每两作十丸，用金箔为衣，每服一丸，用薄荷汤水化下或新水化下，或细嚼或噙化，临卧。

开关散 治缠喉风气息不通。

白僵蚕炒，一两　枯白矾

上为细末，每服三钱，生姜蜜水调下，细细服之。

备急如圣散 治时气缠喉风，渐入咽塞，水谷不下，牙关紧急，不省人事。

雄黄细研　藜芦生用　白矾飞　猪牙皂角去皮，炙黄

上等分为细末，每用一豆大，鼻内嗜，立效。

解毒雄黄丸②

---

① 脑子：龙脑、冰片。
② 解毒雄黄：原无功效，《卫生宝鉴》载"解毒雄黄丸治缠喉风及急喉痹"。

雄黄飞，一两　郁金一分　巴豆去皮，出油，十四个

上为细末，醋煮面糊为丸，绿豆大，热茶清下七丸，吐出顽涎，立便苏省，未吐再服。如至死者心头犹热，灌药不下，斡开口，灌之下咽，无有不活。如小儿惊热痰涎壅塞或二丸三丸，量儿加减。

口糜牙疼牙疳

膀胱遗热于小肠，膈肠不便，上为口糜，煎导赤散、调五苓散治之。方在前《伤寒论》中

胡黄连散　治口糜。

胡黄连五分　藿香一钱　细辛三钱　宣连三钱

上为末，每用半钱，干贴口内，漱吐之。

绿袍散　治大人小孩口疮多时不效[①]者。

黄柏四两　甘草炙，二两　青黛一两

上先杵二味为末，入青黛同研匀，干贴。

必效散　治口糜。

白矾　大黄等分

上为细末，临卧干贴，沥涎尽，温水漱之。

遗山牢牙散　搽牙。

茯苓　石膏　龙骨各一两　寒水石　白芷各半两　细辛三分　石燕子大者一枚，小者一对

上为细末，早晚刷牙。

咽喉备急丹

青黛三两　芒硝二两　白僵蚕一两　甘草四两

上为细末，用腊月内牛胆，汁儿有黄者盛药其中，荫四十九日，多时为妙。如些小痄腮[②]，喉闭，用皂角子研碎，以竹筒子吹之咽喉内，愈。

乳香丸　治走马牙疳如神。

乳香　轻粉各半钱　麝香少许　砒半分，研

上先将乳香研细，入轻粉、麝、砒，共再研，用薄纸一韭页阔，药内按过挦纸少许，丸如黄米大，临卧将药填在疳处，至明则愈。

---

① 效：原作"较"，据《卫生宝鉴》改。

② 些（xiē）小痄（zhà）腮：些，同"些"。痄，意为张开，痄腮或为痄腮。

咳嗽之疾

咳，谓无痰而有声，肺气伤而不清也。嗽，谓无声而有痰，脾湿动而为痰也。咳嗽，谓有痰有声也。

人参款花散　治喘嗽久不已者。

人参半两　款冬花半两　知母　贝母　半夏各三钱　米壳二两，炒黄

上为粗末，每服五钱，乌梅同煎，临卧。

紫参散　治形寒饮冷伤肺，喘促，痰涎，不得安卧。

米壳二两，蜜炒黄色　麻黄　桔梗　五味子　炙甘草　紫参各一两

上为细末，每服四钱水煎，临卧。

人参蛤蚧散　治三二年间肺气上喘咳嗽，咯唾脓血，满面生疮，遍身黄肿。

蛤蚧一对全者，河水浸五宿，逐日换水，洗去腥气，酥炒黄色　杏仁五两，炒，去皮尖甘草炙，五两　人参　茯苓　贝母　知母　桑白皮已上各二两

上为细末，磁器内盛，每日如茶点服，神效。

紫菀散　海藏治咳嗽唾中有脓血虚痨证，肺痿变痈。

人参　紫菀　知母　贝母　桔梗　甘草　五味子　茯苓　阿胶

上为粗末，生姜水煎。

黄芪鳖甲散　治虚劳客热，肌肉消瘦，四肢倦怠，五心烦热，口燥咽干，颊赤心忪[①]，日晚潮热，夜有盗汗，胸胁不利，减食多渴，咳嗽稠粘，时有脓血。

黄芪一两　桑白皮　半夏制　黄芩　甘草炙　知母　赤芍药　紫菀已上七味各五钱，净　秦艽　白茯苓焙　生地黄　柴胡　地骨皮各六钱六分，净　肉桂　人参　桔梗各三钱二分，净　鳖甲去裙，酥炙　天门冬去心，焙，各一两

上件剉为粗末，每服二大钱，水一大盏，煎服，食后。

人参款花膏　治肺胃虚寒久咳不已，咽膈满闷，咳嗽痰涎，呕逆恶心，腹肋胀满，腰背倦痛或虚劳冷嗽，及远年近日一切嗽病。诸药不效，并皆治之。

款冬花　人参　五味子八钱　紫菀　桑白皮各一两　加杏仁八钱　木香　槟榔紫苏叶　半夏汤洗，各五钱

上为细末，炼蜜为丸，如鸡头仁大，每服一丸，食后细嚼淡姜汤下。

紫参散　治肺气虚，咳嗽喘急，胸膈痞痛，脚膝微肿。

人参五钱半　蛤蚧一对，酥炙黄　白牵牛炒　甜葶苈炒　木香　苦葶苈炒，各半两　槟榔五钱

---

① 心忪（sōng）：《伤寒明理论》卷二："悸者，心忪是也。筑筑惕惕然动，怔怔忪忪，不能自安者是矣。"

上为末，用熟枣肉为丸，如桐子大，每服四十丸，煎人参汤送下，食后。

透罗丹[①] 治痰实咳嗽，胸膈不利。

皂角酥制（炙），去皮弦　黑牵牛微炒，一两　半夏汤洗，一两　巴豆去油，另研，一钱　大黄一两，纸裹水浸，慢火焙干　杏仁麸炒黄，去皮尖，一两

上为细末，生姜自然汁为丸，桐子大，食后生姜汤送下三十丸，咳嗽甚者，三四服必效。

紫苏半夏汤　治喘嗽痰涎，寒热往来。

紫苏　半夏汤洗七次　紫菀茸　陈皮　五味子各半两　杏仁去皮尖，一两，麸炒黄　桑白皮二两半

上为粗末，每服三钱，生姜三片，水煎，日三。

人参理肺散　治喘嗽不止。

麻黄一两，去节，炒黄色　御米壳三两，炒　人参二两　当归　木香各一两　杏仁二两，麸炒

上为粗末，每服四钱，水煎。

化痰玉壶丸　治风痰吐逆，头痛目眩，咳嗽呕吐。

天南星　半夏各一两，生　天麻半两　头白面[②]三两

上为细末，滴水为丸，如桐子大，每服三十丸，水煮令药浮，漉出放温，生姜汤下。

咳血吐血唾血

大阿胶丸　治嗽血，唾血，经效。

阿胶微炒　卷柏　生地黄　熟地黄　大蓟独者[③]，日干　鸡苏叶　五味子各一两　柏子仁另研　茯苓　百部　远志　人参　麦门冬　防风各半两

上择好药材为细末，炼蜜为丸弹子大，浓煎小麦并麦门冬汤，嚼下一丸食后。

五味黄芪散　治嗽咯血成劳，眼睛疼，四肢困倦，脚膝无力。

麦门冬　熟地黄　黄芪　桔梗各半两　甘草一分　白芍药　五味子各二钱[④]　人参三钱

上为粗末，每服四钱，水煎，日三。

---

① 透罗丹：《卫生宝鉴》言："太医王子礼传此方，得之于西夏，下痰甚快，以透罗名者，谓脱罗网之患也。"

② 头白面：精白面粉，此为胶辽官话。

③ 独者：《卫生宝鉴》作"独根者"。

④ 各二钱：原作"二钱"，据《卫生宝鉴》改。

下痰定喘

大利膈丸　治风痰实，喘满咳嗽，风气上攻。

牵牛生用，四两　半夏汤洗，二两　皂角去皮弦，酥炙，二两　木香半两　青皮二两，去白　槐角一两，炒　加槟榔　大黄各五钱

上为细末，生姜面糊为丸，每服五十丸，生姜汤下。

呕吐吃逆 ①

藿香安胃散　二陈汤二方在《脾胃论》并《发明》内。

羌活附子汤　治咳逆。

羌活　附子炮　木香　茴香各半两，炒　干姜一两 ②

上为细末，每服二钱，盐一捻，煎二十沸，热服。一服止。治一切咳逆不止。男左女右，乳下黑尽处一韭叶许，灸三壮，甚者二七壮。

消渴病

东垣尝曰，洁古老人云：能食而渴者，白虎倍加人参汤主之。不能食而渴者，钱氏方白术散加葛根，大作汤剂广服之。

酒蒸黄连丸　治消渴，饮水无度，小便频数。

黄连净，半斤酒，一升汤，重蒸，伏时取出，晒干用

上为细末，滴水和丸，梧子大，每服五七十丸，温水下。

麦门冬饮子　治膈消胸满烦心，津液短少，多为消病。

知母　甘草炙　栝蒌实　五味子　人参　葛根　茯神　生地黄　麦门冬去心，各二两

上为粗末，每服五钱，竹叶十四叶，同煎。

胆瘅病

龙胆泻肝汤　治热盛口苦，名曰胆瘅。

柴胡一钱　黄芩七分　生甘草　人参　天门冬去心　黄连　草龙胆　山栀子　知母　麦门冬去心，各五分　五味子十个

上㕮咀，都作一服，水煎，食远。

---

① 吃逆：呃逆。

② 干姜一两：原文无剂量，据《卫生宝鉴》补。

疮肿之疾

保生锭子　治疗疮背疽瘰疬，一切恶疮。

金脚信①二钱　雄黄三钱　轻粉半大匣，三钱　硇砂三钱　麝香一钱半　巴豆四十九个，另研，文武火炮，生用尤妙　加蟾酥不用蟾②，止为末，尤妙

上为细末，用黄蜡五钱溶开，将药和成锭子，冷水浸少时取出，旋丸捏作饼子，如钱眼大，将疮头拨开，每用贴一饼，次用神圣膏药，后服托里散。若疮气入腹危者，服破棺丹、善应膏最妙方在后经验方中。

破棺丹③　则调胃承气汤炼蜜丸是也。一方：

山栀子　牵牛末　大黄各一两　甘草　荆三棱炮，各七钱

上炼蜜丸如弹子大，酒化服之。

千金托里散　治一切疮肿，发背疔疮。

黄芪一两半　厚朴二两　川芎一两　防风　桔梗各二两　白芷一两　连翘二两二钱　芍药　官桂　甘草　人参各一两　木香　没药各三钱　乳香二钱　当归半两

上为细末，每服三钱，酒一大盏，煎三二沸，和滓温服。

翠玉膏　治臁疮。

沥青一两　黄蜡二钱　铜绿二钱　没药一钱

上将铜绿为细末，入油调匀，将沥、蜡火上溶开，下绿搅匀，入没药匀，倾在河水盆内，扯匀，油纸裹，口嚼旋捻饼子，贴疮纸封，三日一易。

乳香消毒散　专治恶疮，

大黄烧　黄芪　牛蒡子炒　金银花　牡蛎盐泥裹烧，五味各五两　甘草三两，炙　没药　乳香　悬蒌各半两

上为粗末，每服五钱，水煎。疮在上食后，在下食前。

槟连散　治多时不效，一切恶疮，生肌止痛。

木香　槟榔　黄连各半两　白芷三钱

同为细末，每日干贴。

竹叶黄芪汤　治发背渴甚。通诸疮大渴。

淡竹叶二两　生地黄八两　黄芪　麦门冬去心　当归　川芎　甘草　黄芩　芍药　人参　半夏汤洗　石膏已上各三两

上为粗末，每服五钱，入竹叶五七叶同煎。

---

① 金脚信：独脚金。

② 蟾：底本该字模糊，江户抄本作"蟾"。

③ 破棺丹：同名异方者三，一方为调胃承气汤炼蜜丸；一方为山栀子、牵牛末、大黄各一两，甘草、荆三棱（炮）各七钱；一方出《中藏经》，为硫黄一两，丹砂一两。

疥癣之疾

间茹[①] **散** 治疥经年不瘥。

水银一钱　好茶二钱　间茹三钱　轻粉少许

上为细末，每用不以多少，小油调搽之。

硫黄散 治疥。

硫黄　川椒　石膏　白矾已上各等分

上为细末，以生油调搽。经验。

柏脂膏 治干湿癣疥。

柏油一斤　黄蜡半斤　杏仁四十五个，剉碎　朴硝一抄

上同于铁器内，老生葱三根，一顺搅五七沸，去滓搽用。加白矾尤妙。

润肌膏 治手足皴裂疼痛。

沥青四两　黄蜡八钱　乳香二钱

上三味同于铁锅内。文武火熬，次入小油一二匙，旋滴于水中。试之如硬，更入油。硬软合宜，滤于水中，磁器内放。每用火上炙软，裂子上，贴纸封。

胸膈痞之疾

人参利膈丸 治胸中不利，痰嗽喘满。利脾胃壅滞，调秘，推陈致新，治膈气圣药也。

木香　槟榔七钱半　人参　当归　藿香各一两　甘草　枳实各一两　大黄酒浸厚朴姜制，各二两

上为细末，滴水为丸，桐子大，温水下。如难齐，少加宿蒸饼和丸[②]。

汉防己散 治五噎。

汉防己五钱　官桂一两　细辛七钱半　陈皮去白，一两　羚羊角末，七钱半　紫苏七钱半　杏仁汤洗，去皮尖，一两

上为粗末，每服三钱，生姜三片，水煎日二。

十膈气散[③] 专治十般膈气。冷膈、风膈、气膈、痰膈、热膈、忧膈、悲膈、水膈、食膈、喜膈皆病源也。并因忧惊冷热不调，又乖将摄更于喜怒无时，贪嗜饮食因而不化滞积，在胸上喘痰嗽，岁月渐深，心胸噎塞，渐致瘦羸。久若不除，

---

① 间茹：《本草纲目》言别名兰茹、离娄、掘据，白色者名草间茹。

② 如难齐少加宿蒸饼和丸："齐"或通"剂"，此句或言若无法滴水成丸剂，则加过夜的馒头增加黏性，方便成剂。

③ 十膈气散：此方或出自《御药院方》，不见于《卫生宝鉴》或《罗谦甫治验案》。后文与此同者，不再出注。

必成恶疾。

人参　白茯苓　官桂　枳壳去穰，麸炒　炙甘草　神曲炒　麦蘗①炒　广茂炮　吴白术　诃梨勒皮煨，去核　陈皮去穰　干生姜炮　京三棱煨，以上各一两　厚朴姜制　槟榔煨　木香已上各半两

上为极细末，每服一钱，入盐一字，白汤点服。

若入姜枣同煎亦佳，不拘时候。能治气补劳通血脉，益脾和胃去痰实。如觉脾胃不和，腹胀，心胸满闷，用水一盏，生姜七片，枣二枚，盐少许，同煎至八分，和滓热服，空心食前。

玄明粉

朴硝不以多少，煎过澄滤了五七遍，晚，于星月下露地，至明自然结作，青白硝也，用定瓷罐儿按实，于炭火内从慢至紧自然成汁，煎至不响。再加顶火一，煅取于净地上倒，合盆去火毒，至晚取出为细末。每二斤入甘草生熟二两。每用一钱二钱，桃花汤或葱白汤调下。治膈上气涩滞，五脏秘涩邪热。忌鱼及藕。

豆蔻散　治疗五积膈气。

肉豆蔻去皮，五个　木香　人参　厚朴姜制　赤茯苓去皮　桂各半两　炙甘草半两　槟榔五钱　诃梨勒皮半两　青皮去白，半两　陈皮去白，半两　郁李仁汤浸，去皮，麸炒黄，半两　半夏汤洗了，同生姜捣如泥，堆新瓦上，文武火焙黄，半两

上为极细末。每服二钱比，入盐少许，如茶点服。若入生姜枣同煎亦佳，不拘时候。能治气补劳，通血脉，益脾胃，去痰实。

诸积证

鸡爪三棱丸　治五脏痃癖气块。

鸡爪三棱　石三棱　京三棱　木香　青皮去白　陈皮去白，各半两　硇砂三分　槟榔　肉豆蔻各一两

上为细末，生姜汁面糊为丸，桐子大，生姜汤送下。

玄胡丸　治吐利膜胀，心腹痛，癥瘕气结，虫烦不安，顺三焦，和脾胃。

玄胡　当归　青皮去白　雄黄飞　广茂炮　木香　槟榔　京三棱炮，各四两

上为细末，入雄黄末，水糊为丸，桐子大，生姜汤下。

荆蓬煎丸　破痰癖，消癥块，冷热积聚，胃膈洼闷，通利三焦，升降阴阳。

京三棱二两，酒浸，冬三日，夏一日　枳壳麸炒，去穰　广茂二两，醋浸，冬三日，夏一日，已上二味用去皮巴豆二十个，艮②器内炒令干黄色，不用巴豆　木香　青皮去白

---

① 麦蘗：麦芽。
② 艮：或应为"良"，形近而误。

茴香微炒　槟榔各一两

上为细末，水糊为丸，豌豆大，每服三十丸，生姜汤下。

如硇砂水银治肉积，神曲麦蘖治酒积，水蛭虻虫治血积，木香槟榔治气积，牵牛甘遂治水积，雄黄腻粉治涎积，礞石巴豆治食积，要在临时通变也。

诸虫证

化虫丸

鹤虱　槟榔　胡粉炒　苦楝根去浮皮，各五十两　白矾飞，十二两半

上为末，面糊为丸，桐子大。小儿疾病，多有诸虫，或因脏腑虚弱而动，或因食甘肥而动。即腹中疼痛往来上下，亦攻心痛，则哭不休，合眼仰身扑手，心神闷乱，呕哕涎沫，或吐清水，四肢羸困，面色青黄，饮食虽进，不生肌肉，或寒或热，沉沉嘿嘿，不的知病处。一岁儿服五丸，温浆水入生油一两点，打匀下之，米饮亦得，其虫自下。

补金散　治诸般虫。

鹤虱生　雷丸　定粉　锡灰已上各等分

上为末，每服三钱，空心小油调下。又用猪肉一两烧熟，掺药在上，细嚼亦得。用翎扫甘遂末一钱，与前药一处服之，其虫自下。

诸湿肿证

圣灵丹　治脾肺有湿，喘满肿盛，小便赤涩。

苦葶苈四两炒　木香　槟榔　茯苓面裹煨　防己　木通　人参以上各二钱半

上为细末，用枣肉为丸如桐子大，煎桑白皮汤下。

无碍丸　治脾病横流，四肢肿满。

大腹皮二两　木香半两　蓬莪术　京三棱　槟榔　郁李仁各一两

上为细末，炒麦蘖面为丸，如桐子大。生姜汤下。

香苏散　治水气虚肿，小便赤涩。

陈皮去白，一两　防己　木通　紫苏叶各半两

上为末，每服二钱，水二盏，生姜三片同煎。

牡蛎泽泻散　治脾胃气虚，不能制约肾水，水溢下焦，腰以下有肿也。

牡蛎　泽泻　栝蒌根　蜀漆洗，去腥　葶苈炒　商陆根　海藻已上各等分

上为极细末，白饮和服，方寸匕，小便利止，后服。

泻痢之疾

芍药黄芩汤　治泄痢腹痛或后重身热久不愈，脉洪疾者，及下痢脓血稠黏。

黄芩　芍药各一两　甘草半两

上㕮咀，水煎。

芍药汤　下血调气，溲而便脓血，知气行而血止，行血则便自愈，调气则后重除。

芍药一两　当归　黄连　黄芩各半两　桂二钱半　槟榔三钱　炙甘草　木香各二钱　大黄三钱

上㕮咀，每服半两，水煎。如痢不减，渐加大黄。 如汗[①]后脏毒，加黄柏半两，依前服。

白术黄芩汤　服前药痢疾虽除，更宜调和。

白术一两　黄芩七钱　甘草三钱

上㕮咀，匀作三服，水煎。

对金饮子　治濡泄。

平胃散五钱　五苓散二钱半　草豆蔻面裹煨熟，半两

上相合匀，作四服，生姜三片，枣二枚，水煎。

阿胶梅连丸　治下痢，无问久新赤白青黑疼痛诸证。

阿胶净草灰烧透明，白则研不细者，再炒研细　乌梅肉炒　黄柏炒　黄连　当归炒　赤芍药　干姜　赤茯苓各半两

上为细末，入阿胶研匀，水丸如桐子大，米饮下。

芍药柏皮丸　治便脓血。

芍药　黄柏各等分

上为细末，醋糊为丸如桐子大，米饮送下。

加减平胃散

白术　厚朴　陈皮各一两　甘草七钱　槟榔　木香各一两半　桃仁　黄连　人参　阿胶　白茯苓各半两

上为细末，同平胃散煎服。

如血多加桃仁，如热泄加黄连，如小便泄加茯苓，如气不下后重加槟榔，如脓加阿胶，如腹痛加芍药、甘草，如干多加白术，如脉洪加大黄。

---

① 汗：《卫生宝鉴》作"便"。

霍乱吐泻之疾

呕吐而利热多而渴者五苓散，寒多不欲饮水者理中丸。

香薷散 治阴阳不顺，清浊相干，气射中焦，名为霍乱。因饱食所伤而然也。

厚朴二两 黄连二两，二味入生姜四两同拌，炒令紫色 香薷一两半

上为末，每服三钱，水一盏，酒半盏，同煎去滓，井中沉冷，顿服之，不犯铁器。兼治吐利腹中痛，大渴烦躁，四肢逆冷，冷汗自出，筋转痛不可忍者。

桂苓白术散 治胃暑湿热吐泻转筋腹痛，小儿吐泻惊风。

桂 茯苓 白术各半两 甘草 泽泻 石膏 寒水石各一两 滑石二两

上为细末，热汤调下三钱，食后。冷饮及新水或生姜汤调下，小儿一钱。

桂苓甘露饮 此药治痰涎，止咳嗽，调脏腑，寒热呕吐。流湿润燥，令人遍身气溢宣平，及疗水肿泄利不止。

桂 人参半两 茯苓 白术 甘草 葛根 石膏 寒水石各一两 藿香叶半两 泽泻一两 木香二钱半 滑石二两

上为细末，每服三钱，白汤调下或新水姜汤亦得。

肠风痔漏之疾

秦艽苍术汤

秦艽一钱 当归三分，酒洗 泽泻二分 苍术七分 防风半钱 大黄少许 黄柏五分，酒洗 槟榔二分 桃仁汤洗去皮，一钱 皂角仁烧存性，去皮，一钱

上将槟榔、桃仁、皂角仁另为末外，㕮咀，都作一服，水五盏，煎至一盏，去滓，入槟榔等三味，再煎，去滓，空心服。

又加青皮半钱，木香三分同煎，病大者再服而愈。

结阴丹 治肠风下血，脏毒下血，诸大便血疾。

枳壳麸炒，去穰 威灵仙 黄芪 陈皮去白 椿根白皮 何首乌 荆芥穗已上各等分

上为末，酒糊为丸，桐子大，每服五七十丸，陈米饮入醋少许，煎过，放温送下。

淋渫药 治下部痔肿大头痒痛。

威灵仙 枳壳麸炒，各一两

上为粗末，熬水熏洗，冷却再暖，临卧避风，洗三次淹干贴蒲黄散。

蒲黄散 治下部痔漏。

蒲黄一两 血竭半两

上为细末，每用少许贴于患处。

小便淋闭之疾

八正散　治小便赤涩，或癃闭不通，及热淋并宜服之。

大黄面裹煨　瞿麦　木通　滑石　萹蓄　车前子　山栀子　甘草炙，各一斤

上为末，入灯心同煎。小儿少少与之。

石韦散　治肾气不足，膀胱有热，水道不通，淋涩不宣，出少起数，脐腹急痛，或尿如豆汁，或便出砂石，并皆治之。

木通一两　石韦二两　滑石三两　炙甘草一两　王不留行二两　当归一两　白术　瞿麦　芍药　葵子各三两

上为细末，每服二钱，小麦粥汤调下，空心。

海金沙散　治小便淋涩，及下焦湿热，气不施化，或五种淋疾，癃闭不通。

海金沙研　木通　瞿麦穗　滑石　通草各半两　杏仁汤洗，去皮尖，麸炒，一两

上为细末，入灯心同煎。空心。

黄疸证

寸口脉浮而缓，趺阳脉紧而数，谷气不消，浊气下流，小便不通，热流膀胱，身体尽黄，名曰谷疸。额上黑，微汗出，手足中热，薄暮即发，膀胱急，小便自利，名女劳疸，腹如水状①则不治。

心下懊憹而热不能食，则欲吐，名曰酒疸。

夫酒黄疸者，必小便不利，心中热，足下热，欲吐，鼻燥，脉浮者先吐之，沉弦者先下之，欲呕者，吐之即愈。

夫黄疸病发热烦喘，胸满口燥者或因火劫其汗或从湿得之，热在里，当下之。

茵陈蒿汤　治谷疸，寒热不食，食即头眩，心胸不安，久发黄为谷疸。

茵陈蒿六两　大黄三两　栀子十四枚，擘破

上三味㕮咀，水煎去滓温服。小便利则愈。

栀子枳实大黄汤　治酒黄疸心中懊恼或热痛。

栀子十四个，擘破　枳实十枚，炒　豉一升，绵裹　大黄一两

上㕮咀，水煎去滓温服。

茵陈五苓散　治黄疸方在前《难知》内。

茵陈蒿末十分　五苓散五分，同煎

上二味和，食前服方寸匕，日三。

大黄黄柏栀子消石汤　治黄疸腹满，小便不利而赤，自汗出。为表和里实，

---

① 水状：原作"小状"。据《卫生宝鉴》改。

当下之。

大黄　黄柏四两　栀子十五枚，擘　消石^①四两

上㕮咀，水煎去滓，内消石，矾石煮一升，顿服。

黄连散　治黄疸大小便秘涩壅热，累效。

黄连二两　川大黄二两，好醋拌炒　黄芩　炙甘草各一两

上为极细末，每服二钱，食后温水调下，日三。

鼻瓜蒂散　治黄疸遍身如金色，累效。

瓜蒂二钱　母丁香一钱　黍米四十九个　赤小豆半钱

上为极细末，每夜两鼻孔内嗜便睡，明日取下黄水，便服黄连散。

食劳疳黄

胆矾丸　治男子妇人食劳食气，面黄虚肿，痃癖气块。

胆矾无石者，三钱　黄蜡一两　肥枣五十个

上件沙^②、石器内，用头醋三升，先下胆矾，共枣愠^③火熬半日，取出枣去核，次下蜡一两，再慢火熬一二时辰如膏，入好蜡茶二两，同和为丸，如桐子大，每服二十丸，茶清下，日三，食后。

如久患肠风痔漏，陈米汤下，日三，一月见效。

枣矾丸　治食劳黄、目黄、身黄者。

皂矾不以多少，沙锅内木炭烧通红赤，用米醋内点之赤红

上为细末，枣肉为丸，如桐子大，每服二三十丸，食后，生姜汤下。

茯苓渗湿汤　治黄疸寒热呕吐，而渴欲饮冷，身体面目俱黄，小便不利，不得安卧，全不思食。

白茯苓五分　泽泻三分　茵陈蒿六分　木猪苓三分　生黄芩　黄连　栀子　汉防己　白术　苍术　陈皮　青皮各二分

上㕮咀，都作一服，水煎，空心食前服。

茯苓栀子茵陈汤　治黄疸，比前方有黄芩加枳实。

妇人诸疾证

四物汤中加减例

如娠孕下血，加艾五七叶、阿胶末一钱匕。

---

①　消石：芒硝，又名硝石、苦消，为硝酸盐类硝石族矿物钾硝石经加工精制成的结晶体或人工制品。

②　沙：《卫生宝鉴》作"砂"。或应为砂，后文均同，不再出注。

③　愠：应为"温"或"文"。《卫生宝鉴》作"暖"。

如因虚致热，热与血搏，口舌干，渴欲饮水，加栝蒌一两，麦门冬三分。

如腹中刺痛，恶露不下，加当归、白芍药各二钱半。

如血崩，加地黄、蒲黄各一两。

如因热生风，加川芎二钱半，柴胡半两。

如身热脉躁，头昏项强，加柴胡、黄芩各半两。

如秘涩，加大黄半两，桃仁二钱半，炒。

如滑泻，加桂、附各二钱半。

如发寒热，加干姜、牡丹皮、芍药各二钱半。

如呕吐，加白术、人参各半两。

如腹胀，加厚朴、枳实各二钱半。

如虚烦不得眠，加竹叶、人参各二钱半。

如烦躁大渴，加知母、石膏各半两。

如水停心下微吐逆，加猪苓、茯苓、防己各二钱半。

如虚寒壮热类伤寒，加人参、柴胡、防风各七钱半。

逍遥散　治血虚劳倦，五心烦热，颊赤盗汗，室女血弱，阴虚荣卫不和，月水不调，痰嗽潮热，肌体羸瘦，渐成骨蒸。

茯苓　白术　当归　芍药　柴胡各一两　甘草半两，炙

上为粗末，生姜一块，煨切破，薄荷叶少许，同煎。

增损四物汤　治血积。

当归　川芎　芍药　熟地黄　广茂　京三棱　桂　干漆炒烟尽

上等分，为粗末，水煎。

当归丸　治妇人经血不调，血积证。

当归　赤芍药　川芎　熟地黄　广茂　京三棱各半两　神曲　百草霜各二钱半

上为细末，酒糊为丸，桐子大，温水下。

小柴胡加地黄汤　治妇人室女伤寒发热，经水适来或断，昼则明了，夜则谵语，如见鬼神。亦治产后恶露方来，忽时断绝。

柴胡一两二钱半　人参　黄芩　炙甘草　半夏汤洗七次　生地黄各七钱

上为粗末，生姜三片，枣二枚，同煎。

妊娠有疾

半夏茯苓汤　治妊娠恶阻，心中愦闷，头目眩晕，四肢怠惰，百节烦疼，胸膈痰逆，呕吐恶心，嫌闻食气，好啖酸咸，多卧少起，全不进食。

半夏汤洗七次，一两二钱半　赤茯苓　熟地黄各七钱半　陈皮　人参　芍药　芎劳　桔梗　旋覆花　炙甘草各半两

上为粗末，生姜三片同煎，热服，食前，次服茯苓丸。

茯苓丸　治妊娠阻病，心中烦愦，头目眩重，憎闻食气，呕逆吐闷，颠倒不安，四肢困弱。

赤茯苓　人参　桂　半夏汤洗　陈皮　干姜炮，各半两　白术　炙甘草　葛根各一两　枳实麸炒，二两

上为细末，炼蜜为丸，桐子大，米饮汤下，食前。

保安散　治妊娠因有所伤，胎动疼不可忍，及血崩不止。

连皮缩砂不以多少，炒黑，去皮

上为细末，温酒调下，觉腹中热则胎已安也。

立圣散　治妊娠下血不止。

鸡肝二个，煮，用酒一升，熟，共食之，大效。

大宁散　治妊娠下利赤白及泄泻，疼痛垂死者。

黑豆三十粒　甘草二寸半，半生半炒　米壳二个，半生半炒

上为粗末，都作一服，生姜三片同煎，食前，神效。

火龙散　治妊娠心气痛。

艾叶末盐炒一半　茴香炒　川楝子炒，各半两

上为细末水煎。

难产

催生丹　治产妇生理不顺，产育艰难或横或逆，并皆治之。

十二月兔脑髓去皮膜，研如泥　乳香另研极细，五分　母丁香末二钱半　麝香另研细，五分半

上三味拌匀，以兔脑和丸，如鸡头仁大，阴干，油纸裹，每服一丸，温水下，即产儿握药出。

独胜散　治难产。

黄葵子炒七十粒，研烂酒服济君急。

若也临危难产时，免得全家俱哭泣。

黑神散　治妇人产后恶露不下，胎衣不下，攻冲心胸。痞满或脐坚胀撮痛，又血晕神昏，眼黑口噤，产后瘀血诸疾，并皆治之。

熟地黄　蒲黄炒　当归　官桂　芍药　甘草炙　干姜炮，各四两　黑豆半升

上为细末，每服三钱，酒半盏，童子小便半盏，同煎汤调下。

下死胎方

桂二钱　麝香当门子。一个

上件同研细，酒服，须臾则下。

当归建中汤 治妇人一切血气俱损，及产后劳伤，虚羸不足，腹中疞[1]痛，吸吸少气，小腹拘急引腰，自汗不思饮食。

当归四两　芍药六两　甘草炙，一两　桂三两

上为末，生姜三片，枣二枚，同煎。

犀角饮子 治产后亡津液，虚损，时自汗出，发热困倦，唇口干燥。

犀角　麦门冬去心　白术各半两　柴胡一两　枳壳麸炒，去穰　地骨皮　生地黄　甘草炒　当归　人参　茯苓　黄芩　黄芪各七钱

上为粗末，入浮小麦七十粒，生姜三片，水同煎。

通和汤 治妇人乳痈疼痛不可忍者。

川山甲一两，炙者　木通一两　自然铜半两，醋淬七次

上为细末，热酒调下，食远。

治乳痈肿痛，诸药不能止痛者。

足三里一穴，针入五分，其痛立止。

涌泉散 治妇人奶汁因气绝少。

瞿麦穗　麦门冬去心　紧龙骨　川山甲炮黄　王不留行

上为细末，每服一钱，热酒调下，后吃猪蹄羹少许，又用木梳左右乳上，梳三二十梳，日三服，依前法。

又方 治奶汁少。

瓜蒌根　薄荷干身[2]等分酒调服

上为粗末，先吃羊骨汁一碗，次服药，后再吃葱孙[3]羊羹汤，少汗出效。

胜金丹 治妇人吹奶[4]，极有效。

百齿霜今梳上发之垢也

上一味，不以多少，用无根水为丸，桐子大，每服三丸，倒流水送下，食后，令病左乳者左卧，右者右卧，于温处汗出，愈。用新水倾于房上接之，乃倒流水也。

肠覃结瘕之疾

晞露丸 治寒伤于内，气凝不流，结于肠外，久为癥瘕，时作疼痛，腰不得伸。

京三棱　广茂各一两，锉，二味并酒浸　干漆五钱，洗去腥，炒烟尽　茴香三钱，盐

---

① 疞：原作"疠"，形近而误，据文义改。

② 薄荷干身：或为薄荷杆身。

③ 葱孙：小葱。

④ 吹奶：吹乳，《诸病源候论》卷四十引《养生方》云："热食汗出，露乳伤风喜发乳肿，名吹乳。"

炒　硇砂四钱，另研　轻粉一钱，另研　川乌五钱，炮去皮脐　青皮去白，三钱　雄黄另研，三钱　川山甲炮，三钱　麝香半钱，另研　巴豆三十个，去皮，广茂、三棱同炒令深黄色，去巴豆不用

上除另研四味外，为细末和匀，生姜汁糊为丸，桐子大，每服二三十丸，温生姜汤送下，温酒亦得，食前。

石瘕

见睍丹　治客寒于下焦，血气闭塞而成瘕，坚大久不消者。

附子四钱，炮去皮脐　鬼箭羽三钱　泽泻　肉桂　玄胡　木香各二钱　紫石英三钱　槟榔二钱半　血竭一钱半，另研　水蛭一钱，炒令烟尽　桃仁汤浸去皮，麸炒黄，三十个　京三棱剉，五钱　大黄剉碎，二钱同京三棱酒浸一宿，焙干

上除血竭、桃仁外，同为细末和匀，用元浸酒打糊为丸，桐子大，每服三十丸，温醋汤送下，温酒亦得，食前。

木香硇砂丸　治妇人疹癖积聚，血块刺痛，脾胃虚寒，宿食不消，久不瘥者。

丁香　硇砂研　木香　官桂　附子炮　干漆炒烟尽　细墨　大黄剉炒　乳香研　广茂　青皮　京三棱　巴豆霜减半　没药研　猪牙皂角　干姜炮，各等分

上除硇砂、乳香、没药外，同为细末，以好醋一升，化开硇砂，去了滓，银器中慢火熬，次下巴豆霜、大黄末，熬成膏，将前药末与膏子为丸，如麻子大，每服三五十丸食后，温水送下，加至大便利为度。

血极膏　治妇人干血气。

川大黄　酽醋一升

上二味熬成膏子，丸如鸡子大，每服一丸，热酒化开，临卧温服，大便利一二行后，红脉自下，是妇人之仙药也，加当归头更妙。

伏龙肝散　治气血劳伤，卫任脉虚弱，经血非时，忽然崩下，或如豆汁，或成血片，或五色相杂，或赤白相兼，脐腹冷痛，经久未止，令人黄瘦口干，饮食减少，四肢无力，虚烦惊悸。

伏龙肝一两　甘草炙，半两　赤石脂一两　川芎三两　桂半两　熟地黄二两　当归七钱半　干姜七钱半　艾叶三两　麦门冬去心，一两

上件为粗末，每服四钱，枣二枚，水同煎。

凉血地黄汤　治妇人血崩不止，肾水阴虚，不能镇守包络相火，故血走而崩也。

生地黄半钱　当归尾半钱　黄连　黄柏　知母　藁本　川芎　升麻各二分　柴胡　川羌活　防风各三分　黄芩　炙甘草　细辛　荆芥穗　蔓荆子各一分　红花少许

上㕮咀，都作一服，水煎，稍热服。

备金散 治妇人血崩不止。

香附子四两，炒 当归尾一两二钱 五灵脂一两，炒

上为细末，每服秤五钱，醋调，空心服，立效。

当归四逆汤 治男子妇人疝气，脐腹冷痛，相引腰胯而疼。

当归梢七分 附子炒 官桂 茴香炒，各五分 芍药四分 玄胡三分 川楝子 茯苓各三分 泽泻二分 柴胡五分

上为粗末，都作一服，水煎，空心。

小儿诸疾

地骨皮散 治虚热潮作，亦治伤寒壮热及余热。

知母 柴胡 炙甘草 半夏汤洗，七次 人参 地骨皮 赤茯苓以上各等分

上为细末，入生姜三片，水煎，食后。

镇肝丸 治小儿急惊风，目直上视，抽搐，昏乱，不省人事，是肝经风热也。

天竺黄研 生地黄 竹叶 当归 草龙胆 川芎 大黄煨 羌活 防风已上各二钱半

上为细末，炼蜜为丸，如鸡头大，每服二丸，以糖[①]水化下，先服此，后服天麻散。

天麻散 治小儿急慢惊风，其效如神，及大人中风涎盛，半身不遂，语言难，不省人事。

半夏七钱 天麻二钱半 炙甘草 白茯苓 白术各三钱

上一处，用水一盏，入瓷器内煮令水干，将老生姜三钱一同煮，候干为细末。每服一钱半，生姜枣子汤调下。

豆蔻香连丸 治小儿泄泻不拘寒热赤白，阴阳不调，腹痛，肠鸣切痛，大效。

黄连七钱半，炒 肉豆蔻 南木香二味各二钱半

上为细末，粟米饭为丸，如米粒大，米饮下，日三。

八毒赤散 治男子妇人染着神鬼，谓之鬼疰病。

雄黄 矾石 朱砂 牡丹皮 附子炮 藜芦 巴豆各一两 蜈蚣一条

上八味为细末，炼蜜为丸如小豆大，每服十丸，冷水送下，无时。

蝉花散 治夏月犬伤，及诸般损伤，蛆虫极盛，臭恶不可近者。

蛇退皮一两，用炭[②]烧存性，研为末 蝉蜕半两 青黛半两 华细辛二钱半

---

① 糖：原作“溏”，据《卫生宝鉴》改。

② 炭（lì）：乃爅字省文，原意为火的样子。

上为细末，每服三分，酒调下，如六畜损伤成疮，用酒灌；如犬伤，用酸[1]子和吃，蛆皆化为水，蝇子不敢再落，又以寒水石末干掺上。

定风散　治风狗[2]咬破。先口噙浆水洗净，用绵揾干贴药，更不再发，大有神效。

天南星生　防风各等分

上为细末，干上药，更不再发，无脓，不可具述。

雄黄消毒膏　治蝎蛰不可忍。

雄黄　信各半两　巴豆三钱　白矾生，一两

上为细末，黄蜡半两熔开，入药搅匀为铤[3]子，如枣子大，用时，将定子签于灯焰上炙开，滴于蛰着处，其痛立止。

圣核子　治蛇咬蝎蛰。

雄黄三钱　信一钱　皂角子　巴豆各四十九个　耳塞麝香各少许

上五月五日，不闻鸡犬妇人处不语，捣为细末，在杏子内封之。针挑出，止痛处为用，大有神效。

治小儿惊风方杜经历传

用白羊头一个，丁香一两同熬至软用。乳母尽食之，空心。

---

① 酸（xiáo）：沽也。"沽"通"酛"，《说文解字》言："酛，一宿酒也。"即一夜就熟的酒。

② 风狗：疯狗。

③ 铤：原作"定"，据《罗天益医学全书·卫生宝鉴》改。

卷第十九 杂类名方

目 录

麒麟竭散

治寒湿搏于经络，疼痛不可忍。

血竭　南乳香　没药　白芍药　当归各六钱　水蛭杵碎，炒令烟尽　麝香各三钱
虎胫骨酥，炙黄，五钱

上八味为细末和匀，每服三钱，温酒调下食前。

虎骨丸

治经络凝涩，骨节疼痛，筋脉挛急，遇阴寒愈痛。

南乳香另研　没药另研　赤芍药　熟地黄　虎胫骨酥炙黄　当归各一两　血竭
五钱

上为末，用木瓜一枚切破，去子，入乳香末在内，以麻缕缠定，勿令透气，好酒二升，煮至酒尽，取木瓜，去皮，研如泥，更入熟蜜少许，杵和为丸，如桐子大。每服五十丸，病在上食后，在下食前温酒下。

如圣散

治时气缠喉风，渐入咽塞，水谷不下，牙关紧急，不省人事。

雄黄细研　白矾飞　藜芦①去皮用心，生用　猪牙皂角去皮，炙黄

上等分为细末，每用一豆许吹鼻内。立效。

清膈汤

治风热。化痰利咽膈，清头目，消疮疹。

甘草炒　瓜蒌根　桔梗炒　紫苏叶各二两　鸡苏叶一两半　荆芥穗四两　黍粘子
六两，炒净

上为细末，每服一二钱，食后临睡白汤点服。

增损防风通圣散

治鼻塞不利，肺气不和。

黍粘子　桔梗　桑白皮　紫菀茸已上各半两　荆芥穗四两　甘草二两，已上各
生用

上为粗末，防风通圣散各一半和匀，每服八钱，水一盏半入生姜五片同煎，去滓温服食后。

防己黄芪汤

治风湿相搏，客在皮肤，一身尽重，四肢少力，关节烦疼，自汗洒淅，恶风

---

① 藜芦：原为"藜芦"，形近而误。

不欲去衣及风水客搏，腿脚浮肿，上轻下重，不能屈伸。

防己四两　黄芪五两　甘草二两，炙　白术三两

上为粗末，每服三钱，水一盏半，生姜三片，枣一枚，同煎至一盏。去滓，稍热服，不计时候，盖覆温卧汗出，瘥。

交解饮子

治疟疾，辟瘴气，神效。

肉豆蔻　草豆蔻各二个，一个用水和白面裹煨，一个生用　厚朴二寸，一半生姜汁涂炙，一半生用　甘草大者二寸一半，炙，一半生用　生姜二块，如枣大一块，用湿纸裹煨熟，一块生用

上各㕮咀同匀，每服分一半，用水一碗，煎至一大盏，去滓温服空心。

木香分气丸

善治脾胃不和，心腹胀满，两胁膨胀，胸膈注[1]闷，痰嗽喘息，醋心干呕，咽喉不利，饮食不化并皆治之，大有效。

木香　槟榔　青皮去白　陈皮去白穰　荆三棱湿纸裹煨香　姜黄　玄胡　蓬莪术炮　干生姜　当归　白术　赤茯苓去皮　肉豆蔻　枳壳麸炒，秋冬加丁香炒

上为细末，用白面糊为丸，小豆大，每服三五十丸，生姜汤下。忌生茄、马齿。

藿香安胃散

治呕吐不止。

藿香叶一两　半夏二两洗　陈皮二两，去白　厚朴一两，姜制　苍术三两，泔浸甘草二两，炙

上为粗末，每服五钱，水一盏半，生姜五片，枣二枚同煎，去滓温服。

流气饮子

治男子妇人五脏不调，三焦气壅，心胸痞满，噎塞不通，腹胁膨胀，呕吐不食；又治上气喘急，咳嗽涎盛，面目虚浮，四肢肿痛，大便秘涩，小便不通；及治忧思太过，致阴阳之气郁结不散，壅滞成痰；又治伤寒才觉得，疾服此升降阴阳，汗出立愈；又治脚气肿满疼痛，喘急腹胀，气攻肩背，胁肋走注疼痛并皆治之。

紫苏叶　青皮去白　当归洗　芍药　乌药　茯苓　桔梗　半夏洗　甘草炙　川芎　黄芪　枳实麸炒　防风已上各半两　陈皮去白，七钱半　木香二钱半　槟榔　枳壳

---

① 注：或应为"痞"。

麸炒 大腹子剉，姜汁浸一宿，焙，各五钱

上㕮咀，每服秤半两，水一盏半，生姜三片，枣一枚，同煎去滓热服。

如心脾病，入菖蒲五片同煎。

如妇人血气病，入艾同煎。

如伤寒头痛，发热咳嗽，入连须葱白三寸同煎。

如五膈气病，入陈皮少许同煎。

如心中怔忪，入麦门冬数粒同煎。

如脏腑利，入粳米一撮同煎，并不拘时候。或粗捣，筛亦可。

大枳壳丸

治一切酒食所伤，胸膈痞闷，胁肋胀满，心腹疼痛，饮食不消，痰逆呕吐，噫醋吞酸，饮食迟化并宜服之。

枳壳麸炒 茯苓去皮 白术 厚朴姜制 半夏汤洗 人参 木香 青皮 陈皮二味，去穰 京三棱煨熟 槟榔 广茂煨熟 神曲炒黄 麦柏微炒，已上各一两 干生姜半两 牵牛净，微炒 大黄各二两

上为细末，生姜汁面糊为丸，桐子大。每服一百丸，生姜汤下。食后。

木香槟榔丸

治食伤太阴。

木香 槟榔 青皮 陈皮 广茂烧 黄连 枳壳麸炒，已各一两① 黄柏 大黄各三两 香附子炒 牵牛各四两 妇人加当归一两

上为细末，水丸如桐子大，每服三十丸，食后生姜汤下。

夺命丹

治丁疮发，恶心及诸恶疮。

蟾酥半钱 朱砂三钱，水飞 轻粉半钱 枯白矾一钱 寒水石一钱水飞 铜绿一钱 麝香一字 海羊二十个另研，即蜗牛也

上件为细末，将海羊另研为泥，就药一处丸如绿豆大，如丸不就，加好酒成之。病轻者一丸二丸，重者三丸，未效再服。服药法：先嚼生葱白一大口极烂，置手心放药丸于葱内，裹合以热酒送下，暖处卧汗出为效。忌冰水。

接骨丹

金：半两钱一文。烧红醋蘸淬，如无，古老钱代

木：当归 藿香叶各一钱

---

① 已各一两：缺字，应为"已上各一两"。

水：水蛭三钱，同糯米炒紫色为度　血竭一钱

火：虎骨一钱，酥炙　绵二钱，烧灰　血余二个微炒焦，即儿孩儿胎头也

土：乳香　麝香　没药各一钱

上为细末另裹，若损折甚者每服三钱，轻者每服二钱半，如有损折者，除蛭、钱。服药时，令病人先饮好酒三五盏，服后更饮二三盏，次用纸裹，以绳穿板子缚之。

神圣膏

治瘰疬，一切恶疮。

当归半两　杏仁四十九个　沥青一两　木鳖子五个，去壳　黄丹三两　乳香四钱，另研　麝香　鹰调①　轻粉已上三味不以多少　桃柳枝各长三寸，各计四十九枝

上用小油半斤，以绵裹当归、杏仁、木鳖子、桃柳枝于沙石器内，文武火熬却，用一枝粗槐稍缚短嫩枝搅之，药焦取出不用，乃离火下黄丹，沥青搅匀，再上火少时，滴水中不散为度。勿令伤火，软了硬了俱不中。后入乳香、麝香、轻粉，鹰调毕，倾在水盆内凝滞。

红铅散

治走马牙疳。

绿矾不以多少

相矾色鲜明者入甘锅，用炭火烧锅赤倾出，以好酒洒拌匀，再入锅，如此数遍，色红研作细末，入麝香少许，先以温浆水嗽净，用指蘸药，有疳处贴之。

固真丹

沉香　丁香　木香　茴香炒　人参　当归微炒　滑石各半两　乳香另研，五钱　没药另研，五钱　干胭脂另研，一半为衣　琥珀另研，五钱　川山甲　蛤粉炒，五钱　全蝎微炒，五钱　代赭石水飞，五钱　干莲心微炒，二钱半　木通头末，五钱　灯草三钱　桑螵蛸炒或酥炙二钱半　麝香另研，二钱半　血竭另研，五钱，已上同川山甲捣　腽肭脐②一对，酒浸酥炙　蛤蚧一对去头足，酥炙　火锨草③酒蜜洒，九蒸九曝　晚蚕蛾　蜻蜓各五钱

上为细末，于辰火日合醋浸，蒸饼为丸如樱桃大，每服二三丸，温酒送下，空心。忌猪羊血，蒜，骑马，服讫干物压之。

咒曰三祝然后合之：北海泠泠雪浪如银，三江四海尽入药中，能实骨髓能养精神，诛杀鬼魅永保遐龄，急急如律令奉敕摄。

---

① 鹰调：疑为鹰屎白。

② 腽肭脐：海狗鞭。

③ 火锨草：豨莶草。豨莶草亦名希仙、火锨草、猪膏母、虎膏、狗膏、黏糊菜。

嗜药

治偏头疼，眼疾。

苍耳道人头 [1] 薄荷叶 盆硝 石膏各一钱，乱文 [2] 者，水飞 乳香 华细辛 贯芎 [3] 各半钱

上为极细末，晨午夕三时嗅之。

苍金砂散

取丁疮。

道人头微炒存性，一两 硇砂三钱半 雄黄三钱 加蟾酥不以多少，尤妙

上将疮四围刺破，以小油调药末，置于疮内，绯帛封之数日，丁自出。如疮入腹呕逆者，煎道人头浓汁饮之。

蟾光膏

治远年病目，不通道路，退去云膜，须用腊月成开日合。

白砂蜜四两，色白者妙用 隔年葱一根，去须皮切短，与蜜一同熬去白膜，觑葱软熟为度，以绵滤滓放定用，纸取蜡面

黄丹三钱，水飞生用 蜜陀僧三钱，水飞生用 炉甘石火煅，过秤五钱，水飞

已上三味，煞研极细，重罗二末，倾入前蜜中，桃柳无节，病者各一枝搅匀。

当归 赤芍药 杏仁汤去皮尖，已上三味各五钱 黄连去芦头，并茨净秤二两 川芎半两 秦皮 诃子皮 防风 石膏 玄精石龟背文者，妙 井泉石 无名异 [4] 玄参 代赭石 石决明

已上十味各三钱咬咀，用雪水或长流河水五升于银器内，熬至二升，滤去滓，净再熬至一升；将一十五味熬至一升，药水内才倾入放下的药蜜，一同银器内慢火熬药，紫金色时再添入后药，勿令过火。

乳香 没药 琥珀 朱砂另飞 蕤仁带皮秤三钱，去皮用仁

已上五味各三钱，前四味先干研，烂后入蕤仁水飞，一同研细折澄，有滓再水飞，澄清再水飞，才倾入前紫金色药内一同复熬一二沸，以箸点药滴于水中，不散为度。大抵勿令过与不及，取下于土中埋七日取出，置于银器盒中或磁器中，如法收贮。便再添入后细药，倾入药时亦用桃柳枝搅匀。

---

① 苍耳道人头：苍耳子，别名有道人头、虱马头、苍耳子、老苍子、刺八裸、苍浪子、绵苍浪子等。

② 文：纹理。

③ 贯芎：川芎。

④ 无名异：又名土子、秃子、铁砂等，为氧化物类矿物软锰矿的矿石。

南硼砂　珍珠　龙脑　珊瑚枝已上四味各一钱　麝香半钱

上件五味煞研极细，亦以桃柳枝搅匀，倾入前药中复搅匀，然后以纸封器盒口，旋旋取用。元盛药器盒中如有取不尽药，用净水斟酌洗渲，却将渲药水熬三五沸，另行收拾，或洗点眼或膏子药稠了时，倾入岁小调解。上用桑柴烧，计二十九味。

搽牙药

细辛　香白芷　滑石　缩砂仁　川芎已上各三钱　金丝矾五钱　胆矾六钱　麝香半钱　上品茶一两半

上为细末，临卧搽之。治破伤见血，酒一碗煎服。

半两当归蜡二钱，直须软烂连粗吃。

益智汤

干生姜四两　杏仁一斤，炒　白面三斤，炒　甘草七两，炒　盐三两，炒，旋加　益智仁三两　京三棱一两　青皮　陈皮各二两　蓬莪术一两

上为极细末，白汤点服。

取丁疮药

金效

雄黄　硇砂各一钱　蟾酥　金脚信各半钱

上为细末，刺破纴之，加轻粉半钱，巴豆一十个，生用。

匀气散

治气痞痛胀，噎，呕吐等证。

丁香一两　藿香叶四两　甘草四两　木香　白豆蔻仁一两　缩砂仁二两　檀香一两

上为极细末，入盐少许，沸汤点服，无时。

复坚散

治疮

太阳本经：独活半钱　羌活一钱半　防风半钱　藁本一钱半

调经中血气：黄芩　生地黄　知母各一钱　黄连　黄柏各一钱半，已上五味皆酒洗

散疮结聚：防风梢半钱　当归身　连翘各三钱

益元气泻火于三焦：黄芪一钱半　人参半钱　甘草一钱，炙　生甘草梢半钱

泻肾间火补下焦元气

补胃：橘皮半钱

除膀胱留热：汉防己半钱，酒洗　泽泻七分，助秋去酒中湿热

舟楫：桔梗一钱

上㕮咀，作二服，水三盏浸半日，煎至一盏，去滓稍热服。将二服滓更作一服，服药后不得饮冷水，恐再作脓。

三和丸

治三焦不和，气不升降，心胸痞闷胁肋刺痛。

枳实麸炒　槟榔　半夏汤洗，各三两　木香　青皮去白　陈皮去穰　丁皮　赤茯苓去皮　萝葡子[①]白术各一两半　广茂三两　沉香　桂去粗皮　藿香叶　白豆蔻仁各一两　黑牵牛一斤，微炒，取头末半斤　京三棱四两

上为细末，酒糊为丸桐子大，每服三五十丸，生姜汤下。

神应散

搽治牙疼。

川芎　防风　升麻　细辛　茯苓　白芷　香附子　荜茇　甘松各等分　石膏比已上加三倍

上为细末，每晚临卧刷净牙，以指蘸搽，热麻嗽去。常用牢牙去风。

善应膏

当归　白及　桂　白蔹　白芷　木鳖子仁　杏仁各一两，剉如豆　丹二斤　油五斤　乳香　乱发灰　没药各半两　加黄芪三钱　当归梢三钱　沥青少许

上先将药油内煎，令燋黄，滤去滓再煎清油沸，下丹，湿柳木篦子不住手，搅熬六时辰，滴于水中成圆珠子住火，入没药、乳香、黄芪、当归梢末搅匀，瓷盒内收贮。

通顶散

嚏药。

石膏　川芎　赤小豆　瓜蒂各一钱　藜芦少许

上为细末，噙水嗅之。

刀剪药

石灰一斤，千年者　龙骨四两　刺蓟一小束

上于五月五日早晨捣为泥，作饼子放干用。

---

① 萝葡子：萝卜子。

金沙流湿丸

治男子妇人杂证及风湿、酒湿。

木通一两，去皮　泽泻一两半　木香一两　白茯苓去皮　大黄去皮，各一两半　滑石五两　海金沙五钱　牵牛头末五两　郁里仁一两

上为细末，滴水丸，桐子大。每服五十丸至八十丸，生姜汤下，忍[①]湿面。

如小便不通，灯草汤下。

如伤酒，生姜汤下。

酒疸食黄，萝葡汤下。

痢疾，高良姜汤下。

妇人血气不调，当归汤下。

肢节疼痛，温酒下。

心痛者，韭根汤下。

膈气，枳实汤下。

中风，槐角汤下。

三脘痞气丸

治三焦痞滞，气不升降，水饮停积不得流行，胁下虚满或时刺痛，并宜服之。

木香　青皮去白　陈皮去白　京三棱炮　白豆蔻仁各一两　大腹子七钱半　半夏汤洗七次，二两　缩砂仁　槟榔　沉香各半两

上为细末，水面糊和丸，如桐子大，每服五十丸，陈皮汤下。

二十八宿散

治远年日近发牙痛在《元戎》方。

丁香　荜茇　大椒　蝎梢已上各七个

上为末，用津蘸搽痛处效。

治犬疥

柏油不以多少，铁器内熬。次下鹁鸽粪、鸡粪细末同和，加小油少许搽之。

治人疥癣

以腊猪脂不以多少，同生白矾，杏仁少加轻粉捣烂，搽之。

桃红散

贴疮生肌止痛张正卿传。

---

①　忍：或应为"忌"，形近而误。

滑石一两　赤石脂三钱　黄丹二钱

同为细末干贴。

乌金散

贴恶疮疳瘘。

橡子二个，内一个实黄丹，一个实以白矾末，相合定，用黑俏麻皮缠了，火内烧，研细，加麝香少许，洗净疮贴之。

治颏下结核不消

经效。

大肚蜘蛛不以几个，以好酒浸了，研烂，同浸的酒，去滓温热，临卧服之。

治甜疮

大枣去核实，以绿矾火烧，微存性，研细贴之。如疮干，以小油调涂。

诸疮肿痛不可忍者，以葵花根去黑皮捣烂。若稠点，井花水少许，若不稠，不须用水，以纸花如膏药，贴之立效。

五痹散

治五种喉痹在《元戎》内。

大黄　白僵蚕炒，各等分

上为末，每服五钱，生姜自然汁、蜜各半盏，一处调服，以利为度。

赴筵散

治舌上口疮不能食。

铜绿半两，研　香白芷一两，末

上拌匀，掺舌上，温醋嗽立愈。

玉壶散

治三种瘿。

海藻　海带　昆布　雷丸各一两　青盐　广茂各半两

上等分为细末，陈米饮为丸，榛子大，嚼化。以炼蜜和丸亦好。

治咽喉 [①] 关太师传

薄荷一两　紫河车半两　甘草三钱，炙

上为细末，炼蜜为丸，弹子大，临卧嚼化。

---

① 治咽喉：前文咽痛方。

如圣散

治恶疮，背脑疽，寒痈，吹奶，打扑损伤并治之。

甘草一两，半生熟　皂角三钱，烧存性，去皮，弦秤用

上为细末，每服三钱，热酒调下，无时。

治风狗伤

口噙浆水洗净，以干姜末涂贴。又方：以吮去血浆，水洗毕，纸上炒黄丹赤色贴之。

药蛆方

以皂矾飞过，干贴其中，即死。

治臁疮_{赵舍传}

以葱浆水洗净帛，淹去脓囊，厚贴轻粉了上，用蜗牛不以多少，捣烂作膏药贴定，疮可自落。

祛风至宝丹

治诸风热等证。

防风一两半　石膏一两　川芎二两半　滑石三两　当归二两半　芍药一两半　甘草二两　大黄半两　白术一两三钱　连翘半两　荆芥穗五钱　薄荷叶半两　麻黄半两，去根不去节　山栀子六钱　黄芩一两　芒硝半两　桔梗　熟地黄　天麻　人参　羌活独活各一两　黄连　黄柏　细辛各半两　全蝎五钱

上为极细末，炼蜜为丸，弹子大，每服一丸，细嚼，茶酒任下，临卧。

起死神应丹

治风瘫痪四肢不举，手足麻痹等证，汗剂也。

麻黄五斤，去根、节，河水三斗，沙锅内熬数十沸，去滓，再熬成膏，至半碗　甘松　苍术　桑白皮　吴白芷　浮萍草　川芎　苦参已上各三两

上同为细末，用麻黄膏子为剂，丸如弹子大，每服一丸，温酒一大盏研化，临卧服，于不透风处睡，汗出为度。隔五七日再服一丸，大有神效。不可具述。

采浮萍草法：不在山不在岸，采我之时七月半，选甚瘫风与痪风，些小微风都不算，豆淋酒内下三钱，铁镤头上也出汗。马书史传

治诸恶疮初得发汗

槐花不以多少　皂角刺针不以多少，剉碎

上将二味熬三五十沸，用胡桃二个，一生一烧存性，细嚼，以前槐花水送下，

可半碗许，不过三五服见效。

治破伤风将欲死者

川乌头生　天南星生　半夏生　天麻去芦，各等分

上为细末，每服一钱，豆淋酒调下，稍温服；次用酒二盏投之，若牙噤斡，开噤之。但药得下，无不活者。

吐剂独圣散

瓜蒂不以多少，剉细，微炒

上为细末，齑汁①调下。胁痛加全蝎，头痛加蔚金。

好茶中停，为茶调散。

常山散

吐疟。

常山二两，水煮曝干　甘草一两半

水煎服，空心。

三和汤

以四物汤，凉膈散，当归各中，停水煎服。

浴遍身疮疥及厉风。以滚盐水浴之极妙。宋夏太尉用此良愈治血疝。

川楝子七个，炮

为细末，空心酒调下。屡效。

大沉香尊重丸

治蛊胀腹满，水肿遍身，仰满气逆，呕哕喘乏，小便赤涩，大便不调，一切中满下虚危困病证，其效不可具述。

沉香　丁香　人参　槟榔　车前子　苦葶苈各二钱　青皮去白　陈皮去白　枳实麸炒　白牵牛　木通各四钱　胡椒　木香　海金沙　蝎尾去毒　赤茯苓　白豆蔻各二钱半　萝葡子六钱，炒　白丁香一钱半　滑石三钱　郁里仁汤浸去皮，一两二钱半

上为细末，生姜自然汁为糊丸，如桐子大，生姜汤下，日三。忌盐鱼面等。

神人阿魏散遗山传

治骨蒸传尸等劳寒热，羸劣，困倦喘嗽。

上阿魏三钱　研青蒿一握

细切东北桃枝一握，细剉甘草如病人中指许大，男左女右，以童子小便二升

---

①　齑汁：捣碎的姜、蒜或韭菜的细末汁液。

半，隔夜浸药，明旦煎取一大升，空心温服。分为三服，进次服，调槟榔末三钱，如人行十里更一服，丈夫病妇人煎，妇人病丈夫煎。合药时，忌孝子孕妇病人及腥秽物鸡犬等，后忌油腻、湿面、生冷硬物。服至一二剂即吐出虫子或泄泻，更不须服余药；若未吐利，即当尽服。病在上即吐，在下即利，皆出虫如马尾人发即瘥，万金良药可以当之。

服药后逐去诸疾。五脏虚弱，魂魄不安，即以**白茯苓汤**补之。

白茯苓一钱　人参三钱　远志三钱，去心　龙骨　防风各二钱　甘草三钱　犀角末五钱　生地黄四钱　大枣七枚　麦门冬去心，四钱

上以水二大盏，煎作八合，分三服，温服。如人行五里一服，仍避风寒，若觉未安，隔日更作一剂，已上两药须连服之。

救苦黄芪散

治诸恶疮痈疖。张郎中传

黄芪　甘草　当归　栝蒌根　芍药各等分，一两五钱　悬蒌一对　熟地黄不以多少　金银花二两　皂角刺针为引

上㕮咀，每服五钱。无灰好酒一升，同引子装于磁瓶内，将瓶用笋叶封坐于锅内，上以大盆覆锅口，盆外用黄土封之，毋令出气。煮之外闻药香为度。取出瓶，澄定饮清，将药滓再添酒一升，依前煮服。若不饮酒者，以水煮服；若酒少者，酒水各半煮服。疮在上，食后临卧。在下，空心服之。神效。

受拜平胃散

治脾胃不和，鬲气咽塞，呕吐酸水，气刺气闷，胁肋虚胀，腹痛肠鸣，胸膈闭滞，宽中进食。

川厚朴　炙甘草　陈皮各三两　生姜四两，和皮切　苍术五两，泔浸去皮，切　枣二百个，去核，切

上用水五升，慢火煮干，捣作饼子，晒干再焙，捣为极细末，每服二钱，入盐少许点服。如泄泻，每服三钱，姜五片，乌梅二个，盐少许，水一大盏，煎至八分，温服。

独活散

清头目，阳明邪攻，注眼目牙齿龈肉腐痛，兼治偏头痛，攻注眼目。院方

川芎　独活　羌活　防风各半两　华细辛二钱　荆芥　郓薄荷　生地黄各三钱

上为末，水煎去滓食后。

导水丸

下剂

大黄　黄芩各二两　滑石四两　黑牵牛四两，另取头末用

加甘遂一两，去湿热腰痛，泄水湿肿满，久雨则加，依法制用。

加白芥子一两，去遍身走注疼痛。

加朴硝一两，退热散肿毒止痛，久旱则加。

加郁里仁一两，散结滞，通关节，润肠胃，行滞气，通血脉。

加樟柳根一两，去腰腿沉重。

上为细末，滴水为丸，如桐子大，每服五七十丸，或加至百丸，临卧温水下。

无名方八 ①

治大头病兼治喉痹。

人间治疫有仙方，一两僵蚕二大黄。姜汁为丸如弹大，井花调蜜便清凉。

当归散

治血崩。

当归一两　龙骨一两，烧赤　香附子三钱，炒　棕毛灰半两

上为细末，空心米饮调下四钱，忌油腻等物。

连翘散

治血崩。

干莲蓬烧灰存性　棕榈皮及毛烧灰，各半两　香附子三钱，炒

上为细末，每服四钱，空心米饮调下。

无名方九 ②

治喉痹并时疫毒。

桔梗　甘草　升麻　连翘　黍粘子　防风　酒制黄芩

上㕮咀，每服五钱，水煎细咽。

防风通圣散

防风　川芎　当归　芍药　大黄　芒硝　连翘　薄荷　麻黄去节，已上各半两
石膏　桔梗　黄芩各一两　白术　山栀子　荆芥穗各三钱　滑石二两　甘草一两

一方去芒硝加牛膝半两，酒浸　人参半两　半夏半两，生姜制

---

① 无名方八：原无方名。以"无名方八"代之。
② 无名方九：原无方名。以"无名方九"代之。

上为粗末，每服一两，生姜同煎，日再服。

若劳汗当风，为皶^①郁，乃痤劳汗出于玄府，脂液所凝。去芒硝，加芍药、当归。

若生瘾疹，或赤或白，倍加麻黄，盐，豉，葱白。出汗亦去芒硝。

若依前方中加四物，黄连解毒，三药合而饮之。日二服。

若小便淋闭，去麻黄加滑石，连翘煎药汤，调木香末二钱匕。

若腰胁痛，走疰疼痛，加硝石、当归、甘草。一服内各二钱，调车前子末，海金沙末，各一钱。

若破伤风，每一两加荆芥穗、大黄各二钱。调全蝎末一钱，羌活末一钱。

若诸风潮搐，小儿急慢惊风，大便结秘，邪热暴甚，肠胃干燥，寝汗咬牙，上窜睡语，筋转惊悸，肌肉蠕动，每一两加大黄二钱，栀子二钱，调茯苓二钱，羌活末一钱。

若风伤于肺，咳嗽喘急，每一两加半夏、桔梗、紫菀各二钱。

若打扑伤损，肢节疼痛，腹中恶血不下，每一两加当归、大黄各三钱半，调没药、乳香末各二钱。

若解利四时伤寒内外所伤，每一两加益元散一两，葱白十茎，盐豉一合，生姜半两，水一碗，同煎五七沸，温冷服一半。以箸投之即吐，吐罢后服一半，稍热服，汗出立解。

若饮酒中风，身热，头痛如破者，加黄连须二钱，葱白十茎，依法立愈。若头旋脑热，鼻塞，浊涕时下，每一两加薄荷、黄连各二钱半。

万应针头丸

治一切脑背疽，恶毒大疮欲死者，一粒即愈。武昌关千户秘收此药，大都治可者八十余人。

麝香三钱　血竭三钱，嚼如蜡者用，散者不用，非真　蟾酥三钱，舌试辣者用　轻粉三钱　硇砂三钱　片脑一钱　蜈蚣一对，全用

上为极细末，炼蜜和为剂。如疮有头者，用针挑破，微有血出，将药一黍米大，放于挑开疮口内，上用纸花周围唾津湿沾疮上，其药不过时刻即愈。

如两腋见无头疮者，即是暗丁。俗云"耍胡"是也。即将两手虎口内白土纹用针挑破，如前用药封盖。忌鸡、鹅、酒、湿面，一切发热之物。

---

① 皶（zhā）：意为鼻子上的小红疱。

驱疟丹

常山一斤，剉碎，酒浸一宿，晒干不见火　槟榔四两

上同为末，酒糊丸，桐子大。于发日当夜五更冷酒下五十丸，至早辰空心又冷酒下五十丸。忌食热物一日，更忌生冷硬物荤腥湿面等数十日。如夜发者，却于当日早辰午后二次，依前服之。

治诸积　**鳖甲桃仁煎丸**

桃仁五两，汤浸去皮尖，用水研，滤取三升　荆三棱二两，煨黄　鳖甲九肋者，醋炙黄，三两　木香　槟榔　青橘皮去穰，炒，各一两

上先取桃仁汁慢火熬至二升，再加好醋一升，再熬如糊，将余药五味细末拌和匀，丸如桐子大，每服五七十丸，淡醋汤下。空心，日二服。

校后记

一、简介

《济生拔萃》又名《济生拔萃方》《济生拔粹》《济生拔粹方》，元代杜思敬辑，主要节录了窦默及易水学派著作，被认为是最早的医学丛书。杜氏自序中称《济生拔萃》成书于元延祐二年（公元1315年），共19卷，详细卷名如下。

卷第一《针经节要》

卷第二《云岐子论经络迎随补泻法》（又名《洁古云岐针法》及《窦太师流注指要赋》）

卷第三《针经摘英集》

卷第四《云岐子七表八里九道脉诀论并治法》（又名《云岐子注脉诀并方》）

卷第五《洁古老人珍珠囊》

卷第六《医学发明》

卷第七《脾胃论》

卷第八《洁古家珍》

卷第九《海藏老人此事难知》（又名《此事难知》）

卷第十《医垒元戎》

卷第十一《海藏老人阴证略例》

卷第十二《云岐子保命集论类要卷上》

卷第十三《云岐子保命集论类要卷下》

卷第十四《海藏癍论萃英》

卷第十五《田氏保婴集》

卷第十六《兰室秘藏东垣先生试效》

卷第十七《活法机要》

卷第十八《卫生宝鉴太医罗谦甫类集》

卷第十九《杂类名方》

二、版本述要

经中国国家图书馆、北京大学图书馆、中科院文献情报中心、域外汉籍数据库共同查证，可得《济生拔萃》版本流传及馆藏简要论述如下。

1. 元延祐二年刻本

现藏书于中国国家图书馆、北京大学图书馆、湖南省图书馆，后文简称"元刻本"。其中，中国国家图书馆已做成微缩影片，与北京大学图书馆藏本融合，翻印成中华再造善本丛书。湖南省图书馆藏元刻本为15册，14种，15卷本，版框高19.8厘米，宽13.5厘米。该元刻本装订古雅别致，纸墨香气袭人，为元刻珍品，收入《中国古籍善本书目》中，但因刻本珍贵且未做成微缩影片而未得观览。经过考证，湖南省图书馆藏卷本即涵芬楼影印元刻本原件，内含《卫生宝鉴》一卷，《脾胃论》一卷，《海藏编类医垒元戎》一卷，《杂类名方》一卷，《云岐子七表八里随证》一卷，《海藏阴证略例》一卷，《针经摘英集》一卷，《海藏老人此事难知》一卷，《田氏保婴集》一卷，《兰室秘藏》一卷，《洁古家珍》一卷，《医学发明》一卷，《云岐子保命集论类要》二卷，《活法机要》一卷，名为《济生拔粹方》，钤有"静养斋""宣城李氏瞿研石室图书印记""怡府世宝""安乐堂藏书记""南陵李氏珍藏书印""周氏昱栐"等印迹。

2. 元至正元年（公元1341年）白榆建安刻本

藏台北"国家图书馆"，存卷一至六，后文简称"建安本"。该版本是《济生拔萃》刊行后，真定白榆自金陵将赴建安郡作幕僚，行台御史奉直常公出示是书相惠赠，白氏有感于北方业岐黄者，多用其说且取效治验甚多，建安又是东南最大的书坊集中之地，因此于元顺帝至正元年三月初三作序，并募善工锓板印行以广其传。1949年该刻本随王云五经商务印书馆流入台湾，原藏于台北"国家图书馆"，制成善本微片后，原书便交付台北故宫博物院保存。如图1所示。

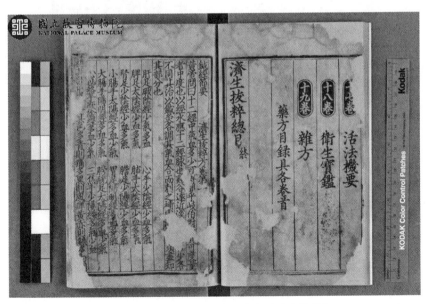

图1　台北故宫博物院藏白榆本《济生拔萃》

3. 自适斋元抄本

藏中科院文献情报中心，已做成微缩影片，后文简称"元抄本"。如图2所示。

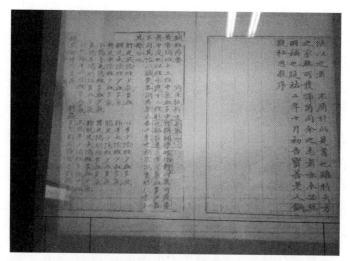

图 2　自适斋元抄本微缩影片（照片拍摄自中科院文献情报中心）

4. 江户年间（公元 1603—1868 年）抄本

在域外汉籍数据库检索可得，后文简称"江户抄本"。如图3所示。

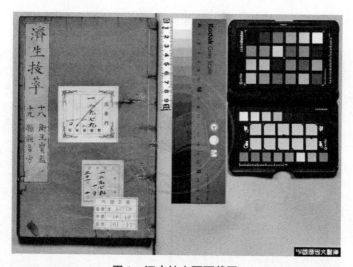

图 3　江户抄本页面截图

5. 涵芬楼影印元刻本

除去随皕宋楼藏书流入日本岩崎氏的静嘉堂文库的一套之外，延祐二年的元刻本全书在元代以后未再刊刻，直迄 1938 年始有涵芬楼影印 1315 年刊本一种《景元刻本济生拔粹》，收入《元明善本丛书》，即元明善本丛书十种本。后台湾与大陆均有二次影印。民国二十七年三月长沙商务印书馆《景印元刻本济生拔粹》内有提名页《济生拔萃》如图4所示，后续《世界百科名著大辞典·自然和技术科学》《中国针灸辞典》《中国针灸学词典》均以此名收录并记载元代杜思敬编辑完成于延祐二年（公元1315年）。

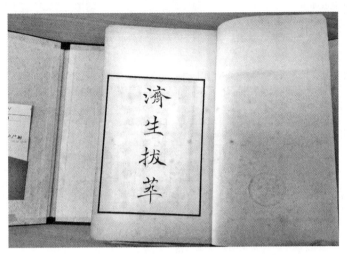

图4　民国二十七年长沙商务印书馆影印本《济生拔萃》书影

6. 中华再造善本丛书本

国家图书馆与北京大学图书馆于2006年将元刻本综合而成的新印古籍。原书版框高19.8厘米，宽13.1厘米，线装影印，12册2函，收入《中华再造善本丛书》金元编子部中。2014年国家图书馆出版社再次影印并精装出版上下两册元明善本丛书十种。如图5所示。

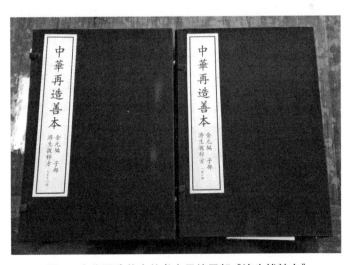

图5　中华再造善本丛书金元编子部《济生拔粹方》

《济生拔萃》版本流传系统略表如下：

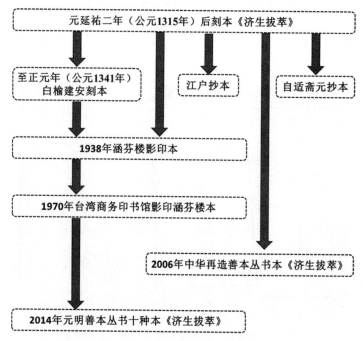

注：1970 年台湾商务印书馆影印涵芬楼本，精装两册，属宋元明善本丛书十种。

本次点校以涵芬楼影印本《济生拔萃》为底本，以自适斋元抄本、江户抄本与中华再造善本丛书本为对校本，以白榆建安刻本及各子目录所存原书为参校，对《济生拔萃》进行初步点校与文本注释。

三、作者介绍

杜思敬，字敬甫，一字散夫，号宝善老人，汾州西河（今山西省汾阳市西河乡）人，生于元太宗七年（公元 1235 年），为元初沁州长官杜丰第三子。其父杜丰，汾州西河人，初仕金，后降元，铁木真令其镇守河北，率军随国王阿察儿攻金占领地上党（今山西长治）、洪洞（今山西赵县洪洞等地），被授予龙虎卫上将军、河东南北路兵马都元帅。其后杜丰又随按赤那延进攻河南北部的金军，战功累累，后镇守沁地（今河南沁阳）十余年。为官期间"宽徭薄赋，劝课农桑，民以富足"，深得汉族吏民拥护。元宪宗六年（公元 1256 年），杜丰病逝，沁人为他立祠。因此，正确的说法应当是杜思敬祖籍汾州西河，生活地在河南沁阳。

杜思敬以父勋绩，初侍忽必烈于藩府，与当时著名大学者许衡讲学论道，名震京师。先任平阳路同知，后任治书侍御史。任侍御史时，正直敢言，权贵侧目，奸邪伏刑。虽遭权臣谗逐，而世祖信任如故。后拜户部侍郎，历中书省左右司郎中。至元十九年（公元 1282 年），权臣阿合马倒台，株连者皆罢官，惟思敬独见谅。其后又出任顺德、安西等路总管，升陕西行中书省金事，移汴梁总管，复入朝为侍御史。时宰相桑哥因罪被杀，朝廷为之震肃，思敬上书议事，甚合皇帝心意。至元二十八年（公元1291年）拜中书参知政事，不久，又出任四川行省左丞，辞谢。大德十年（公元1306年）改任中书左丞。至大元年（公元1308年）杜思敬致仕以后，家居沁上，历时7年，于延祐二年（公元1315年）辑成《济生拔萃》十九卷（一说18卷）并刊行。延祐七年（公元1320年）杜思敬去世，谥号文定。

1. 杜思敬年谱简编

杜思敬年谱简编除杜思敬生平大事外，附加一部分《济生拔萃》子目录中涉及到的历史人物主要事件及其著录作品刊行情况。如表1所示。

表1　杜思敬年谱简编

公元纪年	干支	年龄	帝王名号年号纪年	简要事件	文献来源
1235	乙未	1	宋理宗端平二年、元太宗七年	杜思敬出生	《新元史》
1237	丁酉	3	宋理宗嘉熙元年、元太宗九年	父亲杜丰授沁州长官。王好古《癍论萃英》出版	《新元史》
1247	丁未	13	宋理宗淳祐七年、元定宗二年	父亲杜丰致仕。时，李东垣68岁。罗天益28岁到33岁之间。尽传李东垣学说	《新元史》
1251	辛亥	17	宋理宗淳祐十一年、蒙古海迷失后三年、元宪宗孛儿只斤·蒙哥元年	蒙哥汗即位，忽必烈以太弟之尊开府金莲川，广延藩府旧臣与四方文学之士。杜思敬以父勋绩，初侍忽必烈于藩府，从许衡学。是年，李东垣去世。罗天益应诏成为太医	《新元史》《东垣老人传》
1256	丙辰	22	宋理宗宝祐四年、元宪宗六年	父亲杜丰因病去世，沁人立祠，岁时祭祀。时，许衡为京兆提学。忽必烈定开平府	《新元史》
1260	庚申	26	宋理宗景定元年、元世祖孛儿只斤·忽必烈中统元年	忽必烈在开平今内蒙古正蓝旗东称大汗，时，窦默为翰林侍讲学士。荐许衡、史天泽	《新元史》《蒙兀儿史记》
1266	丙寅	32	宋度宗咸淳二年、元世祖至元三年	杜思敬之师许衡患水肿泄泻，罗天益先以平胃散+白术、茯苓、草豆蔻仁保胃气，再以导致通经汤治肿。后愈	《卫生宝鉴》

公元纪年	干支	年龄	帝王名号年号纪年	简要事件	文献来源
1280	庚辰	33	元世祖至元十七年	许衡与王询、郭守敬修订完成授时历。窦默去世	《新元史》
1281	辛巳	47	元世祖至元十八年	授业师许衡去世，谥号文正。兄杜思明旧疾复发，卒于家中。罗天益《卫生宝鉴》24卷刊行元刻本因战乱佚散，故现存最早版本见于《济生拔萃》，后补遗出于元末人。时，杜思敬为治书侍御史	《宋元明清医籍年表》
1282	壬午	48	元世祖至元十九年	权臣阿合马倒台，株连者皆罢官，惟思敬独见谅。《洁古老人注王叔和脉诀》刊行，又名《药注脉诀》。《云岐子七表八里九道脉诀论并治法》节选于此书	《新元史》《宋元明清医籍年表》
1291	辛卯	57	元世祖至元二十八年	拜中书参知政事。附：第二年（1290年），罗天益去世	《新元史》
1292	壬辰	58	元世祖至元三十一年	迁四川行中书省左丞，不赴	《蒙兀儿史记》
1294	甲午	60	元世祖至元三十三年	1295年窦默《针经指南》刊行，后收于《针灸四书》	《元史新编》《宋元明清医籍年表》
1306	丙午	72	元成宗大德十年	升中书左丞	《诗词集萃》
1308	戊申	74	元武宗孛儿只斤·海山至大元年	以中书左丞致仕退休，赵州王好古《此事难知》2卷刊行，收于《济生拔萃》《古今医统正脉全书》。《补辽金元艺文志》作李杲撰	《新元史》《宋元明清医籍年表》
1315	乙卯	81	元仁宗延祐二年	辑成《济生拔萃》并刊行	《济生拔萃序》
1320	庚申	86	元仁宗延祐七年	去世，谥号文定	《新元史》
1341	辛巳		元顺帝至正元年	真定白榆赴建安并携《济生拔萃》复刻。《宋元明清医籍年表》称：是年《伤寒保命集》刊行，误	《白榆序》

2. 杜思敬所任官职考

杜思敬终其一生，均在官场沉浮。历平阳路同知[①]，治书侍御史[②]，顺德路总管[③]，安西路总管[④]，陕西行中书省佥事[⑤]，汴梁路总管[⑥]，中书侍御史[⑦]，中书参知政事[⑧]，四川行省左丞未赴任[⑨]，中书左丞[⑩]。致仕以后，家居沁上，历时 7 年辑成《济生拔萃》。

附：

①平阳路同知：元初改平阳府，府治所在地为临汾县（今山西省临汾市）。属中书省。辖境约当今山西省石楼、介休、和顺等市县以南，黄河以东，太行山以西广大地区。

②治书侍御史：御史台属官，协助侍御史掌奏事、判台事，从六品。元世祖至元二十一年（公元 1284 年）升正六品，至元二十七年（公元 1290 年）升从五品，大德十一年（公元 1307 年）升正三品。

③顺德路总管：至元二年（公元 1265 年）改顺德府，府治所在地为邢台县今河北邢台市。辖境相当今河北省太行山以西，内丘、隆尧以南，巨鹿、广宗以东，沙河、南和以北地。

④安西路总管：至元十五年（公元 1279 年）改京兆府为安西府，次年又改为路。府治所在地为咸宁、长安县（今陕西省西安市）。辖境相当于今陕西中部，西至眉县，东北至韩城，东南抵商县。

⑤陕西行中书省佥事：元世祖中统（公元 1260—1264 年）、至元（公元 1264—1294 年）间于各地分立，作为中书省派出机构，设丞相、平章、左右丞、参知政事等官，一般多以中书省官员出任。至元二十四年（公元 1287 年）、武宗至大二年（公元 1309 年）两次改称尚书省，旋复旧称。诸卫、诸亲军及廉访、安抚诸司，皆置佥事。

⑥汴梁总管：元初置汴梁路，府治所在地为开封府，至元二十五年（公元 1288 年）改南京路置，治所在祥符、开封二县（今河南省开封市）。辖境相当今河南原阳、延津以南，偃城、项城以北，民权、沈丘以西，禹州、荥阳二市及襄城县以东地。

⑦侍御史：御史台属官，位在御史中丞下，治书侍御史上，员二人，掌奏事、判台事，从五品。世祖至元二十一年（公元 1284 年）升正五品，至元二十七年升从四品，成宗大德十一年（公元 1307 年）升从二品。

⑧中书参知政事：从二品，职位次于左、右丞，为副宰相，参议政务，同署中书省事。

⑨四川行省左丞（未赴任）：至元十八年（公元 1281 年），陕西四川行省分省成都，称四川行省或西川行省。至元二十三年（公元 1286 年），正式分置为四川

等处行省。至元二十五年（公元1288年），迁至重庆；至元二十七年（公元1290年），还至成都。辖九路、三府及诸少数族部落，辖境包括今四川省大部，重庆市全部及湖南、陕西省部分地区。

⑩中书左丞：正二品。元世祖中统二年置（公元1261年），为中书省主要官员。与中书右丞并称"左右辖"，佐宰相处理政务，位居执政。杜思敬所担任的官职，除四川行省左丞并未赴任外，地域主要涉及山西、陕西、河南、河北一带。自年少入忽必烈藩府，成为忽必烈金莲川藩府儒士群体中的一员，便与这个群体中的其他人产生了千丝万缕的联系。忽必烈金莲川藩府儒士群体是一个较复杂的文人群，来源广泛，文化渊源与师承各不相同。他们大多是金末山东、山西、陕西、河北等不同地域的儒学、文学甚至医学等领域的精英，包括姚枢、许衡、窦默、杜思敬、赵炳、高良弼、许国祯、许扆等四十多人。因本文偏重《济生拔萃》文本研究，杜思敬的宦海浮沉，不作为重点研究对象。

3. 杜思敬家学、师承及著作考

（1）杜思敬家学考

杜思敬家族在元朝均为官员，据《元史二种全两册》即《元史》和《新元史》梳理出杜思敬家五代亲族如下：

祖父：杜珪，积善好德，乡称善人

父亲：杜丰，沁州长官

叔叔：杜珏，河东南北路奥鲁万户

兄弟：杜思明，袭父爵，明威将军，吉州路总管府达鲁花赤；杜思忠，沁州诸军奥鲁长官，后升淇阳固镇铁冶提举，辞；杜安民，杜珏之子，袭父爵。

子侄：杜肯构，长子，河东山西道宣慰使、赠康靖公；杜肯播，次子，会州知州；杜肯获，三子，陕西行省左丞、追封晋国公；杜恕思，四子，同知长宁州；杜宪文，思忠子，沁州奥鲁长管；杜惟孝，安民子，兴鲁千户。

孙：杜宣，肯构子，光禄大夫、集贤大学士；杜文献，肯获子，晋宁路同知。

附：

杜丰67岁（公元1256年）疾卒于家中时，杜思敬年仅22岁。至元十三年（公元1276年），兄思明染疾告归，于64岁1281年旧疾复发而卒，当时，杜思敬47岁。父兄因病离世，或为杜思敬留心医药的原因之一。

（2）杜思敬师承关系考

《元史》《新元史》《蒙兀儿史记》以及王梓才、冯云濠《宋元学案补遗》之鲁斋学案均记载文定杜先生思敬为许衡门人。许衡大杜思敬27岁，然史书并二人的相关活动记载。《宋元学案补遗》之鲁斋讲友中首列文正窦汉卿先生默，故窦默与杜思敬虽无相关，然同朝为官数十年。窦默大杜思敬40岁，且同在忽必烈藩府共事过，有所接触也未可知。

许衡的医学观点散见于《许衡集》中，书中所载《与李才卿等论梁宽甫病症书》一文对名医刘完素和张元素均有评论："近世论医，有主河间刘氏者，有主易州张氏者。张氏用药，依准四时阴阳升降而增损之，正《内经》四气调神之义，医而不如此，妄行也。刘氏用药，务在推陈致新，不使少有拂郁，正造化新新不停之义，医而不知此，无术也。然而主张氏者，或未尽张氏之妙，则瞑眩之剂，终莫敢投，至失机后时，而不救者多矣。主刘氏者，或未悉刘氏之蕴，则劫效目前，阴损正气，遗祸于后者多矣。能用二家之长，而无二家之弊，则治庶几乎？"即应当用二家之长处而远二家之弊端。看似中允，实则为劝李才卿、张吉甫等人不要有门户之见而已。杜思敬在《济生拔萃》中表明李杲《活法机要》、张元素《洁古家珍》及刘守真《病机保命》大同而小异，说明其很可能秉承了许衡的医学理念。

（3）杜思敬诗文著作考

杜思敬好诗文，王绶修、康乃心编纂《康熙重修平遥县志》中记载杜思敬好诗文，犹善诗，有《桦阳十景咏》不传。然而粟志峰、梁建国主编的《诗词集萃》据1952年重修之沁县后沟村《杜氏家谱》所供资料，《桦阳十景咏》内容仅存八首，喻景于情，有典有论，或为杜思敬任平阳路同知时所作，全文点校如下：

麓台叠翠

豁天镂削碧层层，象外高浮自郁蒸。岸帻对人风肃穆，空青泼地色鲜澄。
背联王屋趋汾渚，顶垆横参逼玉绳。石室芝房归便好，满山苍翠策楛藤。

超峰晓月

嵯峨一望尽琉璃，镜度云飞孤嶂移。夜气正添寒翠色，霜钟早动老松枝。
浮生浩月真怜此，水月千山似洗时。欲挟鹫峰骑象去，光明图映共牟尼。

源池泉涌

水经不注讶天工，郁气山川洩此中。暗浸海波源自远，全浮地轴脉能通。
鸥猜狐影徐徐下，日射重轮晃晃同。鉴我须眉尤古澹，新莎堤柳共春风。

婴溪晚照

崦曦激射水光燃，川聚奇观幻远天。碧涧红霞浑不辨，青蒲白石亦争妍。
修岗牧笛驱归挟，野寺风铃答暮蝉。更受灌侯遗庙古，蒙山默默夕曛前。

贺兰仙桥

杖作清风履作云，侧歆桥畔水成文。丹还大哲仍游世，鹤唳中宵却溷群。
瀛海药蓝归绝峤，陶城花气醉微醺。何时馈到胡麻饭？问我神仙骨几分。

市楼金井

卤沉火举异难同，潜蓄金波养不穷。官舍移阑思甄济，故墙无恙号韩公。
五行气正民生遂，百尺楼高物象雄。愁向景阳陈琐事，仲尼宅在万山东。

凤鸟楼台

城闉突兀凤栖台，节节何年傍此隈。凡鸟从王协律至，飞龙偕子命官来。

苍凉彩翼孤云影，寂寞光仪宿草荄。盛世颖川符上瑞，文章应不靳昭回。

于仙药迹

山通百谷草花香，采撷应存辟谷方。火枣安生携海国，丹砂葛令贮穷荒。

盘纡鸟道悬飞迹，钩注龙潭秘灶房。可许疲癃回大药，不遗名字祝琴堂。

以小见大，通过这八首诗，可以看出年轻时期的杜思敬自身对仙学的向往，以及其本身的理学造诣。诗句虽非绝妙，但借景喻情的中心思想，也对其晚年致仕在家，整理医药文献提供了思想基础。

李修生主编《全元文》载有杜思敬文三篇:《济生拔粹方序》《故明威将军吉州路达鲁花赤杜公表铭碑》并序、《故承务郎固镇铁冶提举杜公神道碑》。不同于其诗华丽用典，《济生拔粹方序》文辞朴素，简要叙述了编纂《济生拔萃》之起因、经过与结果。《故明威将军吉州路达鲁花赤杜公表铭碑》并序是杜思敬为其大哥杜思明所撰写的墓志铭，《故承务郎固镇铁冶提举杜公神道碑》是杜思敬为其二哥杜思忠所撰写的墓志铭，情真意切，文辞雅奥。

四、文本节录考证

文本节录具体明细考证暂略，现以表格方式呈现《济生拔萃》子目录节录书籍情况，略考如下，如表2所示。

表2 《济生拔萃》文本子目节录考略

子目书名 （元刻本书内名称）	济生拔粹总目名称 （白榆本目录名称）	卷数	原书卷数	考略
针经节要	一卷针经节要	1	佚	节录王唯一《铜人腧穴针灸图经》金大定本66穴主治内容而成。共三部分，次序已打乱
云岐子论经络迎随补泻法	二卷洁古云岐针法	1	佚	内容散见于《普济方》中，且不全
窦太师流注指要赋	二卷窦太师先生流注赋	1	1	原载《子午流注针经》并有阎明广注文，今此赋删
针经摘英集	三卷针经摘英集	1	佚	分5节介绍九针、同身寸、补泻法、用针呼吸法及69种证治
云岐子七表八里九道脉诀论并治法	四卷云岐子注脉诀并方	1	佚	为张元素及张璧合著《洁古注叔和脉诀》（又名《药注脉诀》）中第五卷至第七卷

子目书名 （元刻本书内名称）	济生拔粹总目名称 （白榆本目录名称）	卷数	原书卷数	考略
洁古老人珍珠囊	五卷洁古珍珠囊	1	佚	原书虽佚，然内容存于王好古《汤液本草》中。王好古序言："源出于洁古老人《珍珠囊》也。"
医学发明	六卷医学发明	1	佚	原书9卷，金·李杲撰（一本误作元·朱震亨撰）
脾胃论	七卷脾胃论	1	3	最早为《济生拔萃》本，亦有东垣十书本与医统正脉全书本。其内容有部分不见于各版本《脾胃论》，反见于《内外伤辨惑论》
洁古家珍	八卷洁古家珍	1	存疑	节录自《素问病机气宜保命集》，文中言："《方论》与东垣《机要》内相同者，于此不复重附，所不同者附于此。"
海藏老人此事难知	九卷此事难知	1	2	后有清光绪七年辛巳羊城云林阁刻本《东垣十书》版
海藏编类医垒元戎	十卷医垒元戎	1	12	后有明嘉靖四十年壬戌魏尚纯刻本
海藏阴证略例	十一卷阴证略例	1	1	《十万卷楼丛书》存足本然流传不广
云岐子保命集论类要上、云岐子保命集论类要下	十二卷伤寒保命集类要上、十三卷伤寒保命集类要下	2	3	《四库全书》及医科院藏明本均作三卷，《医籍考》作两卷、《医学源流》作《保命伤寒论》
海藏癍论萃英	十四卷癍论萃英	1	佚	即为《绛云楼书目》中《斑疹论》； 《医统正脉》存一卷
田氏保婴集	十五卷保婴集	1	佚	
兰室秘藏（东垣先生试效）	十六卷兰室秘藏节	1	3	节录一卷

子目书名 （元刻本书内名称）	济生拔粹总目名称 （白榆本目录名称）	卷数	原书 卷数	考略
活法机要	十七卷活法机要	1	存疑	节录自《素问病机气宜保命集》，文中言："东垣《活法机要》与《洁古家珍》及刘守真《病机保命》大同而小异。"
太医罗谦甫类集	十八卷卫生宝鉴	1	24	罗天益《卫生宝鉴》24卷刊行（元刻本因战乱佚散，故现存最早版本见于《济生拔萃》），后补遗
杂类名方	十九卷杂方	1	佚	杜思敬辑，载76方

附录一：历代书目援引

《补辽金元艺文志》：杜思敬《济生拔萃方》十九卷。延祐中人。

《补元史艺文志》：杜思敬《济生拔萃方》十九卷。一作六卷。

《千顷堂书目》：杜思敬《济生拔粹方》十九卷。延祐中人。

《文渊阁书目》：《济生拔粹方》。一部四册。阙。

《玄赏斋书目》：《济生拔萃》。

《徐氏家藏书目》：《济生拔萃》十九卷。延祐二年杜思敬著。

《晁氏宝文堂书目》：《济生拔萃方》。

《赵定宇书目》：《济生拔萃方》四本。

《脉望馆书目》：《济生拔粹》四本。

《医藏书目》：《济生拔萃》十九卷。杜思敬。针经节要，洁古云岐针法，窦太师先生流注赋，针经摘英，云岐子注脉诀并方，洁古珍珠囊，脾胃论，洁古家珍，此事难知，医垒元戎，阴证略例，伤寒保命集，癍论萃英，保婴集，兰室秘藏，活法机要，卫生宝鉴，医方发明，杂方。结集函。

《绛云楼书目》：《济生拔萃方》四册。

《也是园藏书目》：《济生拔萃》十九卷。

《艺芸书舍宋元本书目》：《济生拔萃》十九卷。附保命集论二卷。元本。

《宋元本行格表》：元板《济生拔萃》方。［十二行］行二十四字。十八卷。《访古志》。《仪顾堂续跋》：一本九卷，行格同，板心有字数，各刊书名。又见《皕宋楼藏书志》。

《箓竹堂书目》：《济生拔萃方》四册。

《虞山钱遵王藏书目录汇编》：《济生拔萃》十九卷。

《唫香仙馆书目》：《济生拔萃方》元刊本。十四本。

《徐氏红雨楼书目》：《济生拔萃》十九卷。杜思敬。

《邵亭知见传本书目》：《济生拔萃》方十卷。

《北京图书馆善本书目》：《济生拔萃方》十九卷。元杜思敬编。元刻本。八册。存十五卷一至六，十一至十九。十册。存十三卷三至七，九至十三，十七至十九。

《丛书大辞典》：《济生拔萃方》元杜思敬辑。

《中国丛书综录》：《济生拔粹方》。元杜思敬辑。元刊本。

《聿修堂藏书目录》：《济生拔粹》九卷。十册。

《本草纲目》引据古今医家书目：《济生拔萃方》。杜思敬。

《赤水玄珠》采用历代医家书目：《济生拔萃》。

附录二：历代书目提要

《续修四库全书提要》：《济生拔粹方》十九卷传钞本。元杜思敬辑。思敬自号宝善老人，事实未详。据卷首自序云"致政中书，家居沁上"，乃延祐间人。是书所辑医方凡十九种：卷一《针经集要》，卷二《云岐子论经络迎随补泻法》，卷三窦太师《流注指要赋》《针经摘英》，卷四《云岐子七表八里九道脉诀论并治法》，卷五《洁古老人珍珠囊》，卷六《医学发明》，卷七《脾胃论》，卷八《洁古家珍》，卷九《海藏老人此事难知》，卷十《医垒元戎》，卷十一《阴证略例》，卷十二、十三《云岐子保命集论类要》，卷十四《癍论萃英》，卷十五《保婴集》，卷十六《兰室秘藏》，卷十七《活法机要》，卷十八《卫生宝鉴》，卷十九杂方。思敬自序略谓：张元素医中之王道，子璧承其学，李杲、王好古宗其道，罗天益绍其术，故所取者大多皆出于诸家，择其切用者节而录之。首载针法以仿古制，并取余人之不戾而同者，蠹为五帙，帙具各书总名。今已不见五帙之旧迹。每卷大题在下，原标第一至十九次序。各卷繁简不等，格式参差。其所采各种大半恒有之书，并无发明，编次亦复草草。元、明间萃集方书，类此者颇多。若《四库》所收元人沙图穆苏《瑞竹堂经验方》、危亦林《世医得效方》，则分门类，以集方自有选择，是书与其体例不同也。此传钞本，卷中有吴江凌淦丽生藏印，首叶序有阙文。归安陆心源皕宋楼藏有元刊元印本，序文无阙，其跋载每卷书名，与此略有参差，当属涉笔之疏。是书第因出于元人旧编，为藏书家所不废耳。

《皕宋楼藏书志》：《济生拔粹方》十九卷元刊元印本。元杜思敬辑。医之为业，切于用世，而学士贱之不省。业其家大夫，目为工攻［王正：技］者，又或不能至到，苟焉以自肥，此医道之晦而不弘也。若乃发于论注，开惠后学，则安得不资于前人也。《素问》述针刺，仲景始方论，今诸家所集浩繁，孰能偏览枚试？而果适用者，固在乎明者之择焉也。昔尝闻许文正公语及近人医术，谓洁古之书，医中之王道。服膺斯言，未旷寻绎。洁古者，张元素也，洁古，其号也。云岐子璧，其子也。东垣李杲明之，海藏王好古进之，宗其道者也。罗天益谦夫，绍述其术者也，皆有书行于世。往年致政中书，家居沁上，因取而读之，大抵其言理胜，不尚幸功，圆融变化，不致一隅，开阖抑扬，所趣中会其要，以扶护元气为主，谓类王道，良有以也。于是择其尤切用者，节而录之，门分类析，有论有方，详不至冗，简不至略。仍首针法，以仿古制，并及余人之不戾而同者，以示取舍之公。剡为五帙，帙其各书，总名之曰《济生拔粹》，盖不敢徇人言，妄以诸家为非，尤不敢执己见，谩以此书为是。自度行年八十有一，目力心思，不逮前日，从事简要，庶于己便，复思刻板广传，嘉与群人，同兹开惠。虽然，医不专于药，而舍药无以全医，药不必于方，而舍方无以为药。若夫学究天人，洞识物理，意之所会，治法以之者，将不屑于此。是书也，虽于大方之家无所发挥，苟同余之志者，亦未必无所补也。延祐二年十月初吉，宝善老人铜鞮杜思敬序。

案：此元刊元印本，每叶二十四行，每行二十四字。卷一《针经节要》，卷二《洁古云岐针法》，粉二《针经摘英》，卷四《云岐子脉法》，卷五《洁古珍珠囊》，卷六《医学发明》，卷七《脾胃论》，卷八《洁古家珍》，卷九《此事难知》，卷十《医垒元戎》，卷十一《阴证略例》，卷十二直［王按："直"当为"三"］《伤寒保命集类要》，卷十四《癍论萃英》，卷十五《保婴集》，卷十六《兰室秘藏》，节［王按：衍字］，卷十七《活法圆机》，卷十八《卫生宝鉴》，卷十九杂方。《四库》所未收也。

《抱经楼藏书志》：同《皕宋楼藏书志》

《仪顾堂续跋》：元椠《济生拔萃方跋》。《济生拔萃方》十九卷。小名在上，大名在下。卷一《针经节要》，卷二《洁古云岐针法》《窦太师流注指要》，卷三《针经摘英》，卷四《云岐脉诀论治》，卷五《珍珠囊》，卷六《医学发明》，卷七《脾胃论》，卷八《洁古家珍》，卷九《此事难知》，卷十《医垒元戎》，卷十一《阴证略例》，卷十二、十三《伤寒保命》，卷十四《癍论萃英》，卷十五《田氏保婴集》，卷十六《兰室秘藏》，卷十七《活法机要》，卷十八《卫生宝鉴》，卷十九"杂方"。每叶二十四行，每行二十四字，版心各刊书名，亦有字数。延祐中，杜思敬致政家居，集张元素、张璧、李杲、王好古、罗天益诸家医书，选其精要为此书。盖医书之选本，亦医家之丛书也。《洁古珍珠囊》《医学发明》、云岐之［子？］、《癍论萃英》《脉诀论治》《田氏保婴集》、东垣之《活法机要》，今皆不传，藉是以存梗概。

《四库》未收，阮文达亦未进呈。杜思敬铜鞮人，自号宝善老人，元时曾官中书省，退居沁上，延祐二年八十一。前用曝书亭集：《济生拔萃方》六卷。延祐二年铜鞮杜思敬辑。自为之序，其言曰："医不专于药，而舍药无以全医；药不必方，而舍方无以为药。"斯明乎炊汤脉神之术者，宜其能采拾众善以成书也。《元史》不作《艺文志》，典籍无徵。予尝思补之。于医书类知其目者，金有纪天锡、张元素、刘完素、李庆嗣、张从正五家，二十四部，凡八十八卷。元有李杲、窦默、王好古、钱近之、罗天益、戴起宗、滑寿、李希范、王镜泽、鲍同仁、朱震亨、邓焱、王中阳、李鹏飞、葛应雷、葛乾孙、朱㑺、赵良、陈直、邹铉、胡仕可、吴淐［瑞？］、尚从善、熊景元、申屠致远、危亦林、萨德弥实、李仲南、陆仲达、尧允恭、吴以宁、齐德之、曾世荣、冯道玄、孙允贤、殷震三，十六家七十三部。内十八部卷亡，四百七卷。兹又得杜氏此书。然则待访者，宁有穷乎？思敬，自号宝善老人，书成时，年八十有一。予今年齿亦均虽耄矣，尚思践宿诸焉。

按：《金华府志》记载：王镜泽，名开，字启元，兰谿人。家贫，好读书，不遇于时，遂肆力医道，游大都窦太师汉卿之门二十余年，悉传其术以归。窦公嘱之曰：传吾术以济人，使人无病，即君之报我也。遇人有疾，辄施针砭，无不立愈。至元初，领扬州教授，以母老辞。所着有《重注标幽赋》传于世。子国瑞，孙廷玉，曾孙宗泽，皆克世其业云。

纪天锡，金代医家，字齐卿，泰安人。早弃进士业，学医，精于其技，遂以医名世。集注《难经》五卷，大定十五年上其书，授医学博士。

《涵芬楼烬余书录》：《济生拔萃方》。元延祐刊本。存十三卷，十册。晋府旧藏。是书见于《曝书亭集》者六书，见于日本《经籍访古志》者十八卷，同引延祐二年杜思敬序，必为一书，然均未全。

《千顷堂书目》与《皕宋楼藏书志》，皆十九卷，后者且列举所辑书名：卷一《针经节要》，卷二《洁古云岐针法》，卷三《针灸摘英》，卷四《云岐子脉法》，卷五《洁古珍珠囊》，卷六《医学发明》，卷七《脾胃论》，卷八《洁古家珍》，卷九《此事难知》，卷十《医垒元戎》，卷十一《阴证略例》，卷十二直（直，疑三字之误）《伤寒保命集类要》，卷十四《癍论萃英》，卷十五《保婴集》，卷十六《兰室秘藏》，卷十七《活法圆机》，卷十八《卫生宝鉴》，卷十九杂方。名称虽微有不同，然皕宋楼摘抄者略，或缮录偶误，实无差异。书名小题在上，大题在下。半叶十二行，行二十四字，所有卷数悉被书估剜削，以泯不全之迹，然尚有余痕可寻，与《皕宋志》所举，固无殊也。此计阙卷一、二、八、十四至十六。藏之印：晋府书画之印，敬德堂图书印，春晖草堂图籍。

《丛书集成初编目录·丛书百部提要》：《济生拔萃》18种19卷，元杜思敬辑，元刊本。[济生] 是书见于《曝书亭集》者六卷，见于日本《经籍访古志》者十八卷，均引延祐二年杜思敬序。是必同为一书，然均未全。《千顷堂书目》与《皕宋楼藏书志》皆十九卷，后者且列举所辑书名：

一、针经节要，二、洁古云岐针法，三、针经摘英，四、云岐子脉法，五、洁古珍珠囊，六、医学发明，七、脾胃论，八、洁古家珍，九、此事难知，十、医垒元戎，十一、阴证略例，十二、十三、伤寒保命集类要，十四、癍论萃英，十五、保婴集，十六、兰室秘藏，十七、活法圆机，十八、卫生宝鉴，十九、杂方。此犹是元代刊本，完全无缺，洵为秘笈。

《藏园群书经眼录》：《济生拔萃方》十九卷。元杜思敬编。元刊本，十二行二十四字，黑口，四边双阑。目列下：医垒元戎，脾胃论，云岐子七表八里九道脉，洁古老人珍珠囊，医学发明，保命集论类要，海藏老人此事难知，海藏老人阴证略例，卫生宝鉴，针经摘英集，名医类方，活法机要。

钤有晋府敬德堂藏印。涵芬楼藏书。己未。

《经籍访古志补遗》：《济生拔萃方》十八卷元板，跻寿馆藏。首载延祐二年杜思敬序九行十六字。每半版高六寸五分弱，幅四寸四分弱，十二行，行廿四字。

按：枫山秘府向亦有此书，与此同种。而此乃涩江全善所获，以献于医学者。

附录三：《济生拔萃》原书目录

济生拔萃总目

济生拔萃总目终

注：台北故宫博物院本"济生拔粹总目终"前有"药方目录具各卷首"。

中科院自适斋抄本目录如下：

一卷《针经节要》元杜思敬节抄

二卷《云岐子论经络迎随补泻法》金张璧撰

三卷《窦太师流注指要赋》金窦杰撰

四卷《针经摘英集》著者佚名

卷二云岐子论经络迎随补泻法目录

云岐子论经络迎随补泻法目录终

卷四云岐子七表八里随证药目录

云岐子七表八里随证药目录

卷六医学发明药目录

加减二陈汤_吐

人参平肺散_{肺痿}

参苏温肺汤_{寒嗽}

滋肾丸_{热闭不渴}

清肺饮子_{渴小便闭}

还少丹_补

补益肾肝丸_{困乏}

水芝丸_补

地黄丸_{肾虚}

三才封髓丹_{益肾水}

离珠丹_{虚冷}

天真丹_{下焦虚}

八味丸_{肾气虚}

通幽汤_{幽门不通}

润肠汤_{燥结}

当归拈痛汤_{脚气疼}

羌活导滞汤_{脚气}

开结导饮丸_{痞闷}

除湿丹_{湿肿}

除风汤^① _{淋泻}

枳实大黄汤_{脚肿}

小续命汤_{中风}

疏风汤_{中风}

三化汤_{治风燥}

大羌活愈风汤_风

大秦艽汤_{中风}

半夏温肺汤_{痰冷嗽}

丁香半夏丸_{停饮}

紫苏饮子_{脾寒}

巴戟丸_{肾虚}

双和散_{补血气}

---

① 除风汤：底本正文未见"除风汤"，仅见"淋泄脚气除湿汤"。

附子温中丸温胃

五邪相干

卷七脾胃论药目录

当归和血散湿毒下血

诃黎勒丸休息痢

胃风汤下血

三黄丸积热

白术散热渴

加减平胃散脾胃不和

导气除燥汤小便闭

丁香茱萸汤胃虚

草豆蔻丸脾胃虚痛

神圣复气汤气逆

备急大黄丸心痛

神应丸伤冷物

益胃散胃脘痛

脾胃论药目录终

卷八洁古家珍药目录

风论

小续命汤　大秦艽汤　三化汤　羌活愈风汤　四白丹　二丹丸　天麻丸

破伤风论

羌活防风汤　白术防风汤　芎黄汤　大芎黄汤　羌活汤　防风汤　蜈蚣散
左龙丸　独活汤　当归地黄汤　白术汤　江鳔丸　没药散

厉风论

凌霄散

伤寒论

麻黄汤　麻黄附子细辛汤　九味羌活汤　白术汤　羌活散　石膏散　芍药散
柴胡散　黄芪汤　川芎汤　苍术白虎汤　桔梗汤　大神术汤　黄芪解肌散

咳嗽论

水煮金花丸　小黄丸　白术丸　玉粉丸　姜桂丸　金花丸

济生拔萃

四〇四

吐论

桔梗汤　木香散　厚朴丸　青镇丸　白术汤　金花丸　紫沉丸　木香白术散

热论

木香金铃散　大黄散　牛黄散　牛黄膏

疟论

桂枝羌活汤　麻黄羌活汤　麻黄桂枝汤　桂枝黄芩汤　白芷汤　桂枝石膏汤
桂枝芍药汤　雄黄散　麻黄黄芩汤

眼论

散热饮子　地黄汤　宣毒散　嗜药　当归汤　柴胡散　拈痛散　点眼药

衄血论

门冬饮子　五黄丸　生地黄汤

消渴论

人参石膏汤　顺气散　茴香汤　化水丹

疮疡论

内疏黄连汤　内托复煎散　当归黄连汤　木香散　回疮金银花散　雄黄散
当归散　乳香散　膏药方　化坚汤　消毒散　接骨丹　巴戟汤　出箭头方　湿淹
疮方①　保安汤　没药散　接骨丹敷贴药

痔疾论

苍术泽泻丸　白术丸　五倍子散

虚损论

四君子汤　八物汤　牛膝丸　八味丸　和胃丸　人参黄芪汤　益气丸

泻痢论

白术散　肉豆蔻丸　槐花散　当归导气汤

水肿论

白茯苓汤　白术丸　楮实子丸　大戟散

---

① 湿淹疮方：自此"湿淹疮方"方后，"保安汤"至"眼稍赤药"底本"药目录"内容阙，诸抄本同阙，据正文补。

胎产论

加减四物　黄龙汤　二黄散　地黄当归汤　半夏汤　增损柴胡汤　秦艽汤　三之一汤　三分散　十全散　血风汤　加减羌活汤　荆芥散　立效散　枳壳汤　诸六合汤　苦楝丸　匀气散

小儿四时用药

黄芪汤　人参荆芥散

杂方

生地黄饮子　黑地黄丸　一上散　葵花散　失笑散　百杯丸　麻仁丸　黑白散　白茯苓陈皮丸　厚朴丸　无比散　利肺汤　黄连汤　穿结药　接花树法　海蛤丸　雄黄丸　柿钱散　解毒丸　珍珠粉丸　治牙寒痛　取靥　干洗头药　出刀青方　眼稍赤药

卷九海藏老人此事难知药目录

卷十医垒元戎药目录

---

① 瘢：底本作"班"。

三阳头痛

发黄茵陈蒿加减例

掌中金干血气

龙脑鸡苏丸上焦热

黄芪膏子同上

地骨皮枳壳散骨蒸

易简芎归汤血多

三奇六神曲法

千金种子法

搐鼻香子宫冷带下

卷十一海藏老人阴证略例药目录

内伤三阴下例

槟榔丸

煮黄丸

瓜蒂散

备急丸

金露丸

枳术丸

内伤三阴可补例

当归四逆汤

当归四逆加吴茱萸生姜汤

吴茱萸汤

通脉四逆汤

理中丸

理中汤

霹雳散阴盛格阳

阴毒甘草汤

附子散

正阳散

火焰散

肉桂散

少阴咳逆

匀气散

阴毒吃逆方

蜜导霹雳煎

卷十四海藏癍论萃英药目录 ①

---

① 卷十四海藏癍论萃英药目录：底本无此药目录，据正文增加。

通膈汤

异功散

凉惊丸

黄芪散

连翘散

化毒汤

紫草木通汤

鼠粘子汤

活血散

如圣饮子

犀角地黄汤

洁古老人瘢论

解毒防风汤

当归丸

枣变百祥丸

海藏老人瘢论

未显瘢证所用之药

已显瘢证所用之药

疮疹轻重候

卷十五田氏保婴集药目录 [①]

月里生惊

月里生赤

月里生呕

月里生黄

春日病温

夏日吐泻

秋日泄痢

冬日咳嗽

五脏病

急慢惊风

呕吐

① 卷十五田氏保婴集药目录：底本无此目录，据正文增加。

田氏保婴集目录终

卷十六兰室秘藏药目录

兰室秘藏药目录

卷十七活法机要药目录

泄泻门

黄芩芍药汤　大黄汤芍药汤　白术黄芪汤　防风芍药汤　白术芍药汤　苍术芍药汤　诃子散　浆水散　黄连汤　芍药黄连汤　导气汤　加减平胃散　地榆芍药汤

疠风证

桦皮散　二圣散

破伤风证

羌活防风汤　白术防风汤　芎黄汤　大芎黄汤　羌活汤　防风汤　蜈蚣散　左龙丸　羌活汤　养血当归地黄汤

头风证

消风散　泻清丸

雷头风证

升麻汤

胎产证

黄龙汤　二黄汤　半夏汤　增损柴胡汤　秦艽汤　荆芥散　防风汤　三分散　血风汤　血运血结四物汤　四物汤　红花散崩　当归散恶物不下　生地黄散吐血　麦门冬饮子衄血

带下证

苦楝丸　卫生汤

大头风证

黄芩黄连甘草汤　黑白散

疟证

桂枝羌活汤　麻黄羌活汤　麻黄桂枝汤　桂枝黄芩汤

热证

地黄丸　防风当归饮子　金花丸　凉膈散　当归承气汤　牛黄膏热入血室　白虎汤

卷十八宝鉴药目录

---

①　挺：应为"锭"，挺子即锭子。纱锭的俗称。

虚热

人参黄芪散　续断散　柴胡散　秦艽鳖甲散　人参地骨皮散　犀角紫河车散　人参柴胡散　清神甘露丸

上焦热

龙脑鸡苏丸　柴胡饮子　黄连解毒汤

中风

四白丹　二丹丸　天麻丸　中风灸法

风痫

龙脑安神丸　参朱丸　沉香天麻丸

疠风

换肌散　如圣散　醉仙散　补气泻营汤　伊祁丸鹤膝风

头风

川芎散偏正头痛　石膏散　川芎散治偏头痛

时毒

漏芦丸　消毒丸　胃虚面肿方　升麻黄连汤面热　升麻附子汤面寒

眼疾

金露膏　夜光丸

鼻衄

地黄散　清肺饮子　门冬饮子

咽喉

龙脑聚圣丹　开关散　备急如圣散　解毒雄黄丸　胡黄连散　绿袍散　必效散　半牙散　咽喉备急丹　乳香丸

咳嗽

人参款花散　紫参散　人参蛤蚧散　紫菀散　透罗丹　紫苏半夏汤　人参理肺丸　化痰玉壶散

吐血

大阿胶丸下痰定喘　藿香安胃散　二陈汤吐　羌胡附子散咳逆　灸咳逆法

消渴

酒蒸黄连丸　麦门冬饮子　龙脑泻胆汤口苦

疮疾

保生锭子　善应膏　破棺丹　千金托脓散　翠玉膏　乳香消毒散　槟连散
竹叶黄芪汤　间茹散　硫黄散　柏脂膏　润肌膏

痞疾

人参利膈丸　汉防己散　十膈气散　玄胡粉　豆蔻散　鸡瓜三棱丸　玄胡丸
荆蓬煎丸

化虫

化虫丸　补金散

湿肿

圣灵丹　无碍丸　香苏散　牡蛎泽泻散

泄泻

芍药黄芩汤　芍药汤　白术黄芩汤　对金饮子　阿胶梅连丸　芍药柏皮丸
加减平胃散　香薷散　桂苓白术散　桂苓甘露散

痔漏

秦艽苍术汤　结阴丹　淋渫药　蒲黄散

淋闭

八正散　石韦散　海金沙散

黄疸

茵陈蒿汤　栀子枳实大黄汤　茵陈五苓散　黄连散　大黄黄柏栀子滑石汤
嗜药瓜蒂散　胆矾丸　枣矾丸　茯苓渗湿汤　茯苓栀子茵陈汤

妇人疾

四物汤　逍遥散　增损四物汤　当归丸　小柴胡地黄汤　半夏茯苓汤　茯苓
丸　保安散　立圣散　太宁散　火龙散　催生丹　独胜散　黑神散　下死胎方
当归建中汤　犀角饮子　通和汤　涌泉散　胜金丹

瘕疾

晞露丸　见睍丹　木香硇砂丸　血极膏干血气　伏龙肝散　凉血地黄汤　备金

散　当归四逆汤

小儿疾

地骨皮散　镇肝丸　天麻散　草蔻香连丸　八毒赤散鬼疰　蝉花散　定风散风狗咬　雄黄消毒膏蝎蛰　圣核子蛇蝎蛰　惊风方

卷十九杂类名方药目录

取丁[①]疮药经效

匀气散

复坚散疮

三和丸

神应散牙疼

善应丸

通顶散

刀剪药

金沙流湿丸

三脘痞气丸

二十八宿散

治犬疥方

治疥癣

桃红散

乌金散

颏下核不消散

治甜疮

发散疮肿方

五痹散

赴筵散

玉壶散瘿

咽痛方

如圣散吹奶

治风狗伤

药蛆方

治臁疮

祛风至宝丹

起死神应丹

诸恶疮方

治破伤风将死

独圣散

---

① 丁：应为疔疮之"疔"。

---

① 鳖甲桃仁煎丸：此方6字杂类名方药目录中原无，据正文增加。